START
なかなか赤ちゃんが授からない。不妊治療、
考えた方がいいかな？そう思っているご夫婦に。

SEMINAR
病院は、どこにしたらいいのかしら？
病院選び、医師選びに迷ったときに。

TREATMENT
どう治療を進めたらいいの？ 自分たちにあった
治療を探すとき。治療法の選択に迷ったときに。

EACH OTHER
治療しても妊娠しない…。
ふたりが行き詰まったと感じたとき、お互いのために。

MALE
男性にも不妊原因がある夫婦は、約半数。
検査や治療は、どこで？ なにを？ また夫の役割は？

HEALTH
からだと心はひとつ。ストレスが膨らんで、
とても辛いとき。夫婦が毎日を楽しく過ごすために。

PREGNANCY
妊娠した！ という喜びの日が出産へと続くように。
次の治療周期を最後にするために。

MIND
妊娠しやすいからだづくりは、大切な要素。
では、なにをすればいいの？ みんなが知りたいこと！

不妊治療情報センター
funin.info

不妊治療の先生に聞いてみた！
funin.clinic

Ameba ブログ

Instagram
@i.wish_mamani.naritai

Instagram
@funin.info

X(旧 TWITTER)

FACEBOOK

LINE

これらの sns から情報発信しています。ぜひ、お友達登録してくださいね。

i-wish...
ママになりたい

不安と疑問の少ない治療を受けるために

パパ&ママになりたい! そう願うご夫婦のために、私たちは不妊治療から妊娠、出産に関する情報を提供しています。
不妊治療を行う医療者と治療を受けるご夫婦の架け橋となるよう「i-wish ママになりたい」とポータルサイト不妊治療情報センター・funin.info(www.funin.info) で、不妊に関すること、治療に関すること、病院に関することなど、さまざまな情報を提供し、また全国の体外受精実施施設も一覧紹介しています。

staff

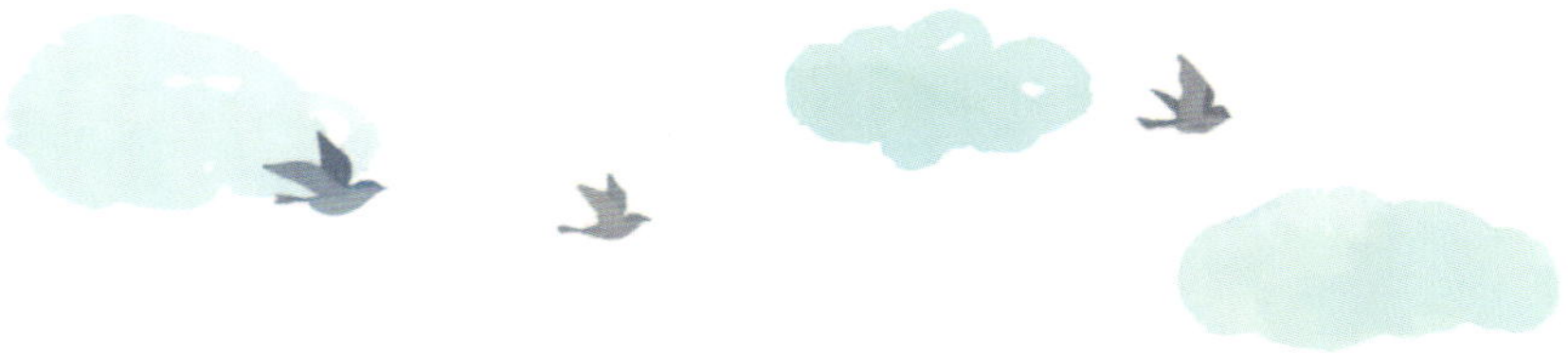

見つけよう！私たちにあったクリニック

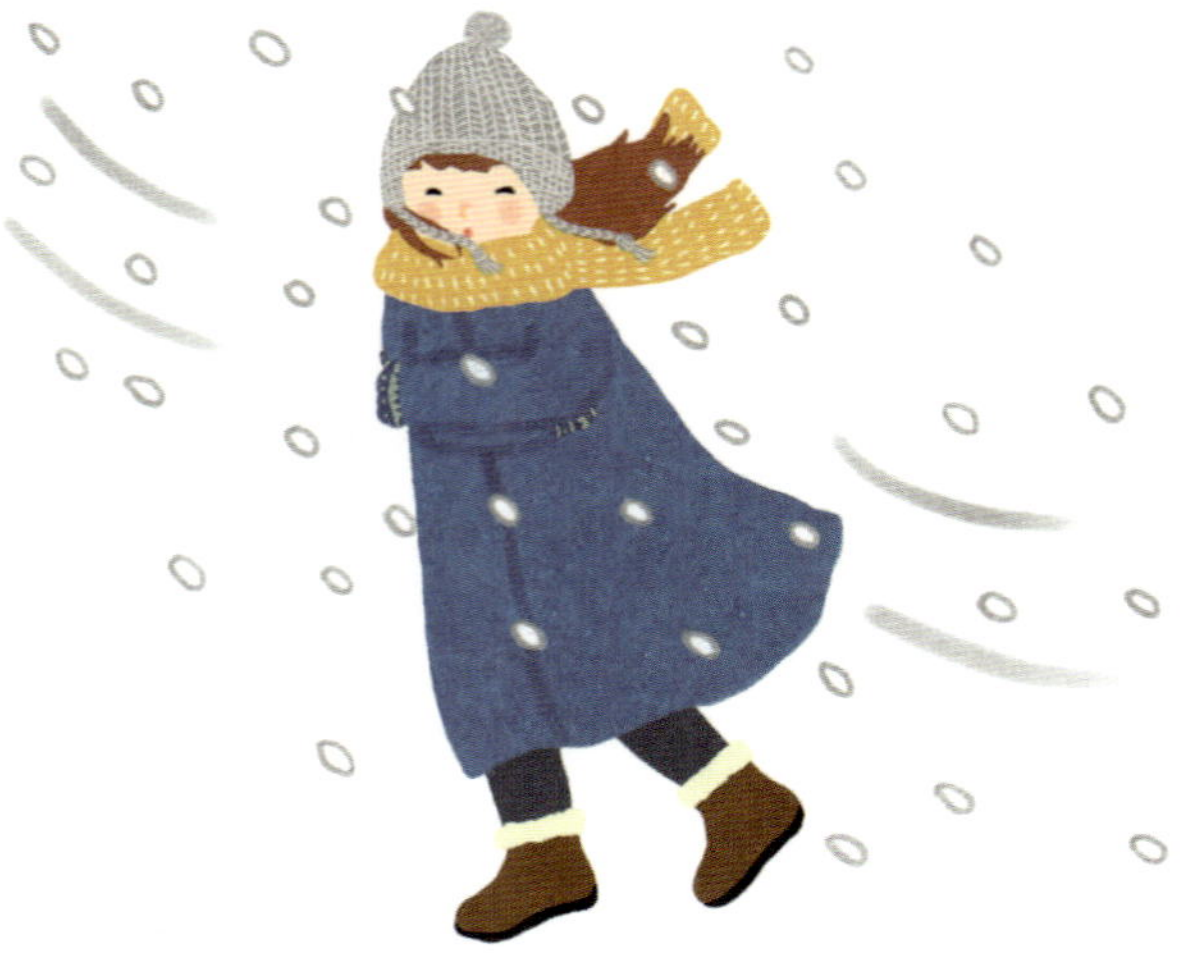

治療を考えている
ご夫婦にオススメ！

セミナー＆説明会に行ってみよう！

企画・編集／不妊治療情報センター funin.info (CION corporation)
スタッフ／谷高哲也　内河 文　織原靖子　土屋恵子　畠山美帆　関山季愛　織戸康雄　塚田寛人　　編集協力　レシピ：眞部やよい　イラスト：植木美江　関 久仁香

i-wish... ママになりたい　vol.77

私たちの治療スケジュール GOAL編

★
患者さんの通いやすさとストレスのない治療で好成績を維持。それが私の診療スタイル！

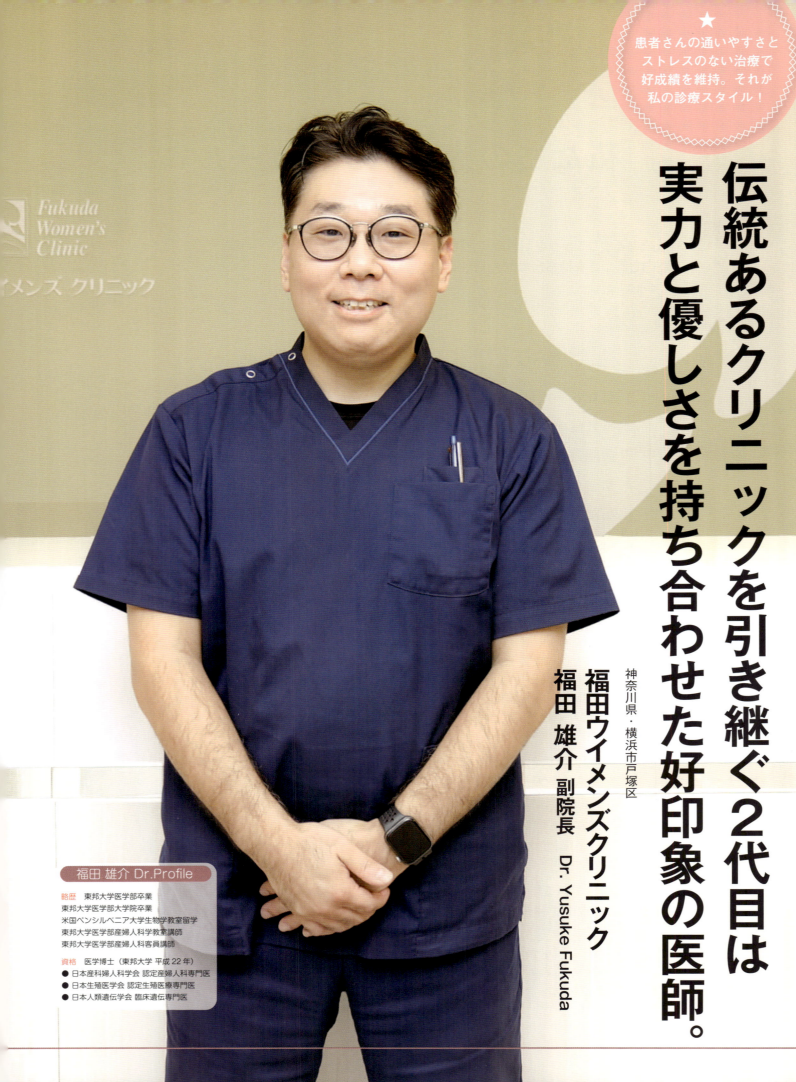

伝統あるクリニックを引き継ぐ2代目は実力と優しさを持ち合わせた好印象の医師。

神奈川県・横浜市戸塚区
福田ウイメンズクリニック
福田 雄介 副院長 Dr. Yusuke Fukuda

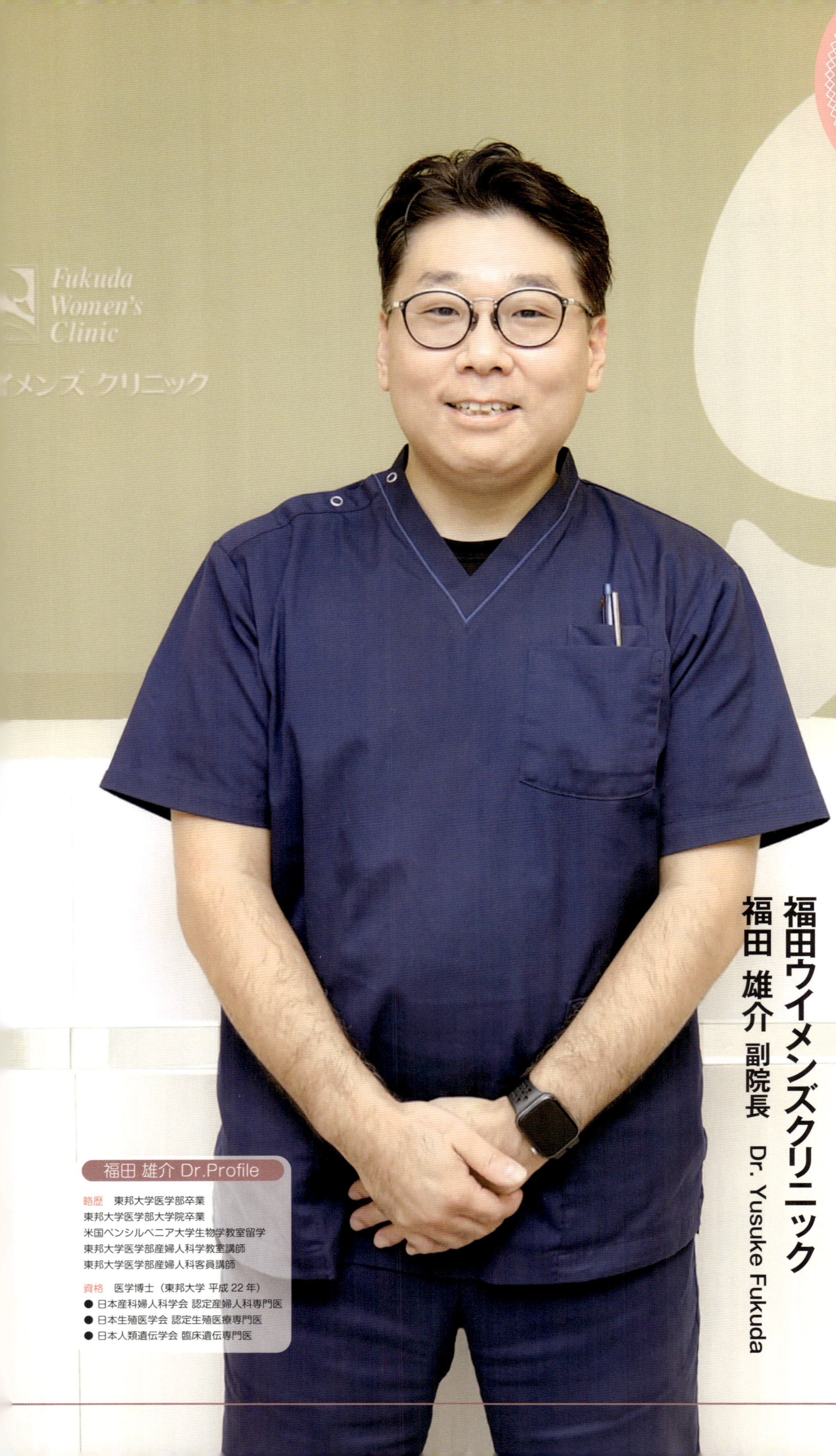

福田 雄介 Dr.Profile

略歴　東邦大学医学部卒業
東邦大学医学部大学院卒業
米国ペンシルベニア大学生物学教室留学
東邦大学医学部産婦人科学教室講師
東邦大学医学部産婦人科客員講師

資格　医学博士（東邦大学 平成 22 年）
- 日本産科婦人科学会 認定産婦人科専門医
- 日本生殖医学会 認定生殖医療専門医
- 日本人類遺伝学会 臨床遺伝専門医

福田ウイメンズクリニックは、戸塚にあって由緒ある不妊治療専門の医療機関です。院長の福田勝先生は、長年にわたり多くの患者さんを診続けてきました。その診療実績からも、ここで妊娠してお子さんに恵まれた患者さんはとても多いことでしょう。その実績を引き継ぎ、さらに未来に伝承する2代目医師が副院長の雄介先生です。

時代は変わっても基礎と方向性は同じ学んだことを実践

院長の開業医としての実績は、現在のこのクリニックを見てもわかるように大変立派だと思います。初めて院長のもとで診療を行う時には、とても緊張しました。というのも、私が生殖医療を専門に学んで実際に患者さんを診てきたのは大学病院だったからです。開業医のもとでは診療の仕方に違いがあるだろうと考えていたからです。

ただ、実際には、患者さんを診て早く妊娠させてあげたいという基本的な方向性は同じですし、生殖医療の基礎そのものは同じですから特に問題はありませんでした。

むしろ、大学病院との環境の違いなどから新たに気付かされることや学ぶことの連続で、新鮮さもあり、在職して2年が経ちますが、とても良い形で診療が引き継げている思っています。

そしてさらに、大学病院で修得して自分の得意としてきた子宮鏡検査やポリープの手術などもプラスして診療をしています。

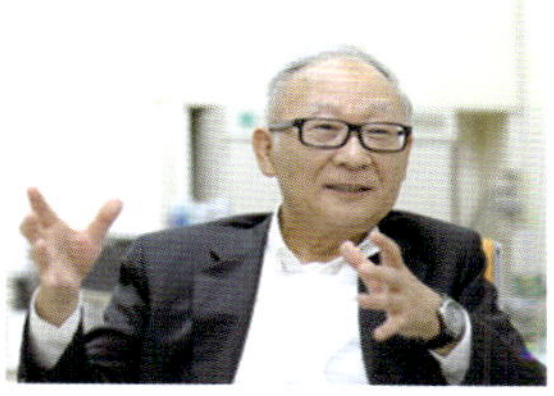

院長の福田勝医師は、自分の目の届く範囲で技量を最大限に発揮して、クリニックの歴史を刻んできました。その正統な方向性は、医療界でも高く評価されています。今でも現役で活躍中です。

ふたりの医師がシステマティックに診療ARTの妊娠率は50%

院長は、長年にわたり多くの患者さんを診てきました。毎日100人以上の患者さんを診ていましたし、そのような日々を続けてきたこともあり、とても短時間にテキパキと診療を進めていきます。患者さんも早く終われば早く帰ることができて良いとする一方で、自分の状態をもう少ししっかり聞きたいという方もいます。その方たちは、少し話好きの私が担当しております。それを知ってか、患者さんもそれぞれを選んでいるようです。

ただ、患者さんをあまりお待たせしたり、院内に滞在させてしまったのでは、患者さんのストレスにもつながりかねませんから、診療をシステマティックにすることで、それらをできるだけ回避しています。

また、福田ウイメンズクリニックの基本は、患者さんにできるだけ早く妊娠してもらうことですが、治療で患者さんごとの適応をしっかり考え、タイミング療法から人工授精、ARTを行っています。

どちらかといえば一般不妊治療が多いと思いますが、保険診療になってからは、ARTが半数を占めるほどに増えています。そして患者さんの年齢も下がってきたこともあり、ここ1～2年のARTでの妊娠率は50%を超えています。

実際にこのような数値ですと、ART初回、あるいは2回で妊娠される方が非常に多いように感じます。

その意味では、早めの妊娠が実現できていると感じています。

スタッフ間の信頼そして働きやすい環境を大切にしていきたい

当院は、すでにスタッフが働きやすい環境であると思いますが、今後はそれをさらに大事にしていきたいと思っています。個人医院という面で、スタッフの仕事も狭い世界で行われますから、意思疎通が非常に図りやすいかと思います。また、スタッフの出入りが激しいわけでもありませんから、仲も良く、信頼関係もできています。その上で適度な緊張感で仕事をし、実績も出せています。スタッフとの信頼をもとに、これからも患者さんのために努めていきたいと思っています。

将来に向けて

院長がしてきたように、自分の目が届き、自分がコントロールできる範囲で、しっかりと生殖医療、不妊治療を継承していきたいと思います。

一度の移転を経て現在に至っていますが、単に組織を大きくするということではなく、より質の高い医療を目指し、クリニックを30年以上やってきています。地域での信頼もあります。それを変えることなく、患者さんのためにも、いいものは取り入れていこうと考えています。

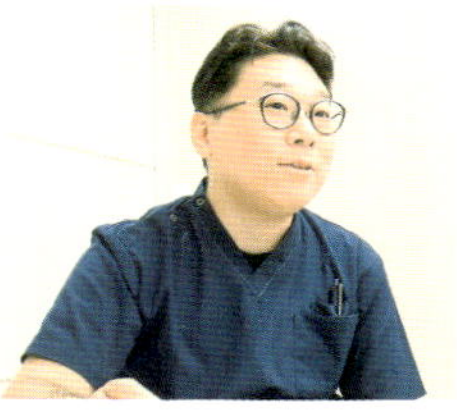

副院長の福田雄介医師の方針は、院長と同じです。2代目を迎え、さらにクリニック内の空気は気持ちよく、明日への希望が溢れる福田ウイメンズクリニック。和やかな中にも、期待度や注目度が感じられます。

福田ウイメンズクリニック
FUKUDA WOMEN'S CLINIC

電話番号 045-825-5525
診療科目／婦人科（生殖医療）
https://www.fukuda-wclinic.com/

診療時間	月	火	水	木	金	土	日・祝※
9:00-12:30	○	○	○	○	○	○	／
15:00-18:00	○	○	○	／	○	／	／

※卵胞刺激のための注射は日曜日・祝日も行います。
※予約制ではありません。直接受付してください。

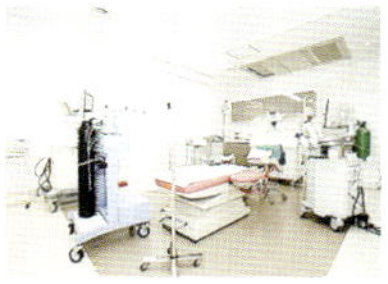

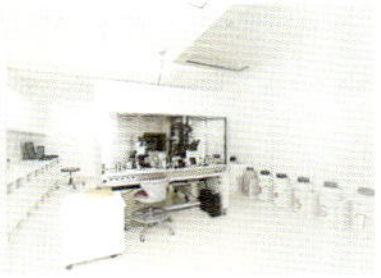

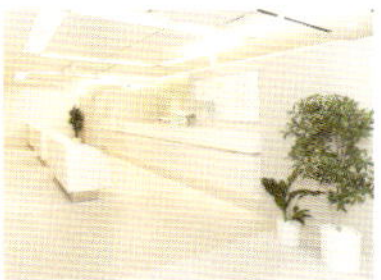

〒244-0801　神奈川県横浜市戸塚区品濃町 549-2　三宅ビル7階
アクセス　JR 横須賀線 東戸塚駅東口より徒歩 2 分
横浜新道 川上インターより車 4 分

私たちの治療スケジュール

GOAL編

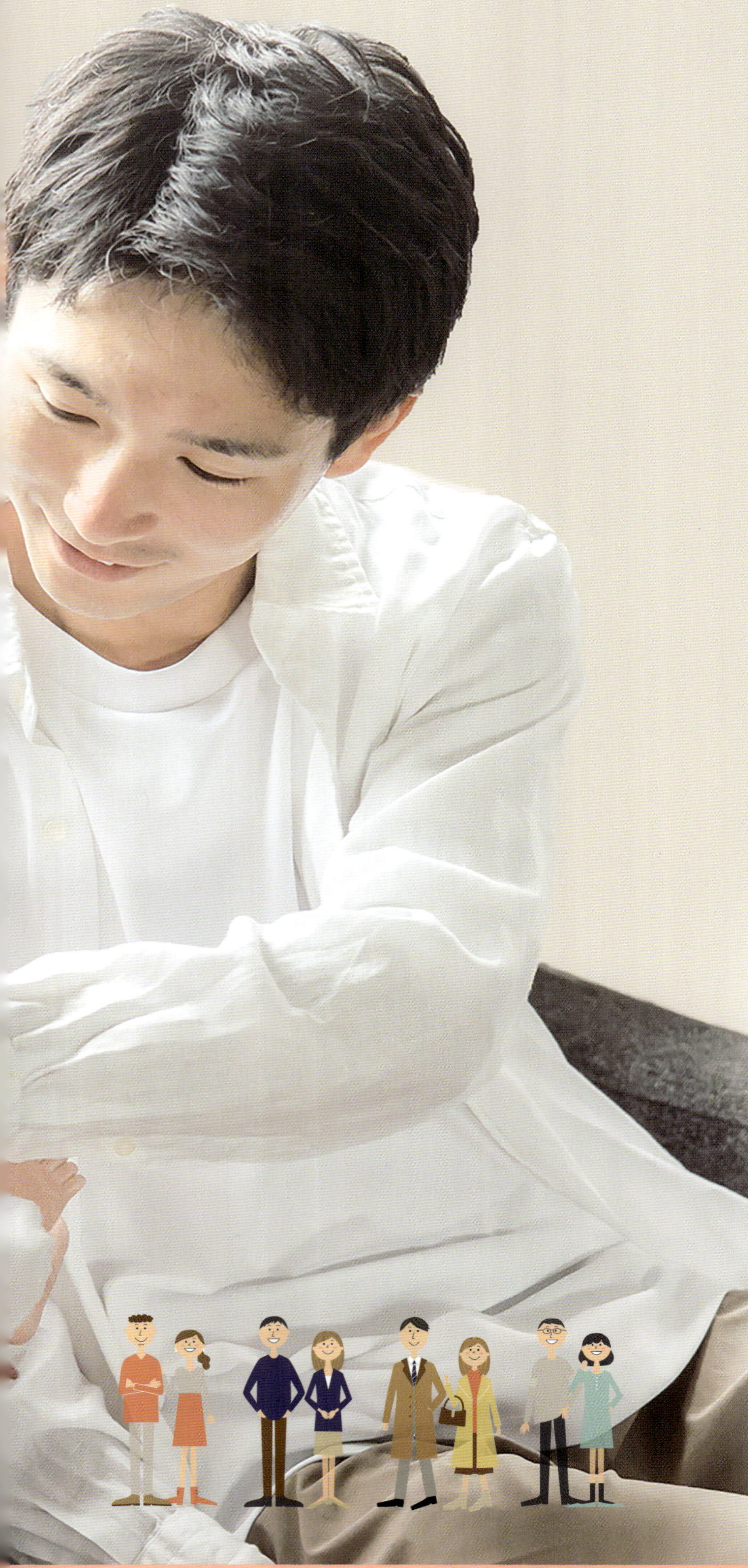

　不妊治療を始める時には、自分の身体の状況がどうなのだろうかとか、パートナーの具合はどうなのか？　と考えながら、どうして子どもができないのか？　と病院にいくことを決心されると思います。そこで不妊の原因を知り、適切な治療を受けて妊娠を目指します。その時に色々な治療スケジュールがあると参考になることでしょう。

　そのような発想から特集を組んだのですが、不妊治療にはそれだけでは済まない大事な流れがあります。

　まずは夫婦の適応治療が何かを決める段階で、いくつかの選択肢があり、それによりスケジュールが異なる場合もあれば、原因が特定できずにステップアップ治療からスケジュールを立てることもあり、思うようにはならないこともあります。したがって、今回は実際にあった色々なケースを紹介することで、GOAL までの経過を見ていただくこととしました。ケースバイケース。GOAL までの経過がそれぞれのスケジュールだったとご理解ください。

contents

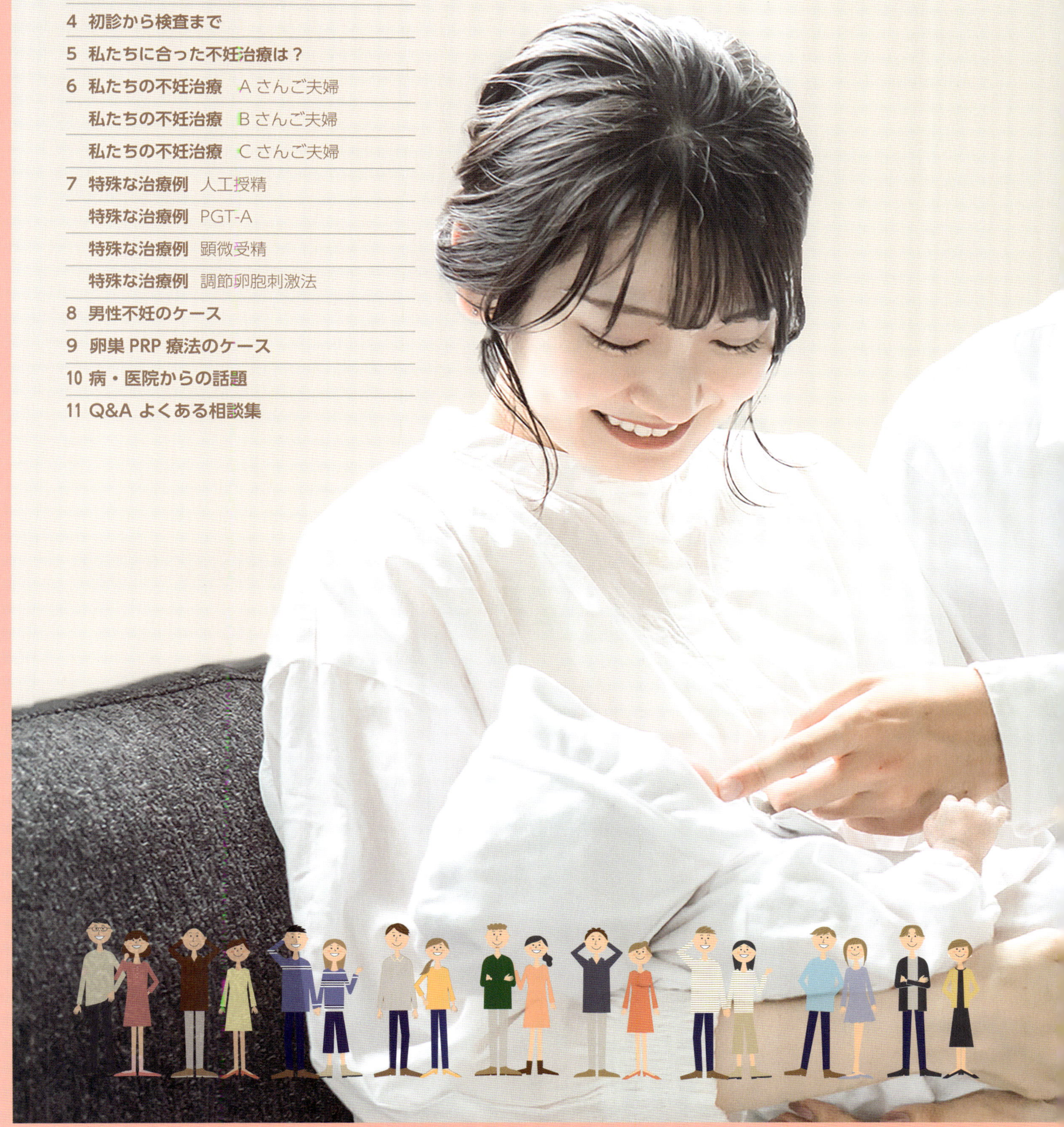

1 私たち不妊症？

いつ赤ちゃんを授かっても大丈夫。避妊していないし性生活もできているのに、なかなか妊娠しない…。もしかして、私たち、不妊症――？

厚生労働省の調査によれば、日本では約12人に1人の赤ちゃんが生殖補助医療によって生まれています。また、不妊症を心配したことがあるカップルは約40％、実際に不妊治療を受けた（または受けている）カップルは約23％いるそうです。この割合を、皆さんは多いと感じますか、少ないと感じますか？

「不妊症」「不妊治療」という言葉は、以前に比べてよく見聞きしますし、こうした話題に触れるハードルも低くなっているかと思います。ただ、これらについて漠然としたイメージをもつだけの人も意外と多いのでは？　「不妊治療」を始める前に、そもそも「不妊症」とは何か、また妊娠するまでにどういうプロセスがあるのか、再確認しましょう。また、現時点で自分たちがどんな状況にあるかもチェックしてみましょう。

不妊症とは

「不妊症」とは、子どもをもつことを望んでいる健康なカップルが、避妊せずにセックスしているにもかかわらず、一定期間を過ぎても妊娠しないことをいいます。この「一定期間」について、日本産婦人科学会では一般的に「1年」としていますが、アメリカ生殖医学会（ASRM）では、カップルがお互い生殖能力に問題がない場合、女性側が35歳未満では1年、35歳以上では6ヶ月経っていたら不妊症かどうかの検査を勧めるとしています。

妊娠のプロセス

さて、「妊娠」が成立するには、右下の図にあるとおり、実にたくさんのプロセスが存在します。

まずは、膣内に十分な精子が射出されなければなりません。このためには、セックスと膣内射精が問題なくできること、射出された精子に問題がないことが必要です。

膣内に十分な精子が射出されたら、その精子が子宮頸管に進めなければなりません。いつもは外敵からのバリアの役割を果たしている頚管粘液は、排卵の5日ほど前から精子が通れる状態になっています。

子宮頸管を通過した精子は、今度は進入した子宮から卵管のなかを泳ぎ、排出された卵子が待つ卵管膨大部にたどり着かなければなりません。この段階まで進める精子はわずか数百個。卵管膨大部で卵子と受精し、正常な受精卵になれば、受精までのステップはクリアです。

卵管膨大部で卵子が待っている状況になるまでにも、条件があります。女性の卵巣内で育った卵胞のうち、最もホルモンに反応して成熟したものから卵子が飛び出し、それが卵管采にキャッチされ、卵管膨大部に運ばれます。つまり、卵胞が十分に育ち、排卵が問題なく起こり、卵管采が確実に卵子を取り込めて、初めてその状況が成立するのです。

受精卵（胚）は、できてすぐ卵管内で分裂を始めます。1日ごとに2分割ずつを繰り返して、3日目に初期胚（8分割）、4日目が桑実胚（細胞同士が連結して数が増える）、5日目頃には胚盤胞（胚が自力で発育できる）となります。胚盤胞は、卵管上皮の絨毛細胞や卵管液の流れに助けられて子宮にたどり着きます。

不妊原因と検査でわかること わからないこと

● 検査でわかること
● 検査でわからないこと

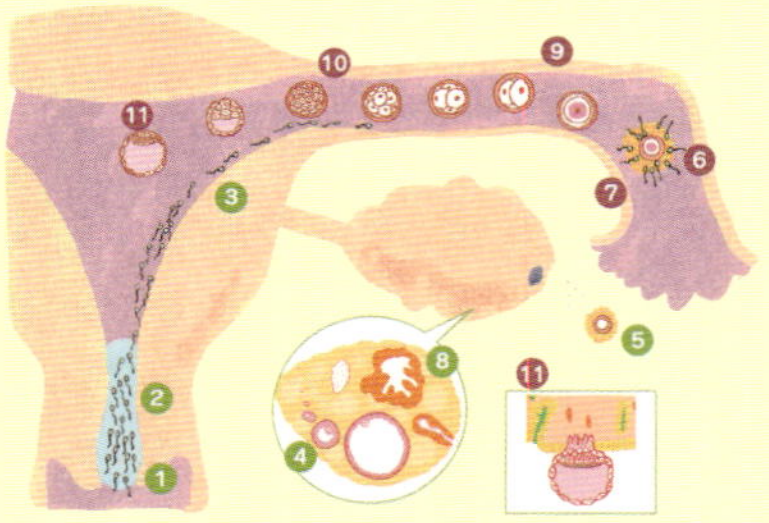

1. 膣内に十分な精子が射精される　▶ 精液検査から判断
2. 精子が子宮頸管へ進入できる　▶ 精液検査とフーナーテストから判断
3. 精子が卵管を泳ぐことができる　▶ 精液検査から判断（特に運動率）
4. 卵胞が順調に育つ　▶ ホルモン検査や超音波検査から判断
5. 排卵が起こる　▶ ホルモン検査や超音波検査から判断
6. 卵子と精子が出会う　▶ 卵管采が卵子を取り込むなど検査ではわからない
7. 卵子と精子が受精する　▶ 検査ではわからない
8. 正常な黄体が形成される　▶ ホルモン検査などから判断
9. 受精卵（胚）が順調に分割する　▶ 検査ではわからない
10. 胚が子宮に運ばれる　▶ 卵管通過性の検査で狭窄や閉塞はわかるが、実際に運ばれるかは検査ではわからない
11. 胚が着床する　▶ 着床するまでのことは検査ではわからない
着床したかは血液検査で、妊娠が成立したかはホルモン検査や尿検査、エコー検査で判断

受精卵が子宮内膜に着床するには、そこが着床しやすい環境になっていなければなりません。着床しやすい環境とは、黄体ホルモンの働きによって子宮内膜が十分な厚さになっていることや、子宮に形態異常がないことなどです。

胚が順調に育っていくには、受精卵のもととなる卵子と精子の質に問題がないことが重要です。また、着床から無事出産までに至るには、胚の染色体に異常がないことも大切です。

自分たちの現在地を知ろう

不妊症と妊娠のプロセスを理解したら、自分たちがどんな状況にあるのかを考えてみましょう。もう少し今の性生活を続けながら様子を見てもいい？　クリニックを早めに受診したほうがいい？　下のチャート図を参考に「現在地」を探ってみましょう。

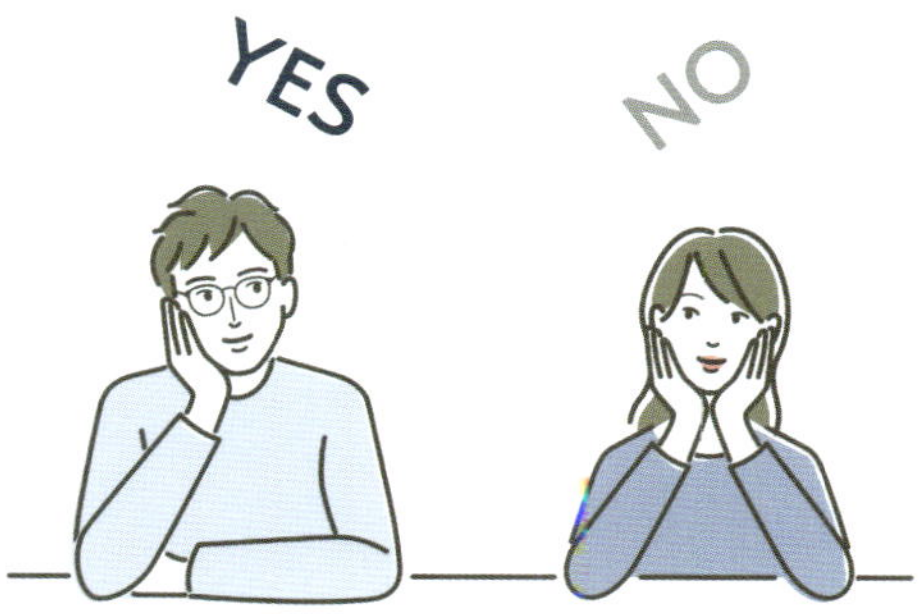

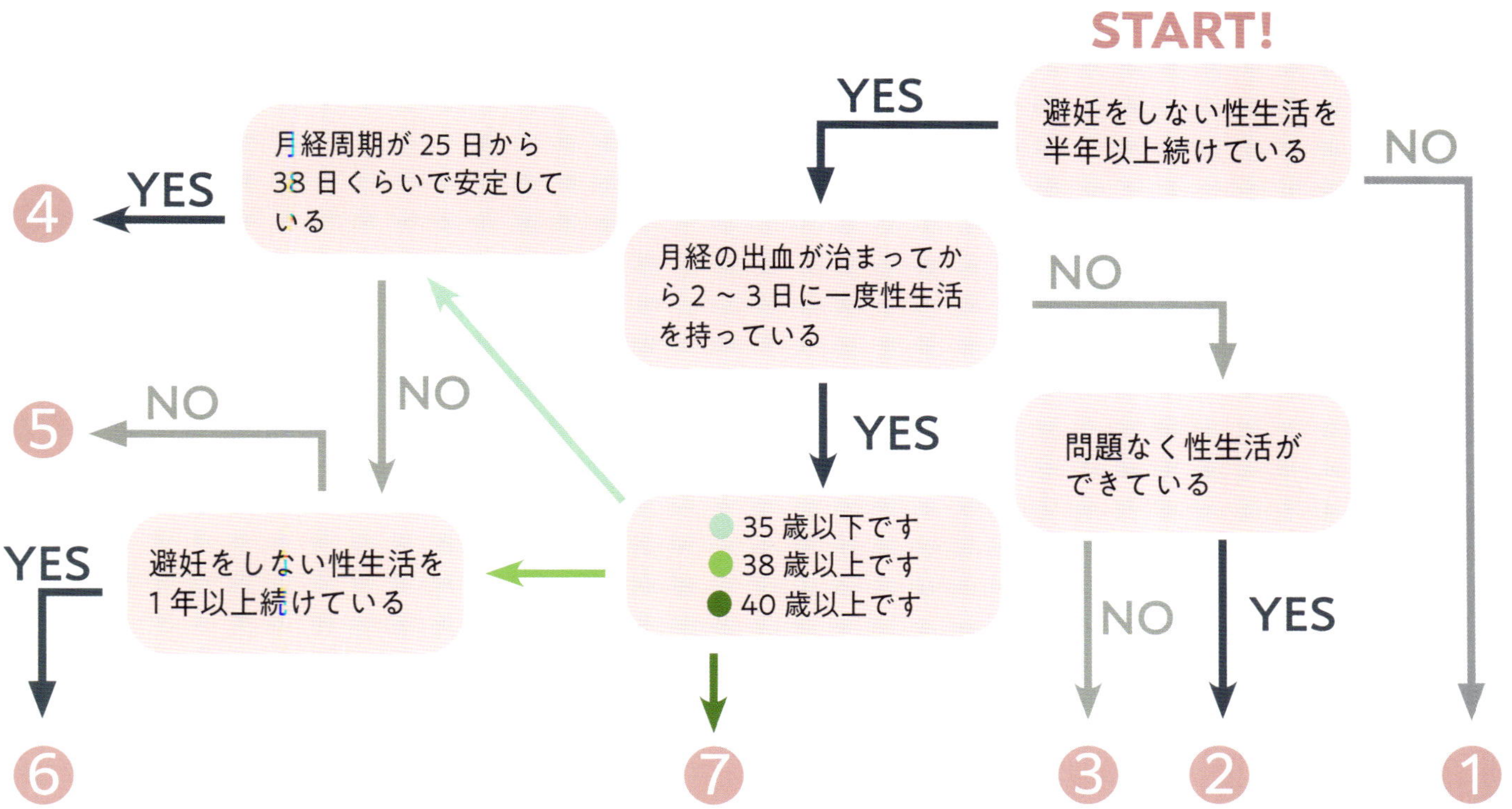

① 半年ほどは様子を見ても大丈夫！
避妊せずに性生活をしていれば、半数以上のカップルで半年以内に妊娠が成立しています。年齢も踏まえつつ、半年ほどは避妊なしの性生活を続けてみましょう。

③ セックスの問題は早めに解決を！
自然妊娠（性生活からの妊娠）を目指すカップルの場合、セックスに問題があると、妊娠が期待できずつらい思いをしてしまいます。女性・男性のどちらに問題があるかにもよりますが、もしセックスレスなら性生活をもつようにするか、人工授精にトライすることも考慮して、専門医に相談しましょう。

⑤ そろそろ検査を！
30代後半になると、卵子（女性）も精子（男性）も質の低下が懸念されます。不妊症になる原因がなければ、1年以内に約80%のカップルは妊娠していますので、そろそろ検査を受けましょう。

⑦ 卵子の質の低下が心配、妊娠まで待ったなし！
40歳以上になると、卵子の質の低下から妊娠が明らかに難しくなってきます。年齢以外にも不妊症の原因となる問題があれば、いっそう難しくなりますので、急いで妊娠するためにも、専門医を受診して相談しましょう。

② 排卵日以外にも積極的に性生活をもつ周期を増やそう！
半年以上、自分たちで推測した排卵日以外はセックスしない状況なら、積極的に性生活をもってみましょう。1年ほどが目安ですが、お互い35歳以上であれば検査を視野に入れてもいいと思います。

④ 検査を受ける準備を！
年齢が34歳未満で、これまで問題なく性生活を続けてきたなら、妊娠していても不思議はありません。妊娠できない原因があるのかもしれませんので、検査を受ける準備をしましょう！

⑥ できるだけ早めに検査を！
できるだけ早めに受診して検査を受け、不妊症の原因となる問題がないか調べましょう。実は排卵できていなかったり、精子が健康でなかったりするかもしれません。特に、女性には生殖適齢期があるので、卵子の質の低下を考えると、早めに検査を受ける必要があるでしょう。

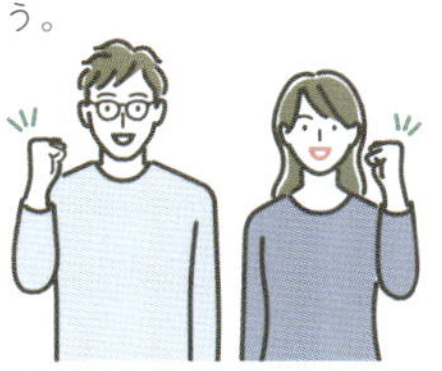

2 不妊症の原因

「不妊症」の原因は人それぞれです。女性だけの問題ではなく、男女半々に原因がありますし、複数の原因を合わせもつ人もいます。

妊娠のプロセスに沿ってみていくと、女性側の原因としては、排卵因子、卵管因子、頚管因子、免疫因子、子宮因子などがあります。男性側の原因としては、造精機能障害、精路通過障害、性機能障害などがあります。ほかに、セックスレスや加齢による影響（卵子・精子の質の低下、染色体異常の増加など）なども軽視できません。

不妊症の原因は、さまざまな検査で判明することもありますが、どれにも該当しない場合は「原因不明（原因が見つからないが何らかの問題がある）」となります。

検査を経て判明した原因をふまえて、治療内容が決まります。原因不明の場合も、治療を始めることはできます（人工授精から始める、体外受精に早めに進むなど）。

不妊症の原因　女性側

●排卵因子

卵巣内で、卵胞から排卵が起こるまでのプロセスに問題があると、不妊症の原因となります。

・**月経周期の乱れ**：脳の下垂体から分泌されるホルモンのバランスが崩れると、月経周期が乱れ、生理不順となり、不妊症の原因になる。体質による場合も多く、婦人科で排卵や子宮疾患の有無などを診てもらうのもよい。

・**卵巣機能不全**：卵巣の機能に異常があり、生理不順や無月経などが起ごること。不摂生などのほか、卵巣の発育不全や下垂体の疾患、薬の副作用などが原因。

・**排卵障害**：無排卵や、排卵が不規則になること。視床下部や下垂体、卵巣の異常や体重の過度な増減、多嚢胞性卵巣症候群や高プロラクチン血症などが原因。

・**AMH値（卵巣予備能）**：AMH（抗ミュラー管ホルモン）は、卵巣内にどのくらい卵子が残っているかを予測できる指標。AMH値の検査は不妊治療では不可欠。

●卵管因子

排卵後に受精し、受精卵（胚）が子宮内膜にたどり着くまでのプロセスは、すべて卵管内で行われます。卵管に問題があると不妊症の原因となります。

・**ピックアップ障害**：排出された卵子を卵管采が卵管内に取り込めないこと。原因は、それが起こる何らかの不具合があること、子宮筋腫などの子宮疾患、卵管の炎症が癒着を起こし、機能しないなど。

・**卵管のトラブル**：卵管閉塞（詰まり）、卵管狭窄（狭くなる）、卵管癒着（くっつく）など。卵管が詰まると、精子や受精卵が通過できず、不妊症の原因となる。

・**卵管水腫（卵管留水症）**：卵管内に分泌液が溜まり、卵管が拡がること。クラミジアなどの感染症や子宮内膜症、腹部手術の既往歴などが原因。

●頚管因子

子宮頚管は、腟内をきれいに保つため、通常は精子や雑菌の侵入を防いでいますが、排卵が近づくとエストロゲン（卵胞ホルモン）の働きで子宮頚管粘液が増え、精子が子宮腔内に入りやすくなります。

頚管に問題があると不妊症の原因となります。

・**頚管粘液不全**：頚管粘液が十分分泌されないことや、性状の変化が精子が通るのに適していないこと。クロミッドの長期内服や頚管の炎症などが原因のことが多い。

・**抗精子抗体**：精子を異物とみなし、精子の動きを妨げる抗体。男女ともにもっている可能性があり、不妊症の原因となる。抗精子凝集抗体（精子同士がくっつく）、抗精子不動化抗体（動きを止める）などがある。

●免疫因子

ウイルスや細菌に感染した細胞などを異物と認識し、攻撃・排除しようとする働きが免疫です。その中心となるのは「抗体」ですが、免疫に問題があると不妊症の原因となります。

・**抗精子抗体**（前述）

・**抗透明帯抗体**：卵胞細胞の周りを取りまく透明帯の働きを攻撃する抗体。卵胞の発育や受精時の精子結合、透明帯からの胚の脱出障害などの原因となる。

・**抗核抗体**：ウイルスなどの外敵でなく、自分の体に対して作った自己抗体。これがあると不妊症の原因になる、流産率が上がるという報告がある。

●子宮因子

子宮は、女性が子どもを宿す重要な臓器です。子宮に問題があると、不妊症（や流産）の原因となります。

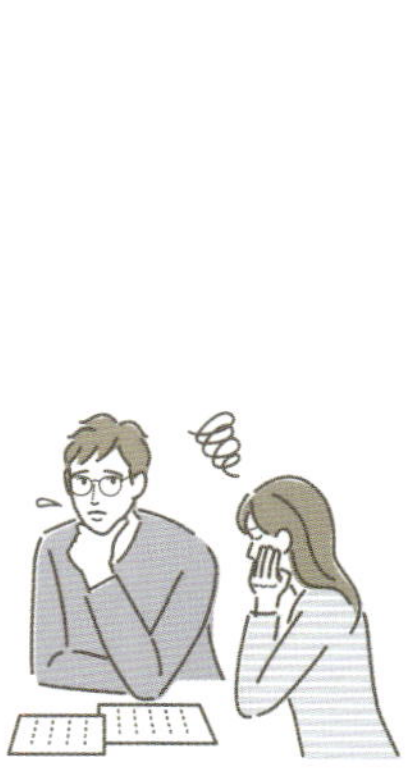

・**子宮の形態異常**：弓状子宮、中隔子宮、

双角子宮、重複子宮などの先天性の形態異常で、女性の5%ほどに見られる。

・子宮疾患：子宮内膜症、子宮筋腫、子宮腺筋症（子宮内膜症が子宮の柔らかい筋肉の中に生じる）、子宮内癒着、子宮内膜炎、子宮内膜ポリープなど。

女性の不妊原因

子宮因子
- 子宮の役割
- 着床障害

（精子の卵管への移動、着床を妨げる）

免疫因子
- 抗精子抗体

（精子免疫異常）
- 精子不動化抗体
- 抗透明帯抗体

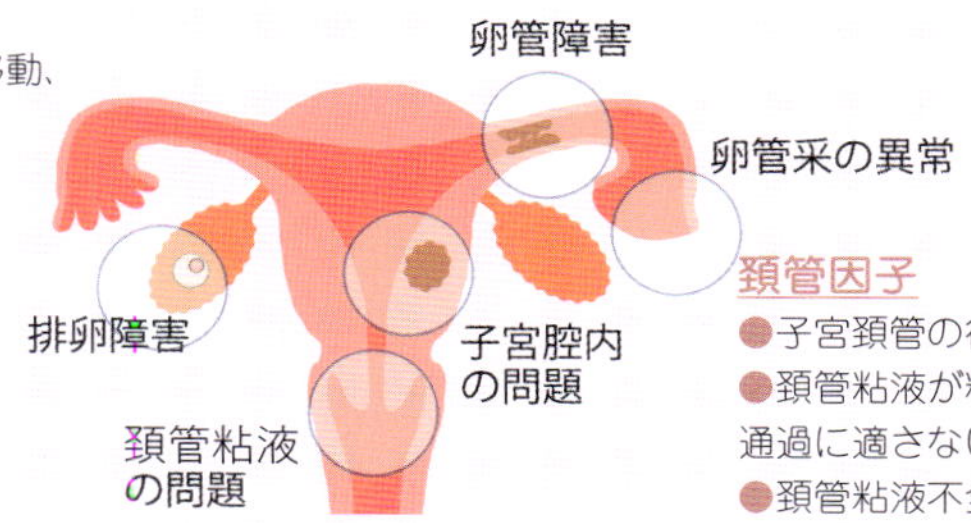

頸管因子
- 子宮頸管の役割
- 頸管粘液が精子の通過に適さない
- 頸管粘液不全

排卵因子
- 卵巣の役割
- 月経不順（ホルモンバランスとストレス）
- 卵巣機能不全
- AMH

卵管因子
- 卵管の役割
- 卵管采が排卵した卵子を上手く取り込めない
- 精子が卵管を通れない

（卵管閉塞、卵管狭窄）

不妊症の原因 男性側

●造精機能障害

精巣（睾丸）で造られた精子が運動能力をもち、受精できる精子になるまでのプロセスに問題があると、受精能力が下がります。男性不妊の約90%といわれています。

・精索静脈瘤：精巣を体温より数度低く保つ精巣静脈の血液が逆流（停滞）して精巣の周りに瘤ができ、精巣の温度が上がり、精巣機能や造精機能が下がること。原因は、静脈弁の機能低下やナットクラッカー現象（左腎静脈に血液が戻りきらず停滞・逆流する）など。

・染色体の問題：クラインフェルター症候群（X染色体が2つ以上あり精巣機能に問題がある）やAZF欠失（精子形成に関わるY染色体のAZF遺伝子がなく無精子症になる）など、性染色体の問題があること。

・乏精子症：総精子数が3900万個以下と少ないこと。

・無精子症：射精精液中に精子が認められないこと。非閉塞性（精巣で造精されない）と閉塞性（造精されるが精路の閉塞や狭窄が原因）とがある。

・低ゴナドトロピン性性腺機能低下症：両方の精巣が小さい、テストステロン値が低く、FSH（卵胞刺激ホルモン）とLH（黄体形成ホルモン）値は正常か低い。原因は先天性（遺伝子の問題など）、後天性（脳の外傷や腫瘍など）のほか、原因不明の場合もある。

・停留精巣：陰嚢に精巣がないこと（主に小児）。生後半年を過ぎても自然に改善しなければ、1歳頃までに精巣の固定手術を行う。

●精路通過障害

精子が造られても、射出の通り道に問題があると受精できません。

・精管の閉塞・欠損：パイプカット後の炎症、幼少期の鼠経ヘルニア（脱腸）手術の後遺症、先天性両側精管欠損症（CBAVD）などで、精管の閉塞・欠損が起こる。

・精巣上体炎：尿中の細菌が増えて炎症が起こり、射精精液中の精子数が減少する。前立腺肥大症や膀胱結石、クラミジア感染などが原因。

・射精管の閉塞・癒着：前立腺に嚢胞ができて射精管が圧迫され、精液が出られないこと。尿道感染による炎症、傷が治る過程で射精管に癒着などが起こる。

・副性器機能障害：精巣上体や精嚢腺、前立腺などの副性器に、先天的な欠損・奇形、炎症などがあること。クラミジア感染症などが原因。

●性機能障害

性機能障害は、男性不妊の原因のうち造精機能障害の次に多いものです（約30%）。

・勃起障害（ED）：十分な勃起が起こらず、セックスができないこと。勃起に時間がかかる、途中で萎えることも含まれる。機能性（性欲減退、プレッシャーなどの心因性、うつ病などの精神病性など）と器質性（動脈硬化などの血管性、脊髄損傷などの神経性、ホルモンの乱れなどの内分泌性、他の病気の治療で使う薬剤の影響、ペロニー病など陰茎性のものなど）がある。

・射精障害：射精ができないこと。逆行性射精（射精時に精液が膀胱に逆流する）、膣内射精障害（マスターベーションでは問題ないがセックスで膣内射精できない）、無精液症（精液がまったく出ない）、早漏・遅漏（射精が早すぎる／遅すぎる）、神経性無射精（脊髄損傷などが原因で射精できない）などがある。

男性の不妊原因

精路通過障害
- 精管の閉塞・欠損
- 精巣上体炎
- 射精管の閉塞・癒着
- 副性器機能障害

性機能障害
- 勃起障害
- 射精障害
- セックスレス

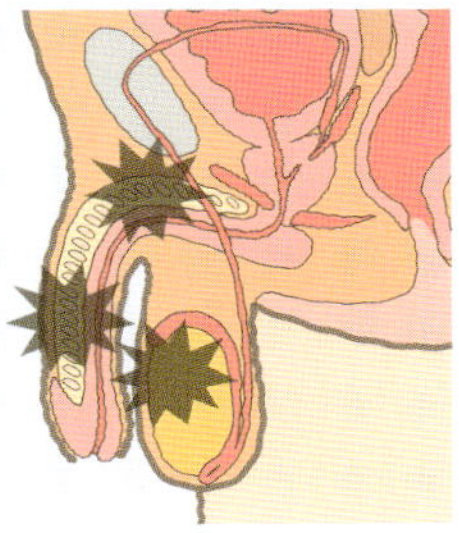

造精機能障害
- 精索静脈瘤
- 染色体の問題
- 乏精子症・無精子症
- 低ゴナドトロピン性性腺機能低下症
- 停留精巣

3 病院選びから初診予約まで

「不妊症かもしれない」と思ったら、自分たちの現状や気持ちと向き合い、心が決まったら病院（医療施設）を受診してみましょう。とはいえ、どうやって病院を選べばよいのか悩みますよね。病院によって、どういう治療が受けられるか、どんなドクターか、専門医がいたとして得意な治療は何か、腕はいいのか、院内はどんな雰囲気か、施設は新しいのか古いのか、どんな場所にあるのか、治療にかかる費用はどのくらいかなど、他の診療科と同じように、さまざまな違いがあります。

ここでは、病院選びから初診予約までの一般的な流れをみてみましょう。

病院はどうやって選ぶ？

大前提として、すべての産婦人科で同じ不妊治療が受けられるわけではありません。特に「体外受精」や「先進医療」は、受けられるところが限られています。

日本には現在、厚生労働省に届出のある体外受精実施施設（ART実施登録施設＝生殖補助医療機関）が600ほどあり、体外受精はここで受けることができます。

また、先進医療を保険診療と併用して行う場合は、医師が「産婦人科専門医」かつ「生殖医療専門医」でなければなりません。それ以外は、すべて自由診療となります。この点も念頭に置いておくといいでしょう。では、病院選びのポイントをみてみましょう。

ポイント①アクセスの良さ

自宅や職場から通いやすい場所にあることは重要です。通院時間や交通費が多くかかると、体の負担だけでなく経済的負担も増えます。特に体外受精では、採卵や胚移植などの後に体調が良いとは限らないため、自宅から近い施設であればより安心でしょう。

ポイント②施設の情報

気になる施設に公式サイトがあれば、見てみましょう。ドクターの挨拶からは治療方針や患者に対する思いや姿勢が、ドクターの経歴からは得意分野や専門医（産婦人科専門医や生殖医療専門医）かどうかなどがわかります。スタッフ紹介のページでは、不妊症看護認定看護師や生殖医療コーディネーター、生殖補助医療胚培養士や臨床エンブリオロジスト、生殖補助医療管理胚培養士などのスタッフがいるかどうかもわかります。受付や診察室、内診室や手術室などの紹介があれば、院内の雰囲気を感じられます。

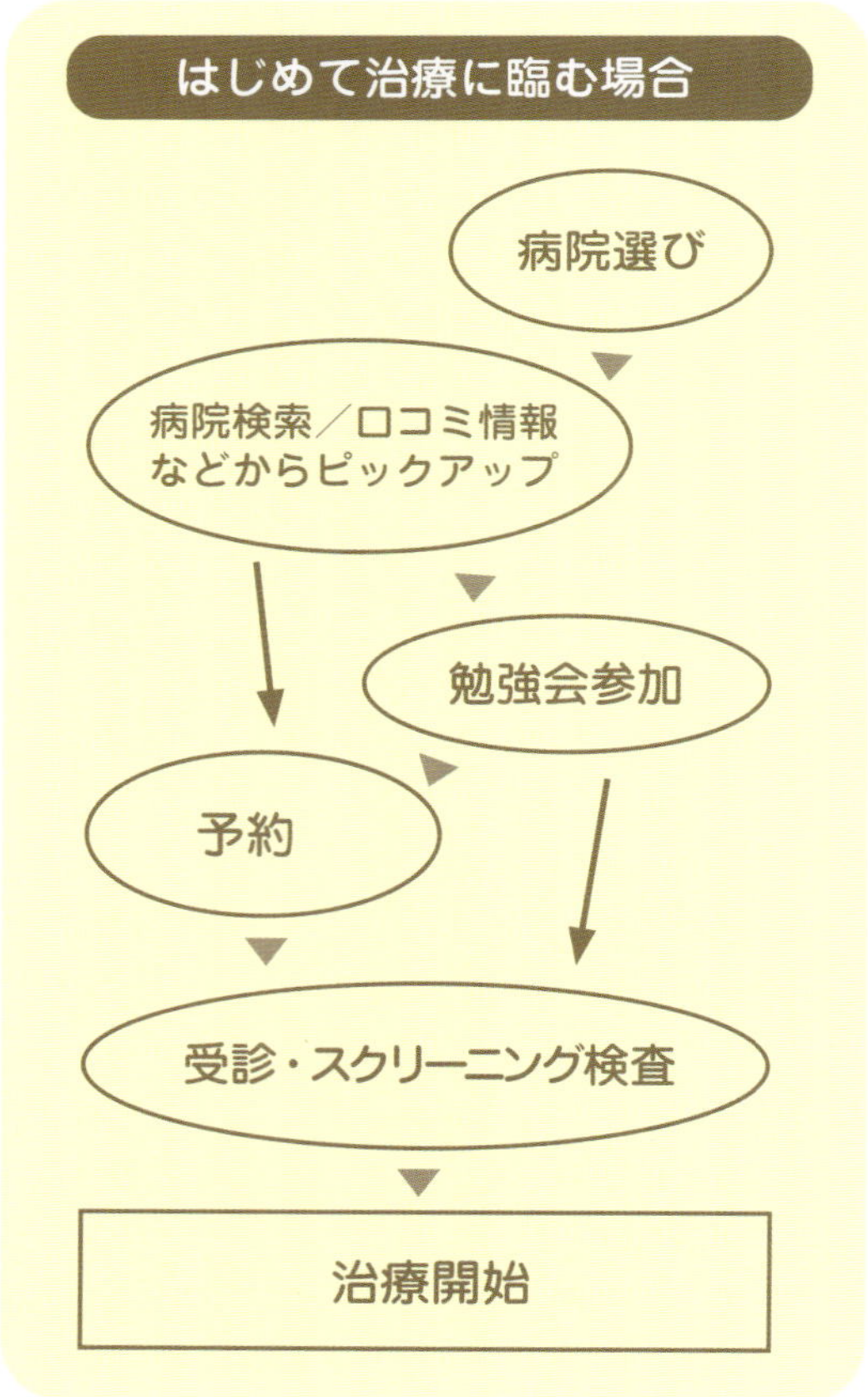

ポイント③治療方法など

初診の段階では、自分たちにどんな治療が必要かはわかりませんが、より専門的な検査・治療にも対応できる施設を選ぶとよいでしょう。チェック項目は、体外受精ができるか、男性不妊にも対応しているか、体外受精以外の不妊治療や検査・手術などもできるか、治療以外のサポートが受けられるか（栄養・食事指導／運動指導／カウンセリングなど）などです。

ポイント④治療実績

施設の多くで、治療件数や妊娠数、出産数（またはその確率）を公開しています。施設によって算出方法は違いますが、参考になるでしょう。

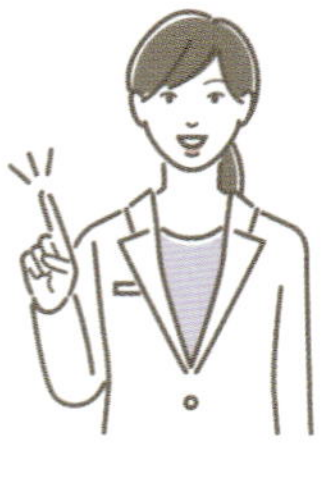

説明会や勉強会に参加してみよう！

ほとんどの病院で、不妊治療や体外受精に関する勉強会や説明会を行っています。ドクターから、治療に対する考え方や治療方針の説明があると思いますので、その時の雰囲気や印象からドクターの人柄がわかるかもしれません。

通院していなくても参加できる会もあるため、いくつか出席してみると、自分たちが病院や治療、ドクターに何を求めているのかを考える材料にもなります。

病院選びに限らず、妊娠や出産、不妊治療に関する知識も得られるので、ぜひ参加してみましょう。

コロナ禍を経て、院内だけでなくWeb配信による開催も増えたため、自分たちに都合のいい方法で参加しましょう。

ふたりで参加し、ふたりで考え、ふたりで決めよう！

勉強会にはぜひカップルで参加しましょう。同じ時間に同じ話を聞いて情報を共有し、それをベースに話し合いましょう。男性のなかには、妊娠・出産・不妊治療に関する知識が浅かったり、そもそも関心がなく、パートナー任せの人も少なくありません。ふたりで専門的な話を聞くことで、その後の治療もスムーズに進むと期待できます。赤ちゃんは、ふたりの遺伝子を合わせもって誕生する、ふたりの赤ちゃんです。そのことを忘れないでください。通院先の病院もふたりで相談して決めましょう。

初診の予約は、できるだけふたりで行ける日を！

通院先の病院が決まったら、初診はできるだけふたりで行ける日を選びましょう。

予約なしで受診できる病院もありますが、待ち時間や診察時間、当日の検査の可能性などを考えると、予約を取ったほうが間違いないでしょう。初診は電話予約のところも、Webで予約可能なところもありますので、目当ての病院が定める方法で予約しましょう。

実際に診察を受けて「なんだか、想像していたのと違う…」と感じることもあるかもしれません。その場合、最初に決めたところだからとこだわらず、治療周期ごとに見直したり、「このくらいの期間通っても違和感が残っていたら変えよう」と決めておくのも1つの方法です。

ただ、特に体外受精は、1回の治療周期で妊娠できるとは限らないため、数回の治療周期で妊娠が成立するかどうかを目安にするといいでしょう。

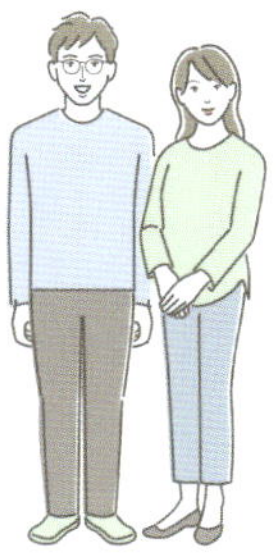

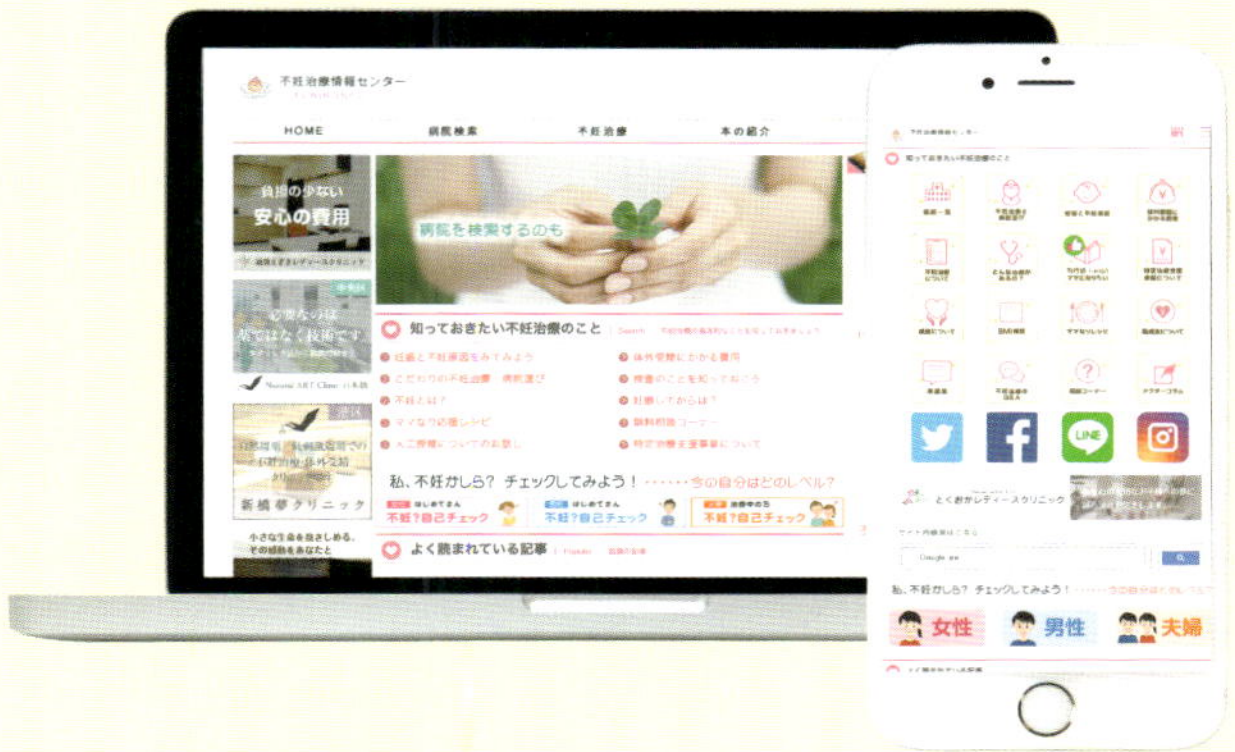

ぜひ、funin.info をご活用ください！

お住まいの近くや職場の近くにある不妊治療や体外受精を行う病院、クリニックを探すときには、i-wish ママになりたいと連動する「funin.info（www.funin.info）」を活用してみてください。
人工授精までできる治療施設や体外受精まできる施設があり、それらが都道府県ごとに一覧で掲載されています。
そのほか、不妊治療に関する情報もたくさん掲載されています。

初診予約方法の例

A 医院　Web 予約のみ（ID 取得→初診日確定→問診表入力）※希望者には初診予約の前に、無料のメール相談あり

B 医院　Web 予約（初診予約フォーム）または電話予約（Web 予約が難しい場合）

C 医院　Web 予約 または LINE 予約 または電話予約

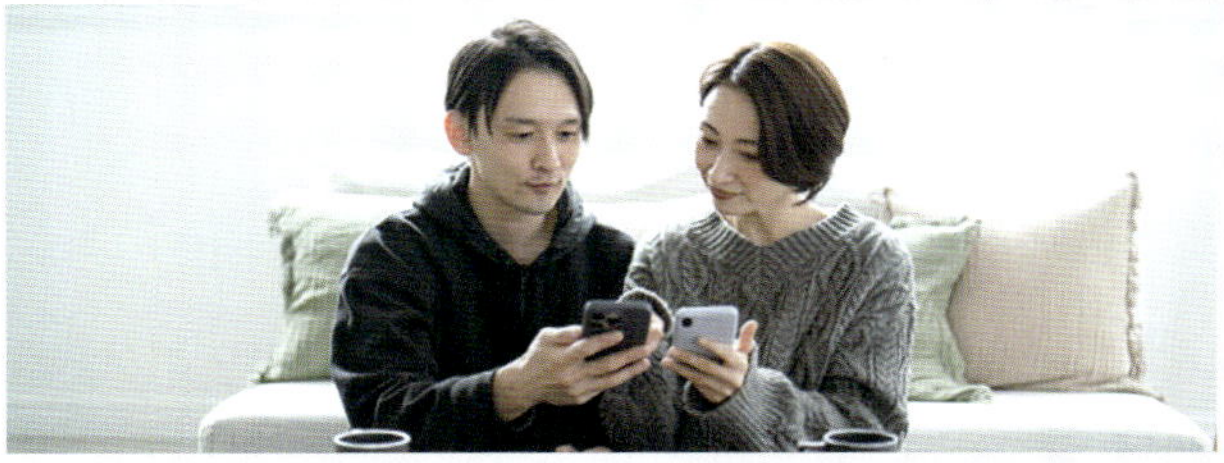

4 初診から検査まで

通院先の病院を決めて、予約をとったら、いよいよ初診です。不安な気持ちと期待する気持ちが入り混じったような心境でしょうか。初診日からいきなり本格的な不妊治療が始まるわけではありませんので、安心してください。

初診ではどんなことをするのか、不妊症の原因を調べる検査にはどのようなものがあるのか、検査の結果によって、治療内容はどのように決まっていくのか？　また、不妊治療において経済的負担はやはり気になるところです。不妊治療の保険適用のこと、医療費の負担を減らすことができる制度のことを、合わせてみてみましょう。

不妊治療の保険適用について

初診の話をする前に、不妊治療の保険適用について触れておきます。2022年4月から、それまで全額自己負担（自由診療）だった体外受精を含む不妊治療が保険適用となりました。それにより、健康保険の加入者は、どの医療機関でも同じ不妊治療を同じ金額で受けられるようになりました。検査で不妊症の原因がわかればその治療を検討し、治療しても治らない場合や、一通りの検査を行っても原因が見つからない場合は、保険診療で不妊治療を受けられます。

保険適用前に行われていた自由診療による不妊治療が、すべて保険診療となったわけではありません。日本では混合診療（保険診療と自由診療を同一周期にすること）が認められていないため、1つでも自由診療の治療や検査を行うと、その治療周期に関わるすべての医療費が全額自己負担となります。「先進医療」や「医薬品、医療機器、再生医療等製品の治験に係る診療」など、厚生労働省が認めた治療は、例外として併用できます。

医療費の負担を減らすために

治療内容によって医療費は変わってきます。医療費負担を減らすための制度を知っておくと、治療の選択肢が増えるかもしれません。

●高額療養費制度

1ヶ月（同一月の1日から末日まで）に支払った医療費（保険適用）が上限額（年齢・所得により決定）を超えた場合、超えた額が支給される制度。先進医療費、自由診療費、入院時の差額ベッド代などは対象外。通常、加入している健康保険・医療保険の窓口に申請書を提出（または郵送）する。

●医療費控除

その年の元旦から12月31日までの間に支払った医療費が10万円（総所得200万未満は総所得金額の5%）を超えた場合、その金額に応じて所得税や住民税の負担が控除される制度。医薬品や通院費用なども対象。確定申告により申請する。

初診から検査まで

初診当日、受付をして必要書類などを提出したら、まずは問診をして、混合診療を避けるために、保険診療では受けることができない感染症の検査などを行います。次の月経周期から、月経の4時期（月経期・卵胞期・排卵期・黄体期）に合わせて必要な検査を進めていきます。

初診時の検査が完了するまで、1～2ヶ月かかると考えておきましょう。

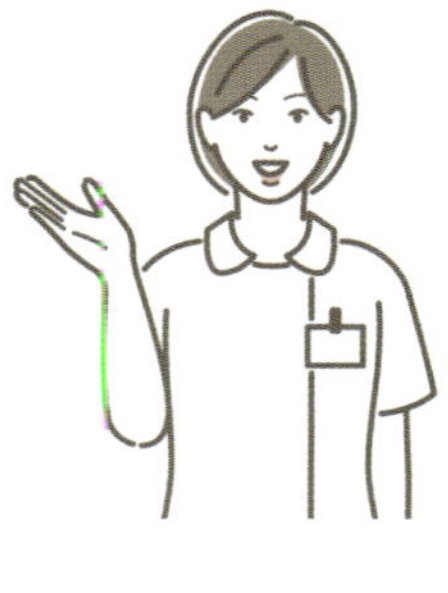

保険診療

一般不妊治療	年齢、回数制限	費用
タイミング療法	なし	数千円
人工授精（AIH）	なし	5,460円
生殖補助医療	年齢、回数制限	費用
体外受精／顕微授精	あり	10万円～

● 医療費について

使用する薬剤や体外受精での採卵個数や培養する胚の個数などによって医療費が加算されます。保険診療分は高額療養費の対象になります。

● ART治療を受けるための条件

- 婚姻関係にあるか、事実婚である（同一世帯、子の認知、配偶者なし）
- 43歳未満である（40～43歳未満：移植3回まで）（40歳未満：移植6回まで）※通算回数は1子ごと ※回数は胚移植でカウントする
- カップルで説明を受ける・治療計画書にサインする
- 医師が不妊症と判断する

● 受けることのできる症状など

- 原因不明不妊症（一般不妊治療で妊娠できていない）
- 卵管性不妊症（性感染症）
- 子宮内膜症など
- 免疫性不妊症（抗精子抗体）
- 男性不妊症（精子無力症など）

検査で不妊症の原因を探そう

　検査を受けて、自分たちの体が現在どういう状態かを知ることは、実際に不妊治療を始めるときの指針にもなり、とても重要です。検査の結果次第で、別の検査を追加することもあります。

●女性側の検査

①問診

　初潮開始時期、月経周期、妊娠歴、既往歴、基礎体温など。

②内診・エコー検査（経腟超音波検査）

　触診（内診）や超音波プローブを使ったエコー検査によって、子宮や卵巣を産婦人科の観点から診察し、疾患がないか確認する。

③子宮卵管造影検査

　腟から子宮頸管、子宮腔、卵管を通して腹腔内に造影剤を注入し、そのプロセスをX線撮影することで、子宮内や卵管の異常がないか確認する。

④ホルモン検査（血液検査）

　月経周期により分泌されるホルモンが異なるため、時期を分けてさまざまなホルモン値を調べる。AMH値（卵巣予備能）の検査なども。

⑤子宮頸管粘液検査

　排卵期の頸管粘液の量や牽糸性（糸のひき加減）、色やpH値、シダ状結晶などを確認する。

⑥性交後検査（フーナーテスト）

　性交後に、腟内や頸管粘液内に運動している精子がいるかを確認する。

⑦感染症のスクリーニング検査

　施設によっては、妊娠中に感染すると母体・胎児に悪い影響を及ぼす可能性がある感染症（B型肝炎、C型肝炎、梅毒やHIV、トキソプラズマ抗体、トリコモナスなど）がないかを初診時に調べることもある。

⑧その他の特殊な検査

　腹腔鏡検査（内視鏡で骨盤内臓器の状態を確認）、子宮鏡検査（子宮内に細いカメラを入れて内部を直接診察）、MRI検査など。

●男性側の検査

①精液検査

　マスターベーションで採精し（自宅または施設内）、精液の粘性や色調、量、精子の数（生きているものや運動しているもの）、正常形態精子数などを、目視または精子分析機で調べる。

②泌尿器科的検査

　診察（問診・視診・触診）、エコー検査、ホルモン検査（男性ホルモンや性腺刺激ホルモンなど）、染色体・遺伝子検査、その他の検査（精子の機能を調べる検査・MRI検査・精巣生検・勃起能力を調べる検査）など。

不妊治療、私たちはどのパターン？

　検査の結果が出たら、それをふまえて治療内容を決定します。

　不妊治療には「一般不妊治療（体内受精）」と「生殖補助医療（体外受精）」があります。一般不妊治療は「タイミング療法」と「人工授精」があります。「体外受精」は、コンベンショナルIVF（ふりかけ法）とICSI（顕微授精、1個の精子を卵子に直接注入）があります。

　それぞれの特徴や治療が適応されるケース、治療費の目安などを次ページにまとめました。

　治療についてドクターの説明をよく聞き、カップルで相談し、納得した上で治療をスタートしましょう。

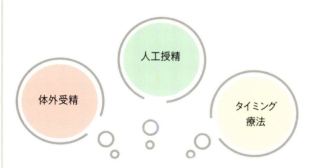

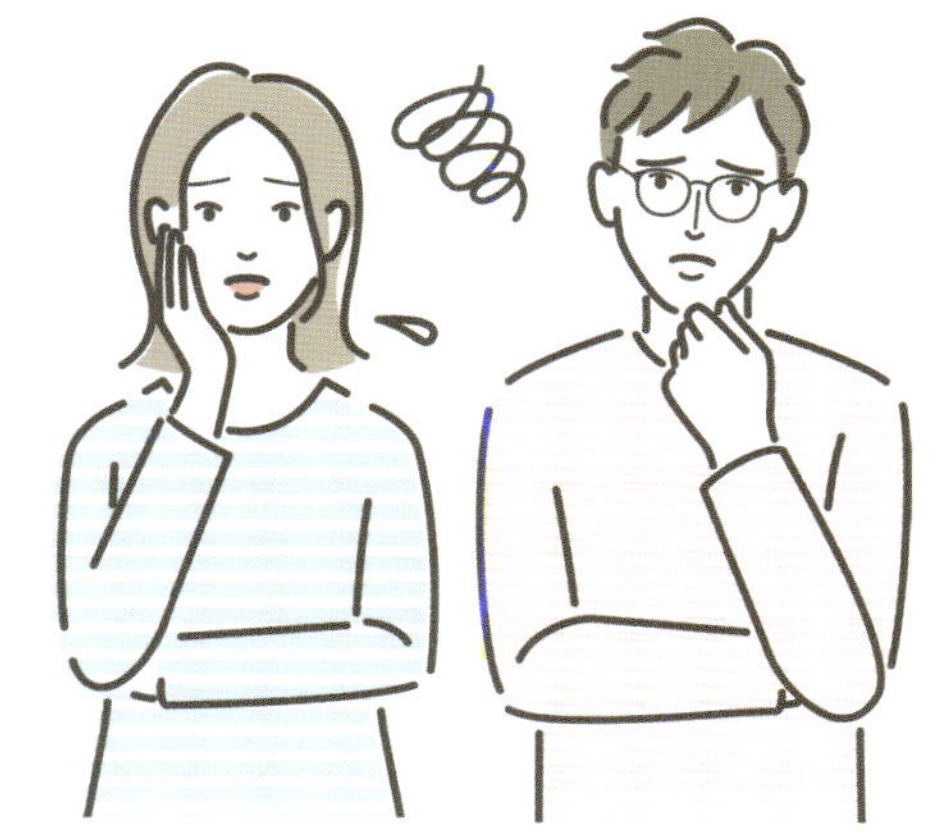

初診検査 自由診療と保険診療

自由診療

●ホルモン検査
AMH、甲状腺

●感染症検査
B型肝炎、C型肝炎、
クラミジア、HIV、梅毒など

●血液検査
風しん抗体検査

※ AMH検査は、不妊症と診断された場合の治療周期では、保険が適用されます。

保険診療

●ホルモン検査
LH、FSH、プロラクチン、
黄体ホルモン、卵胞ホルモン LH-RH など

●超音波検査

●卵管検査
通水検査、子宮卵管造影検査（レントゲン）

●フーナーテスト

●精液検査

※ 月経周期に合わせて検査を行います。
※ 精液検査はいつでも行えます。

5 私たちに合った不妊治療は？

さまざまな検査を受けて、結果が出たら、それに合わせて治療内容を決定します。

不妊治療には「一般不妊治療（体内受精）」と「生殖補助医療（体外受精）」があります。それぞれ、治療適応となる条件や治療の流れ、費用の目安などをまとめました。内容によっては、保険診療で受けられる年齢や回数の制限がありますので気をつけましょう。

どれを選ぶにしても、ドクターの説明をよく聞き、ふたりでよく相談し、納得した上で治療をスタートすることが大切です。

一般不妊治療

●タイミング療法

排卵期に合わせて、セックスのタイミングをドクターが指導する方法です。自分たちで排卵日を予測する自己タイミング法と違って、病院を受診して、ホルモン検査やエコー検査で卵胞を計測し、血液検査や尿検査から排卵を予測し、ドクターがタイミングを指導するため、自己流より精度が上がります。医療費やメンタル面の負担はそこまで大きくありませんが、なかなか妊娠しない場合は、より詳しく原因を探したり、治療方針を再検討したり、一定回数（目安は6周期）を過ぎたら人工授精や体外受精にステップアップすることも考えておきましょう。

●人工授精

女性側が妊娠できる状態で、精液検査（精子の数、運動性、形態など）の結果、タイミング療法では妊娠が難しい場合や軽度の男性不妊（乏精子症状など）がある場合、またカップル間でセックスができない場合（性機能障害など）に検討されます。

精子を洗浄して調整した後、専用器具を使って精子を子宮内に直接注入します。1回あたりの妊娠率は5～10％程度。

人工授精で妊娠する人の約90％は、多くても6回目までにしており、その回数を超える場合は体外受精へのステップアップを考えましょう。

人工授精の適応は？

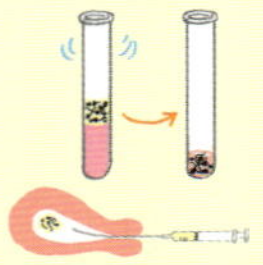

排卵日を予測、または調整し、精液を調整して、元気な精子だけを子宮へ入れる

5,460円

▶排卵に問題がない… 排卵誘発剤で排卵可能な場合も適応

▶卵管の通過性に問題がない…卵管の通過性に問題があっても子宮卵管造影検査で開通した場合も適応
…卵管鏡下卵管形成術、腹腔鏡手術などで開通できた場合も適応

▶精子の数、運動精子の数に若干の問題はあるが、精液調整後の精子の数、運動精子の数にあまり問題がない
… 服薬などで改善が見込める場合も適応
… 精索静脈瘤があり手術によって精子が改善された場合も適応

▶軽度の抗精子抗体がある　など

タイミング療法の適応は？

排卵日をできる限り正確に予測してもらい、夫婦生活を持つ

一般不妊治療管理料

750円

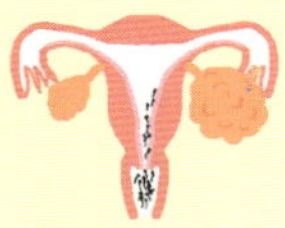

▶排卵に問題がない… 排卵誘発剤で排卵可能な場合も適応

▶卵管の通過性に問題がない…1 卵管の通過性に問題があっても子宮卵管造影検査で開通した場合も適応…2 卵管鏡下卵管形成術、腹腔鏡手術などで開通できた場合も適応

▶精子の数、運動精子の数に問題がない
… 服薬などで改善が見込める場合も適応
… 精索静脈瘤があり手術によって精子が改善された場合も適応

▶性生活で妊娠できなかった期間が1年未満で一般的な検査で夫婦ともに問題が見つからないなど

一般不妊治療の費用例

治療周期の流れ

① 人工授精治療周期の治療計画
② 月経3日目の検査
③ 排卵誘発
④ 診察／排卵促進の点鼻薬 or 注射
⑤ 人工授精当日／採精
⑥ 妊娠検査

一般不妊治療 管理料	750円	保険点数　250点 × 10 × 0.3（3割）
人工授精	5,460円	保険点数 1,820点 × 10 × 0.3（3割）
	計 6,210円	

一般不妊治療には、タイミング療法と人工授精があります。タイミング療法、人工授精とも排卵誘発を行わなかった場合には、基本的に内診はありません。また、ここにあげた人工授精治療周期にかかる医療費については、投薬、診察に関わる医療費は含まれていません。それぞれのカップルに合わせて排卵誘発を行うケースも多くありますが、用いた薬の種類や用量によって医療費には違いがあります。詳しくは、通院先にお問合せください。

生殖補助医療（体外受精）

カップルから採取した卵子や精子を体外で受精させ、受精卵（胚）を体内に戻す方法です。一般不妊治療では妊娠できなかった場合や、そもそも不妊症の原因（疾患や体質など）をもっていた場合などに検討されます。また、年齢を重ねて生殖適齢期の終わりが近づいている人は、一般不妊治療をせず、最初から体外受精にチャレンジすることもあります。

体外受精には、大きく分けて6つのプロセスがあります。

①排卵誘発ー採卵

ホルモン剤などを使って女性の卵巣に刺激を与える（排卵誘発）。誘発することで、通常周期なら排卵は1個だが、複数の卵胞を育てられるため、複数の卵子が得られ、移植できる可能性が増す。

②採精

採卵当日、男性は自宅や院内で精子を採って提出。採精した精子は胚培養士が調整し、受精に使えそうな精子を集める。

③受精

卵子に精子をふりかけて受精させるふりかけ法（c-IVF）と、胚培養士が顕微鏡下で1個の精子を選んで卵子に直接注入する顕微授精（ICSI）の2種類がある。

④培養

受精卵（胚）を、成長に必要な成分を含む培養液を入れたシャーレに入れ、それを培養器（インキュベータ）内で培養し、育てる。

⑤凍結

できた胚を、特殊な溶液に浸した後にマイナス196℃の液体窒素中で凍結し、保存（凍結胚移植の場合）する。

⑥胚移植

移植可能な胚ができたら、移植する。新鮮胚移植（採卵周期で移植）と凍結胚移植の2種類。それぞれ、初期胚（培養3日目）と胚盤胞（着床直前の状態）での移植がある。

体外受精の費用

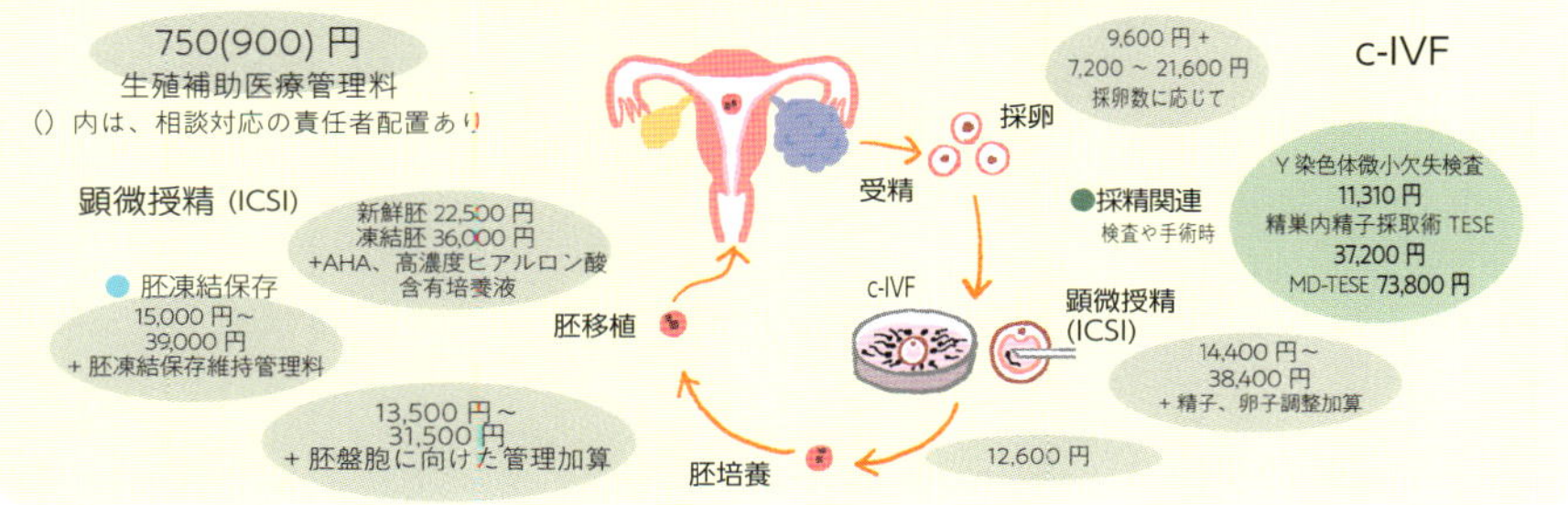

排卵誘発を含めた３つの例（検査・男性不妊症除く）

生殖補助医療管理料	900 円	保険点数　300 点 × 10 × 0.3（3 割）
採卵術（基本料）	9,600 円	保険点数 3,200 点 × 10 × 0.3（3 割）

＋採卵個数‥1 個時 7,200 円／2 ～ 5 個時 10,800 円／6 ～ 9 個時 16,500 円／10 個以上時 21,600 円

体外受精	12,600 円	保険点数 4,200 点 × 10 × 0.3（3 割）
顕微授精	以下詳細	▼保険点数を元にした授精料金

＋卵 個数‥1 個時 14,400 円／2～5個時 20,400 円／6～9個時 30,000 円／10 個以上時 38,400 円

胚培養‥1 個時 13,500 円／2～5 個時 18,000 円／6～9 個時 25,200 円／10 個以上時 31,500 円

胚盤胞加算‥1 個 4,500 円／2～5 個 6,000 円／6～9 個 7,500 円／10 個以上 9,000 円

胚凍結保存‥1 個 1,500 円／2～5 個 21,000 円／6～9 個 30,600 円／10 個以上 39,000 円

胚凍結保存維持管理料　10,500 円　（ 年に 1 回、3 年限度 ）

胚移植　●新鮮胚移植　22,500 円　●凍結融解胚移植　36,000 円

●アシステッドハッチング（AHA）　3,000 円　●ヒアルロン酸培養液添加（GLUE）　3,000 円

完全自然周期 約 80,000 円

管理料 900 円＋採卵 1 個 :16,800 円＋媒精 12,600 円＋培養 13,500 円＋新鮮胚移植 22,500 円）など

刺激周期（新鮮胚）約 140,000 円

管理料 900 円＋採卵 9 個 :26,100 円＋媒精 12,600 円＋培養 7 個 25,200 円＋新鮮胚移植 22,500 円＋胚盤胞 2 個 6,000 円＋凍結 2 個 21,000 円（薬剤、ホルモン検査、超音波で約 20,000 円）など

刺激周期（凍結胚）約 150,000 円

管理料 900 円＋採卵 10 個 :31,200 円＋媒精 12,600 円＋培養 7 個 25,200 円＋タイムラプス 30,000 円＋胚盤胞 3 個 6,000 円＋凍結 3 個 21,000 円（薬剤、ホルモン検査、超音波で約 20,000 円）など

体外受精 c-IVF の適応は？

- ▶排卵に問題がある
- ▶卵管の通過性に問題がある
- ▶精子の数、運動精子の数に問題はあるが、精液調整後の精子の数、運動精子の数に大きな問題がない
- ▶抗精子抗体がある
- ▶性生活で妊娠できなかった期間が 1 年以上で一般的な検査で夫婦ともに問題が見つからない
- ▶妻の年齢が 40 歳以上である　など

顕微授精 ICSI の適応は？

- ▶ c-IVF では受精しなかった
- ▶重度の抗精子抗体がある
- ▶精子の数、運動精子の数が極端に少ない…無精子症の場合、精巣や精巣上体から精子が回収できた場合も適応　など

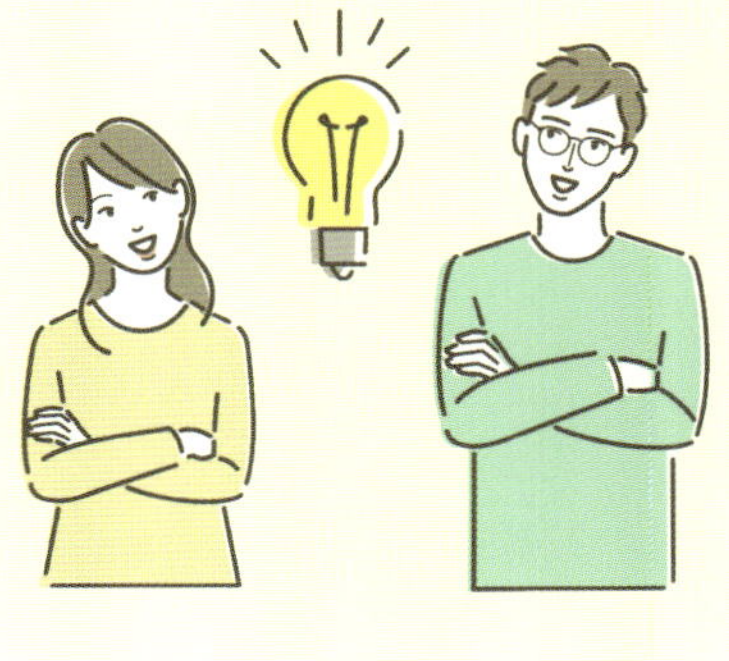

6 私たちの不妊治療

Aさんご夫婦

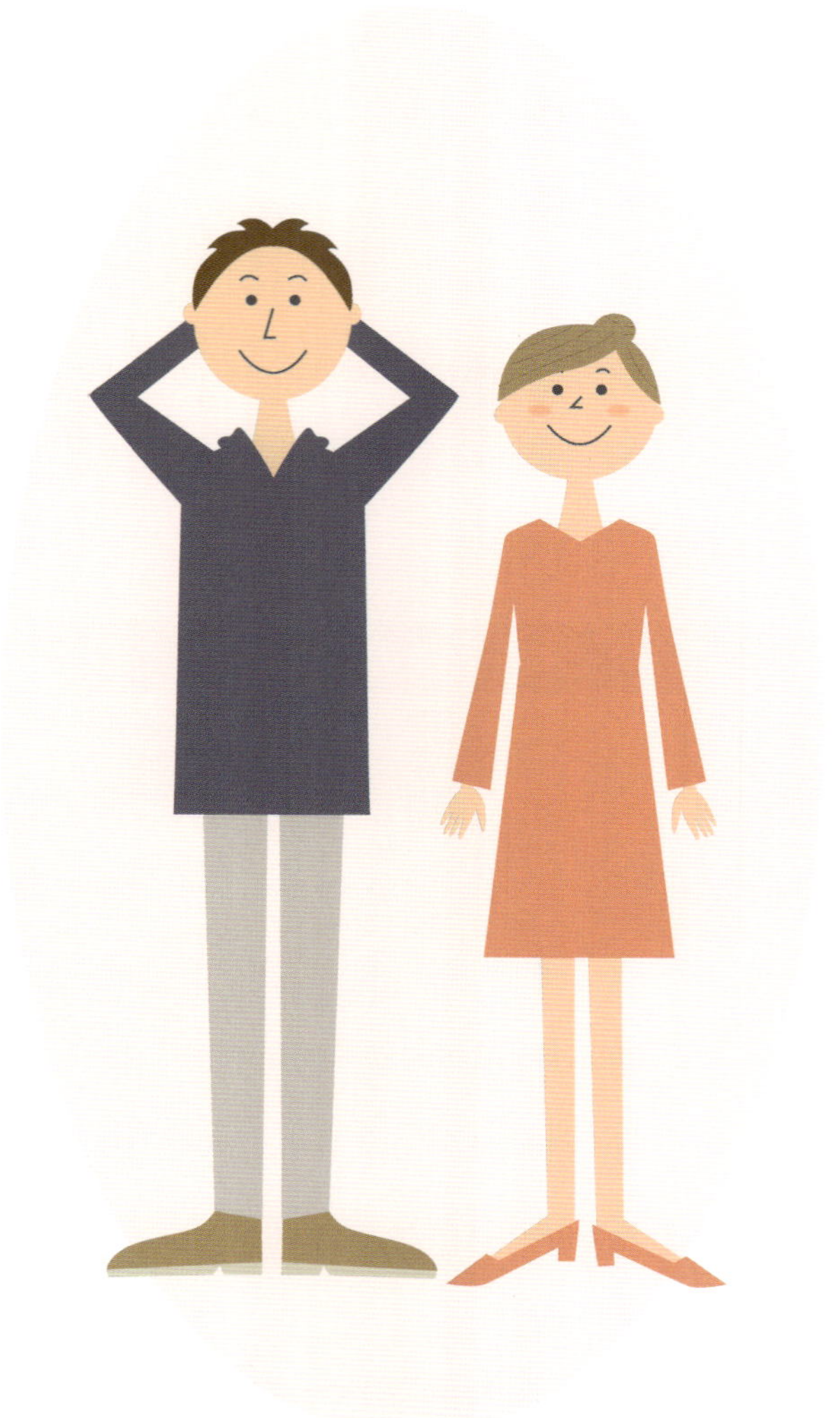

近所の婦人科で３回のタイミング療法を受けて、妊娠することができました。

私 27歳
夫 34歳

私は、知人の紹介を通して夫と知り合い結婚しました。結婚と同時に専業主婦になったのですが、その頃から、結婚している同級生に子どもができたという話を少しずつ聞くようになっていました。

私たち夫婦は、妊娠は自然に任せ、特に焦っていたわけではないのですが、避妊もせず１年経っても妊娠しなかったので少し気になり、まずは私だけで近所の婦人科に診てもらいに行きました。それが治療の始まりで、予約もしないで直接受診しました。何の準備や予備知識もないままの受診でしたが、先生がよく診てくれ、自分の年齢が若かったせいもあってか、３回のタイミング療法で無事に子どもを授かることができました。

治療の内容

私が近所の婦人科に直接行った当時、不妊治療は社会でも既に一般化していました。ただ、私たち夫婦はもともと性生活が月1回くらいで、子どももそのうちにできればいいと呑気に構えていたこともあり、クリニックは不妊専門でなく近所の婦人科を選びました。

予約なしでしたが、その日は待ち時間もそれほどなく診てもらうことができました。先生は40歳手前ほどの女医さんでした。

はっきりとものを言う先生で、問診では、「そんな気持ちでいたら子どもをちゃんと作ってしっかり産んで育てることができないよ」と強く言われることもありましたが、その通りだと、そこで一気に後押しされたことには感謝しています。

妊娠希望なので、月経周期や性生活、既往歴などの確認や、性感染症検査などをして、タイミング療法から始めることになりました。

卵巣嚢腫があったのですが、大き

出産までの経過

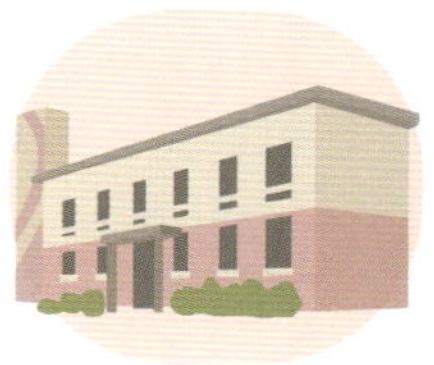

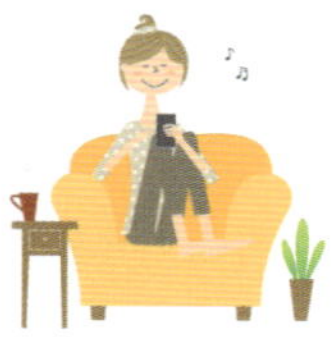

初日　1カ月後　2カ月後

夫婦生活1年経つも妊娠しない

▼病院（近所の婦人科）**に直接行く―受診**

・問診（月経歴、性生活、子どもの希望、既往歴など）

・検査（超音波診断、性感染症検査＝クラミジア、HIV）

▼次回予約（タイミング療法に向けての予約）

・月経周期に合わせて診察日決定

▼受診／タイミング療法

・卵胞計測

・タイミング療法（性生活日3日間くらいの指示）

さから特に問題はありませんでした。

エコー検査での卵胞計測から排卵日を予測し、その3日前からのタイミングで頑張るように言われ、2回目からは排卵誘発剤の注射があり、卵管造影検査も行いました。

そして3回目で妊娠することができました。卵管造影検査で卵管の通りが良くなり、その効果もあったのではないかと言われました。

妊娠までの思い

治療中は、周りの妊娠の話を聞いたり、妊婦さんや小さい子連れの家族を見るのがとてもキツかったです。

生理が来た時はとても落ち込みました。

一方で、私が見かける赤ちゃん連れのお母さんは、どちらかといえば疲れた顔の人が多く、私は赤ちゃんを羨ましく思うと同時に、育児はやっぱり大変なんだと感じ、子どもができたらできるだけ笑顔で育てたいなぁなんて思っていました。

とにかく妊娠するよう、すがれるものには何にでもすがりたく、携帯電話の待ち受け画面を子宝に恵まれると言われているものにしたり、神社にお参りにも行ったりしました。神社で教えていただいた毎日のお供えを自宅で実行してみたりもしましたが、それが落ち込んだ時の心の救いになっていました。好きなお酒もやめ、食生活にも気をつけ栄養素に注意して摂取を心がけていました。

妊娠してからの思い

妊娠は、生理が来ないことと市販の検査薬での陽性結果からわかりました。夫も一緒に喜んでくれました。

9週で転院し、転院先の病院では妊娠中の健康管理について、体重管理や体に害のあるタバコやアルコールなどの注意説明を受けました。

母親学級でお友達もでき、妊娠中は気持ちもおおらかに過ごせました。つわりは軽く、味覚の変化もあまり感じませんでしたが、CCレモンが好きになりよく飲んでいました。

出産に臨んで

予定日3カ月ほど前から里帰りをし、分娩する施設に転院しました。

その頃、体重は赤ちゃんの分を考えても増加が少なく、食事の量を少し増やすように心がけました。

予定日の翌日の早朝に陣痛がきて入院するも、日付の変わった深夜に、夫と母の見守る中、最後は吸引の力を借り、無事に女児（2845g）を産むことができました。

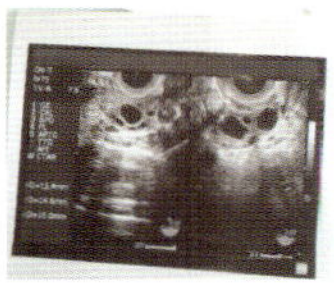

3カ月後

▼受診／タイミング療法
・卵胞計測・誘発剤注射

● 性生活
・夫は特に問題なく協力してくれた
・排卵日前の3日間の性生活実行

● 生理が来る
・周りの妊婦さんを見るのがキツくなる

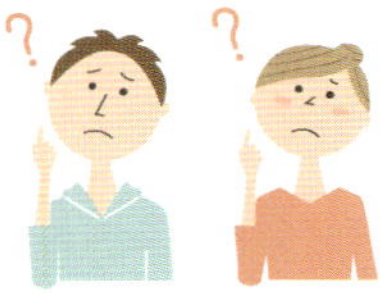

4カ月後

▼受診／タイミング療法
・卵胞計測・卵管造影検査（問題なし）・誘発剤注射

● 性生活
・夫は特に問題なく協力してくれた
・排卵日前の3日間の性生活実行

● 生理が来る
・周りの妊婦さんを見るのがさらにキツくなる

● 妊娠反応あり
・市販の妊娠検査薬で妊娠反応が出る

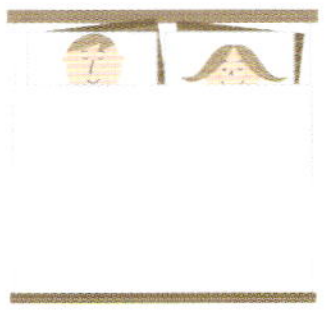

5カ月後

▼妊娠判定ー妊婦健診（妊娠9週まで）

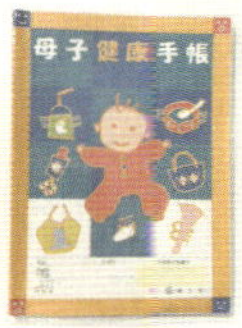

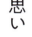

6カ月後

▼転院ー妊婦健診（妊娠11週から）
・母親教室・夫の妊婦体験

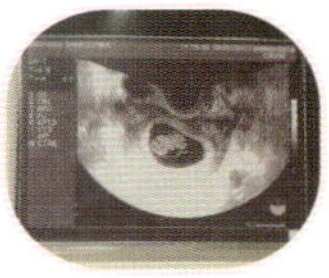

12-15カ月後

▼転院ー里帰り出産（妊娠28週から）
・自然分娩（最後は吸引）にて無事女児出産

6 私たちの不妊治療 Bさんご夫婦

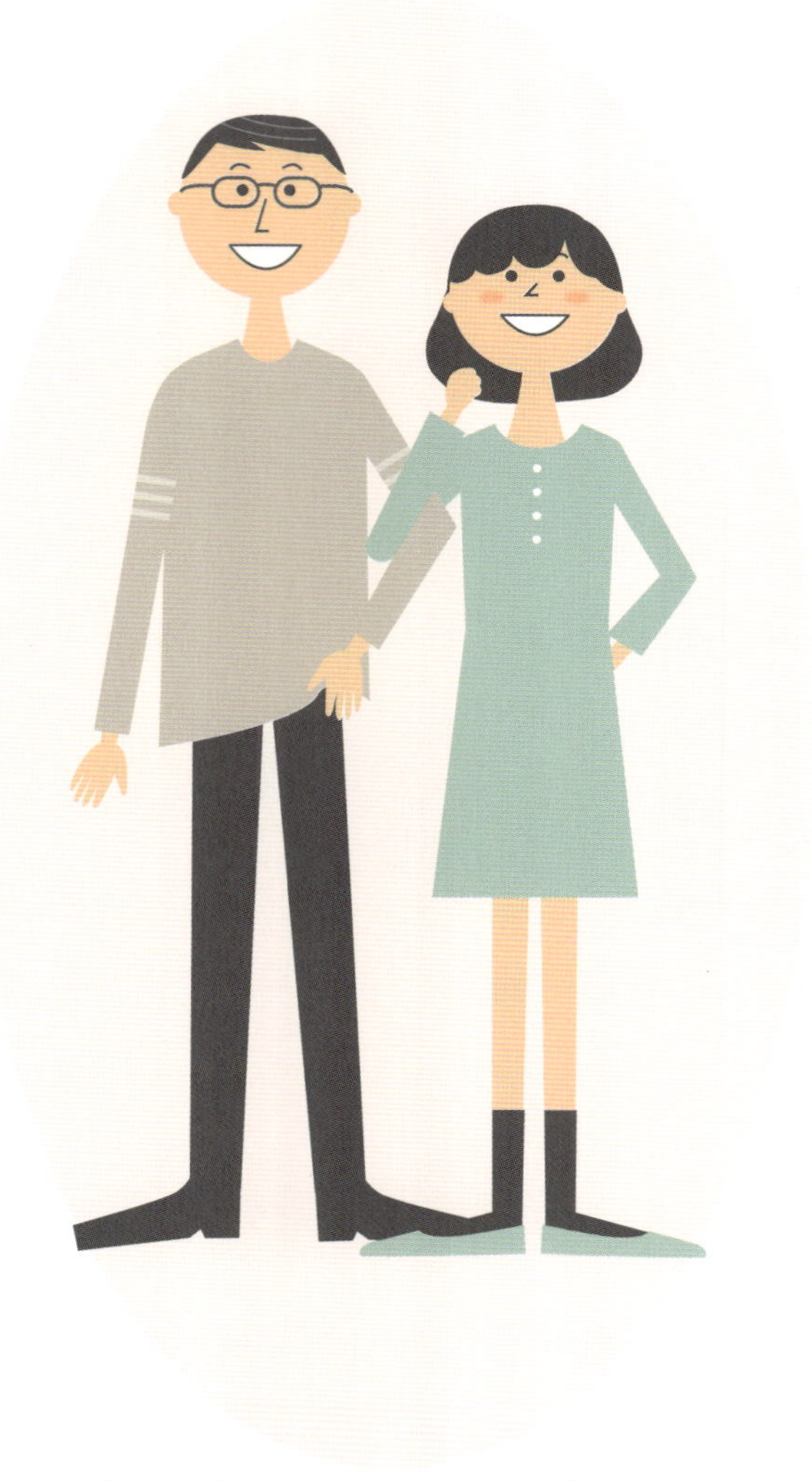

1度の流産を含め、3年間で5回目の人工授精を行い、妊娠することができました。

私 35歳
夫 40歳

私たちは結婚4年目の夫婦です。ともに仕事好きな夫婦で、子どもは自然な形でできれば良いと思っていました。不妊治療が進んでいるとはいえ、体外受精をしてまで子どもは……との思いと、もともとお互い性生活が苦手なため、近所の産婦人科（不妊治療専門）で人工授精を受けることにしました。ただ、3度目で味わった流産の辛さがトラウマになり、1年近くの空白の後、再開2回目で妊娠、無事出産しました。

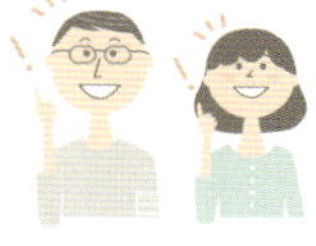

治療までの流れ

私たち夫婦のように、体外受精までして子どもをもうけることに抵抗があるというのは、今どき少ないかもしれません。

ただ、自然の形にできるだけ任せようとの考えで、妊活自体もとても淡白なものでした。その上、もともと性交自体が上手くできない夫婦です。

それでも、結婚して何回かトライを繰り返すなか、1年が過ぎ、子どもができなかったので、相談がてら近くの産婦人科に私だけで行くことにしました。通院当初の年齢は、私が33歳、夫が38歳でした。

病院は、ホームページや医院の玄関先に書かれた不妊治療の文字が印象にあった近くの産婦人科で、電話して予約をとっての受診でした。その医院はお産もしていたので、通院時には妊婦さんや赤ちゃん連れも目にしましたが、みなさんそれぞれに表情があり、羨ましさはちょっぴりありましたが、とくに嫌な思いをすることなく通院が始まりました。

初日は、現状を先生にお話し、問診程度で終わりました。

次回は夫婦で受診するように言われ、夫婦で検査を受けました。結果、主人は精子量が若干少ないものの問題なく、私はAMH値が低めでしたが、卵胞の発育に問題はないとのことでした。その後の検査でも特に大きな問題は見当たらず、性生活が一番の問題であったことから、人工授精の治療周期に入りました。

5回目での妊娠～出産

初回の人工授精は、私の検査の関係や仕事の関係もあり、2カ月後の周期に行いました。

ホルモン検査、卵胞計測を重ね、授精当日は、主人にマスターベーションで採精してもらい、精子を持って私1人で受診し、人工授精を受けました。受診後すぐに精液を提出し、1時間半ほどで人工授精が行われました。病院滞在時間は約2時間程度でした。

いざ内診台に上がり、人工授精用カテーテルを準備された際は、緊張してガチガチになってしまいました。

初回の人工授精後すぐに生理が来てしまい、2回目の人工授精も同様の結果でした。その後は、仕事の関係で半年ほど治療をお休みしました。その後、卵管の詰まりを指摘され、卵管造影検査を受けた後に3回目の人工授精に臨みました。妊娠することはできたのですが、初期で流産してしまいました。

1回目はできるはずがないと思っていたし、2回目は緊張することなく受けることができたとの思いから失敗でもさほど辛くなかったのですが、妊娠してからの流産は流石にショックでした。夫に話すことも嫌になり、家出をして3日間ホテルにこもりました。ずっと涙が止まりませんでした。

その後、治療を1年近く休み、仕事中心にして主人と穏やかな生活に戻り、旅行などもしながら治療のことを忘れた頃に治療を再開。4回目は失敗でしたが、5回目に妊娠しました。流産に怯える日々もありましたが、順調に妊娠初期、中期、後期を過ごし、馴染みの主治医やスタッフの皆さんにも祝福されながら無事出産しました。

出産に臨んで

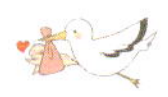

妊娠中は、流産経験もあるため何かと注意し、ウォーキングやスイミング（水中ウォーキング）などの運動で体力作りをし、食事での栄養バランスも心がけました。

早めに陣痛がきたため、予定日より3日早く男児（3010g）を無痛分娩で無事産みました。

私のマイペースな人工授精での妊娠出産でした。

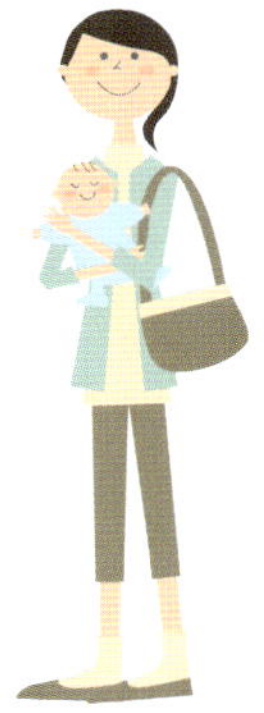

出産までの経過　夫婦生活1年経つも妊娠しない

初日

▼病院（分娩も行っている生殖補助医療クリニック）に妻1人で通院ー受診
・問診（月経歴、性生活、子どもの希望、既往歴など）

▼次回予約（タイミング療法に向けての予約）
・次回は夫も精液検査を行うことを決定。
・夫婦で来院できる受診日を決める。

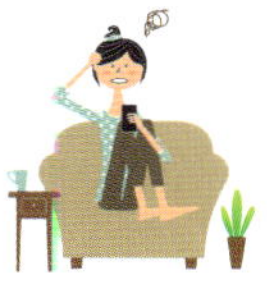

1ヵ月後

▼受診
・妻検査（超音波診断、性感染症検査＝クラミジア、HIV など）
・夫検査（精液検査）

▼次回予約（人工授精法に向けての予約）
・月経周期に合わせて診療日決定。
・当日準備するものの指導。

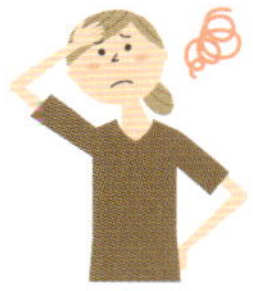

2ヵ月後

▼受診／1回目の人工授精法
・採精（自宅採精し、院内へ持ち込む）
・人工授精を行う。

● 4週目妊娠判定
・陰性
・次周期以降も人工授精の継続を決定。

3ヵ月後

▼受診／2回目の人工授精法
・採精（自宅採精し、院内へ持ち込む）
・人工授精を行う。

● 4週目妊娠判定
・陰性
・卵管造影検査を行った後、人工授精を行うことに決定。

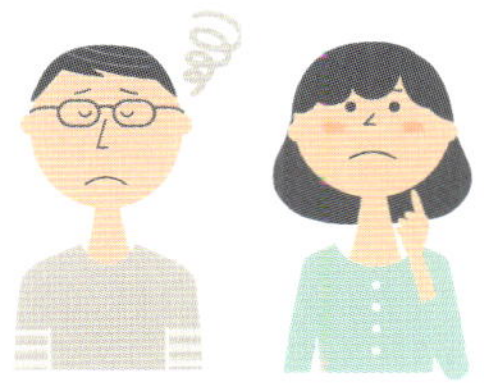

4ヵ月後

▼受診／卵管造影検査
・卵管のつまりはないことを確認。

5ヵ月後

▼受診／3回目の人工授精法
・採精（自宅採精し、院内へ持ち込む）
・人工授精を行う。

● 4週目妊娠判定
・陽性だったものの、その後初期流産。流産へのショックから治療をしばらく休むことを夫婦で決定。

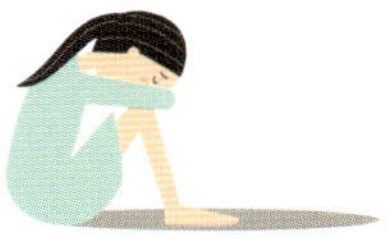

1年6ヵ月後

▼受診
・人工授精を再開することを決定。
・必要検査を再度行う。

▼次回予約
・月経周期に合わせて人工授精の日決定。

1年7ヵ月後

▼受診／4回目の人工授精法
・採精（自宅採精し、院内へ持ち込む）
・人工授精を行う。

● 4週目妊娠判定
・陰性
・次周期以降も人工授精の継続を決定。

1年8ヵ月後

▼受診／5回目の人工授精法
・採精（自宅採精し、院内へ持ち込む）
・人工授精を行う。

● 4週目妊娠判定
・陽性

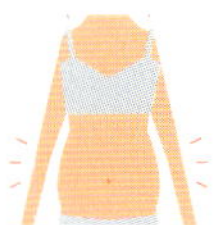

▼妊婦健診
・産院も持つクリニックのため、受診継続。
・栄養指導や運動指導を受ける。

2年6ヵ月後

出産
・無痛分娩にて無事男児出産

6 私たちの不妊治療
Cさんご夫婦

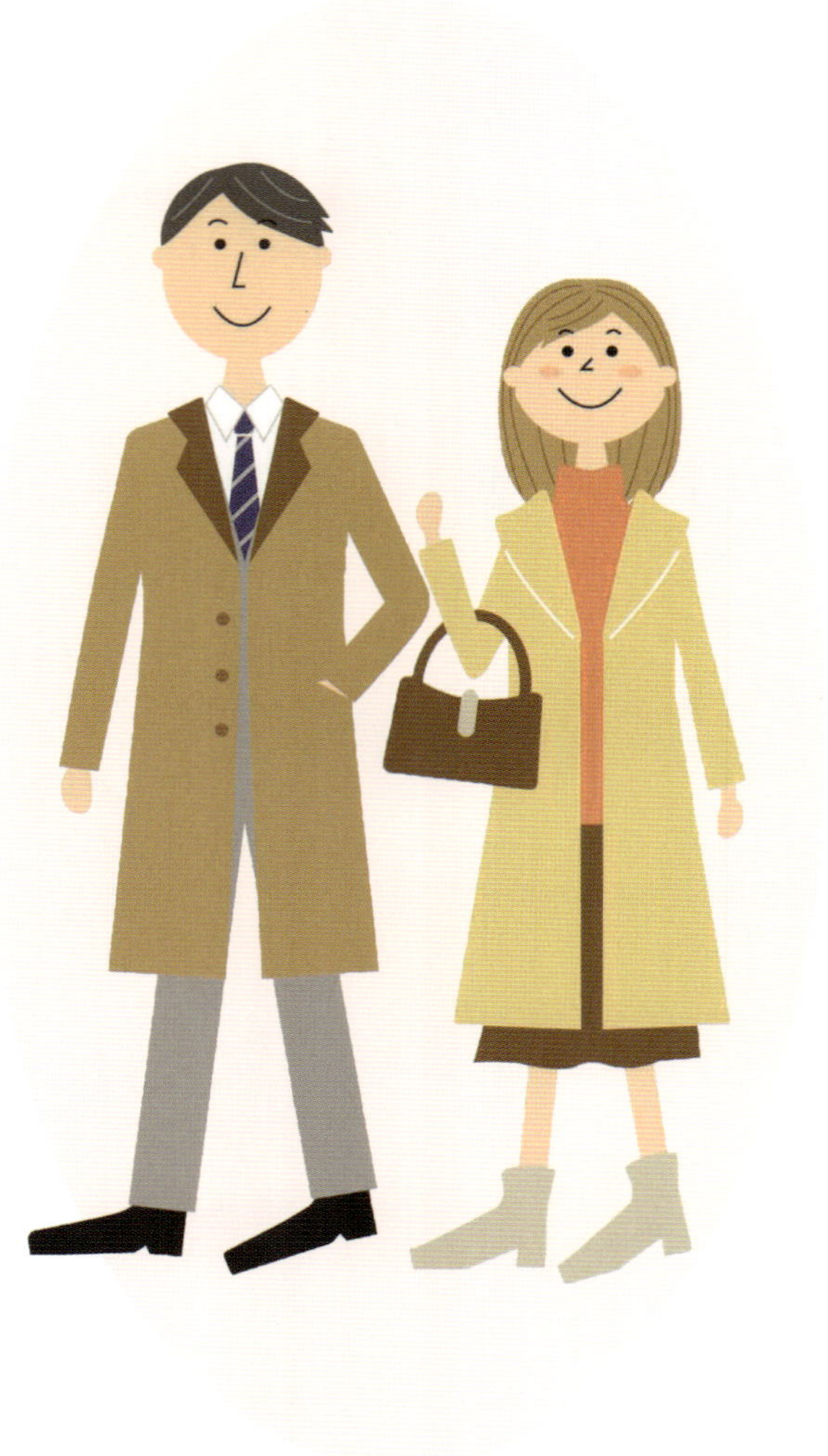

原因は私の卵管閉塞と夫の乏精子症。先進医療の併用で、２回の顕微授精で妊娠。

私 31 歳
夫 30 歳

夫婦２人とも子ども好きで、結婚してすぐに妊活を始めました。妊活と言っても週３くらいのペースで性生活を持つくらいでした。ところが１年経っても全く妊娠の気配がなく、ちょうど当時、不妊治療の保険適用が始まったことを知り、専門クリニックへ夫婦で検査受診しました。当初は人工授精を行う予定でしたが、過去に子宮内膜炎治療歴があったことや、子宮鏡検査や卵管通水検査で両側卵管閉塞が判明。主人は精子数が若干少なく、前進運動率が基準値よりやや低く、奇形率も高めで、顕微授精の適応となりました。両親にも相談して、すぐに体外受精を始め、２回目に先進医療を併用して移植に臨んで妊娠・出産できました。

治療までの流れと様子

私たち夫婦が治療を始めたのは、結婚して2年目、妊活開始から1年が経過していました。不妊治療の保険適用化にも後押しされ、躊躇なく不妊専門のクリニックを受診しました。

やはり子どもは切実に欲しかったですし、周りでもおめでたが続いていたので尚更でした。

近所の有名な専門医をネットで診療予約し、夫婦で受診しました。結果は前記の通りですが、受診してからというもの、自分自身、女性ホルモンのことや妊娠のメカニズムなど、先生から言われることに対して、あまりにも知らないことが多く、情けなく思うばかりでした。でも、若めの先生と優しい看護師さんが、「大丈夫ですよ、私たちにお任せください」と言ってくださり、ストレスなく通院できたことがとても良かったと思います。

他施設に通っていた友人（不妊治療の先輩）からは、「先生って頭ごなしに上から目線でガンガン言ってくるからめげないように頑張って！」と言われたことが頭にあったので、すごく安心したことを覚えています。不妊期間も考え、診断にはショックもありましたが、それよりも子どもが欲しい一心で、「先生頼みます！」と体外受精の適応にも納得でした。

1回目の採卵では低刺激法で5個採れ、そのうち2個が胚盤胞まで育ちました。再度採卵することを決め、夫は少しでも精子の質を上げるため、サプリメント（カルニチンやセレン、亜鉛などの入ったもの）を飲み続けることにしました。

2回目の採卵ではＰＰＯＳで卵巣刺激を行い、9個の卵子が採れ、夫の精子はヒアルロン酸を用いて成熟した精子を選別（ＰＩＣＳＩ）し、顕微授精で3個が胚盤胞まで育ちました。そのうち2個が良好胚でした。

次周期に移植を行い、妊娠することができました。

妊娠までの思い 妊娠してからの思い

エコー検査で卵胞が育っていることを目にしたり、胚培養士さんがＰＩＣＳＩで成熟精子の選別を丁寧に説明してくれ、卵子や精子の質のことを教えられ、タイムラプス画像で胚の様子も見せてもらいました。

簡単に自然妊娠した人にはわからないと思いますが、今の時代に体外受精を行うということは、妊娠前からふたりの卵の情報がすごくわかってしまうということ。不思議で、命ってこうしてできてくるんだなーって、感心するばかりでした。

妊娠判定の時にはエコーで胎嚢の画像が見え、7週では心拍が確認できました。感動して、帰り道では涙がとめどもなく溢れてきました。

出産に臨んで

妊娠中は、つわりで一時は食生活が乱れましたが、落ち着くと食欲も増し、だんだん膨らんでいくお腹や、中で動き始めた赤ちゃんの胎動を感じながら、不思議さと新たな感動でとても幸せな日々を過ごせました。

同時に、産後の準備も大変で、自宅内や生活圏内での子どもの安全対策や危険がないかなどを一生懸命考えたものの、準備しきれないままに予定日より早めに陣痛がきてしまいました。里帰り先だったので父に車で病院まで連れていってもらい、入院後は両親とギリギリ間に合った夫の見守る中、無事に無痛分娩で女児（2650g）を産むことができました。

出産までの経過

結婚して２年、１年妊活を行うものの妊娠しない

初日

▼病院（分娩も行っている生殖補助医療クリニック）に妻１人で通院ー受診

・問診（月経歴、性生活、子どもの希望、既往歴など）

・妻検査（ＡＭＨ検査、感染症検査、血液検査）

・人工授精に向けて子宮鏡検査や卵管通水検査などを行うことを決定。

▼次回予約（タイミング療法に向けての予約）

・次回は夫も精液検査を行うことを決定。

・子宮鏡検査と卵管通水検査の検査日を決定。

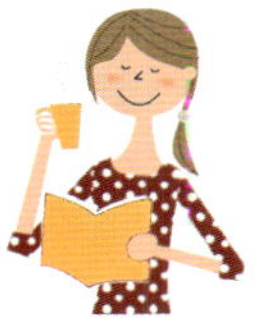

1ヵ月後

▼受診

・妻検査（子宮鏡検査、卵管通水検査）・夫検査（精液検査）

・検査結果から体外受精治療を行うことに即日決定。

▼次回予約（体外受精法に向けての予約）

・月経周期に合わせて診療日を決定。

・当日準備するものの指導。

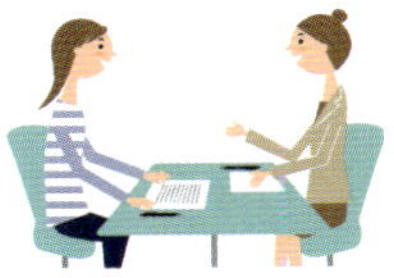

2ヵ月後

▼生理開始３日後に受診／１回目の体外受精法─誘発開始

・定期的な通院、エコーでの観察、ホルモン値測定で採卵日を決定。

▼採卵当日／１回目の体外受精法─採卵

・採精（自宅採精し、院内へ持ち込む）

・採卵を行う。

● 採卵結果

・４個の成熟卵子、１個の未熟卵子が採卵できる。精子データから、顕微授精を行うことを決定する。

・採卵６日後の結果報告で、２個胚盤胞（４BB、４BC）を凍結できたことを確認。次周期から移植することを決定。移植に向けての指導を受ける。

3ヵ月後

▼受診／１回目の移植

・４BB 胚を凍結胚移植する。

● ４週目妊娠判定

・陰性

4ヵ月後

▼受診／２回目の移植

・４BC 胚を凍結胚移植する。

● ４週目妊娠判定

・陰性

▼次回予約（２回目の体外受精法に向けての予約）

・月経周期に合わせて診療日を決める。

6ヵ月後

▼生理開始３日後に受診／２回目の体外受精法─誘発開始

・定期的な通院、エコーでの観察、ホルモン値測定で採卵日を決定。

▼採卵当日／２回目の体外受精法─採卵

・採精（自宅採精し、院内へ持ち込む）

・採卵を行う。

● 採卵結果

・７個の成熟卵子、２個の未熟卵子が採卵できる。精子データから、顕微授精を行うことを決定する。

・前回採卵結果から、先進医療 PICSI を使用することを決定する。採卵６日後の結果報告で、３個胚盤胞（４AA、４BA、４BC）を凍結できたことを確認。次周期から移植することを決定。移植に向けての指導を受ける。

8ヵ月後

▼受診／３回目の移植

・４AA 胚を凍結胚移植する。

● ４週目妊娠判定

・陽性

▼次回予約

・月経周期に合わせて診療日を決める。

9ヵ月後

▼妊娠判定ー妊婦健診（妊娠９週まで）

▼転院ー妊婦健診（妊娠 11 週から）

1年4ヵ月-1年9ヵ月後

転院─里帰り出産

・無痛分娩にて無事女児出産

PICSI

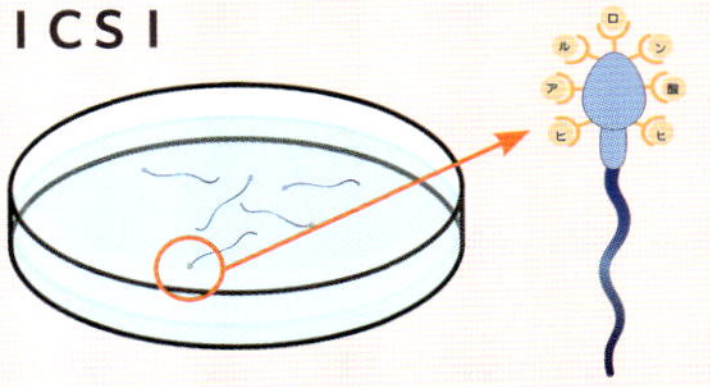

ヒアルロン酸を含んだ培養液を使用しての顕微授精。レセプターのある成熟精子は、ヒアルロン酸とくっついて頭が重くなるため、ディッシュの底にくっつき、モゾモゾと動くようになります。レセプターの弱い精子、レセプターのない精子は、培養液の中で泳ぎます。底にくっついてモゾモゾ動く精子を捕まえて、顕微授精をします。より良い精子の選別が期待できます。

7 特殊な治療例

―人工授精―

体外受精が世界で初めて成功したのは、1978年のことです。当時はまだ、倫理的な問題などが整備されておらず、手探りで行っている施設が多かったように思います。45年が経った今現在、体外受精は保険適用になるほど一般化され、生児の7人に1人は体外受精児と言われるほどに増加しています。

それでも今なお出来るだけ自然な妊娠を希望し、体外受精までの治療を望まないご夫婦もいるようです。また、夫婦両方が揃ってでなく、ご主人が望まない、奥様が望まないというように個人による違いもあります。

もちろん当院では、体外受精も選択肢に入れた診療をしています。ただ、体外受精を勧められ、その治療を長く受けているご夫婦が、人工授精にステップダウンして妊娠したケースは印象に強く残っています。

人工授精での様々なケース

ケース①

ART（生殖補助医療）を5回しても妊娠しないとのことで当院を受診され、人工授精にして1回目で妊娠された方、年齢は40歳弱くらいの方です。

ケース②

絶対にARTをしたくないという方もいました。人工授精を5~6回をした後にそろそろARTに進んだら？という話をしても頑なにARTをせずに、人工授精だけでいきたいと仰いました。結果的に17回目の人工授精で妊娠された方がいます。期間は3~4年かかっていると思います。途中で生化学的妊娠、化学流産をされています。

ケース③

先々月もやはり同じような方がいて、40歳前後だったと思います。14回目に妊娠された方がいます。こちらも何回か途中でARTを勧めるのですが、ARTだけは絶対にしたくないという方は少なからずいらっしゃいます。ご主人の精子の運動率がやや悪いくらいで、大きな子宮筋腫などの器質的な問題も、ホルモンな

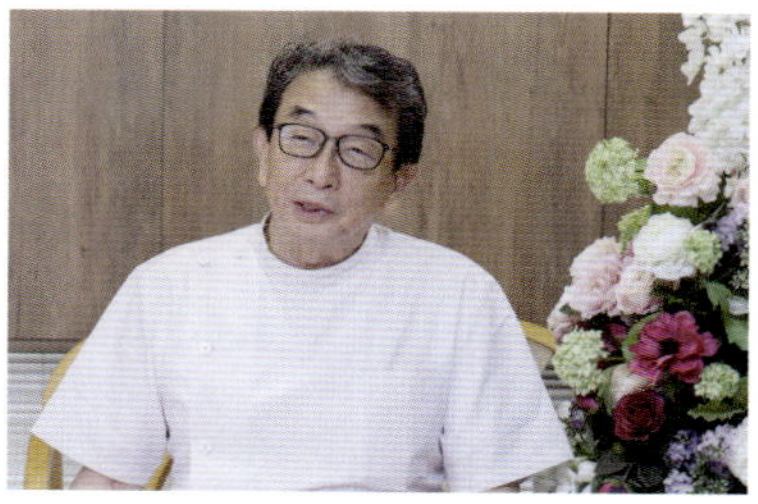

小川クリニック 院長

小川 隆吉 先生

日本医科大学卒業
日本医科大学産婦人科勤務
都立築地産院産婦人科医長として勤務、
日本医科大学産婦人科講師も兼任
<専門>
医学博士 日本医科大学（1985年）
日本産科婦人科学会認定産婦人科専門医
母体保護法指定医

人工授精は普通のセックスでの妊娠と同じです。体外受精もだいぶ症例が積み重なってきているので、体外受精をした方への注意事項も徐々にわかってきています。

人工授精で妊娠された方は９カ月くらいまでは当院で健診を受け、そこから分娩施設へ移られるので、注意は十分にできます。妊娠高血圧症など、年齢が上がれば上がるほどリスクは増えてきます。赤ちゃんへのリスクも年齢が上がると増えるため、より細やかな診察が必要になると思います。

不妊治療も妊娠中の検診も、丁寧に診ていくのが安全への一番だと思います。

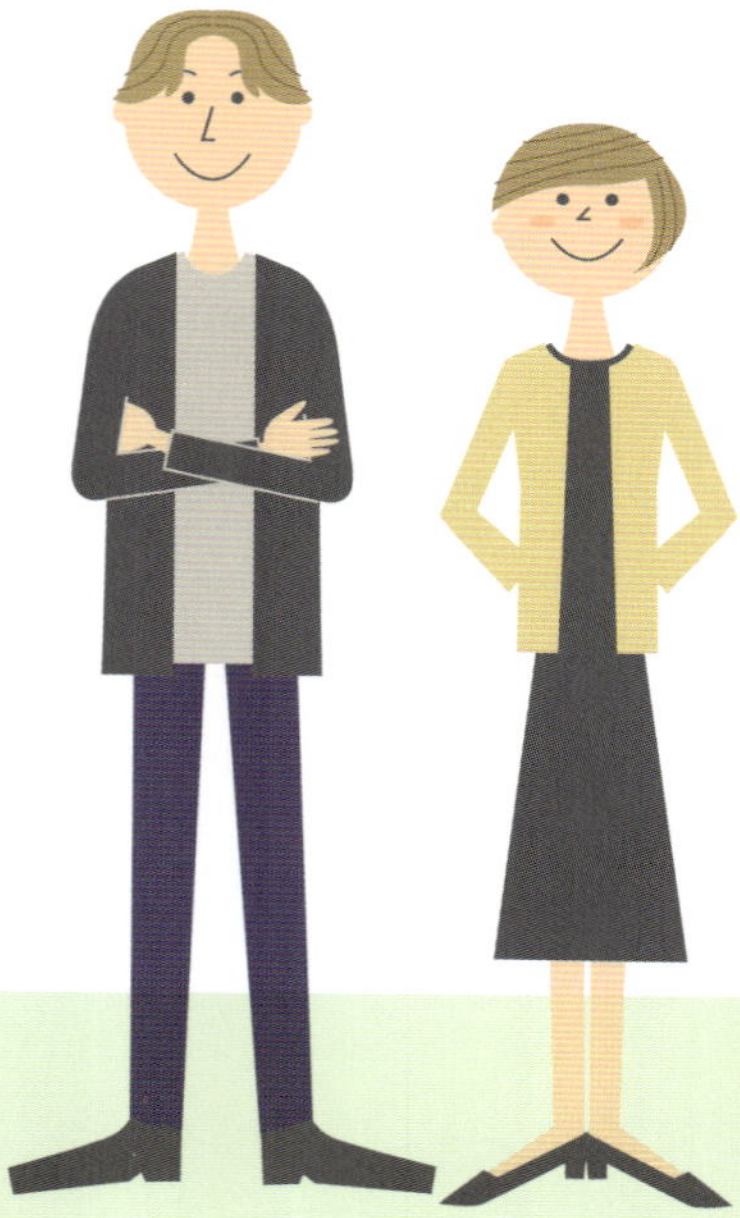

D さん夫婦

妻 38 歳： 5回の体外受精（胚移植）経験
夫 35 歳： 精子に特に問題なし

他院で体外受精を行い、5回の胚移植をするも妊娠に至らず。小川先生を訪ね診てもらい、人工授精を行ったところ1回の人工授精で妊娠することができました。夫も大喜びですが、今までの体外受精の治療が何だったのかと嘆いています。

どの内分泌の問題もない方です。

ケース④

あとは、10センチ以上あるような巨大な筋腫をもつ方が妊娠されて、その後どうしようかと…。大学病院にいつ紹介しようかということは悩みますね。

人工授精でも体外受精でも、妊娠した後のことまでも考えて、色々と紹介はしていきます。

最近は受診される方の年齢が上がっているので、筋腫を合併されている方も多く、普通は2割くらいと言われているのが、実際当院では3～4割くらいの方が筋腫を持たれています。

40歳過ぎの方が人工授精で妊娠されているので、筋腫を持っている方が多く、妊娠した後、分娩施設まで相談の上、妊娠中の経過を診ていきます。

大きな筋腫ですと、やはり早めにNICUのある病院へ紹介して妊娠経過を診ていただきますので、巨大な筋腫を合併していると、妊娠の早い時期に手から離れるというのが現状です。

ARTというのは最終的には必要な治療なので、卵管が閉塞していたり、ご主人の精子が少なかったりする場合には早めにARTを紹介します。また、人工授精の回数は、年齢や原因にもよりますが、最大でも5～7回くらいで、ARTを紹介するようにしています。

ケース⑤

一番大事なことは、治療方針をこちらが色々提示させていただいて、患者さんに納得してもらいながら治療方法を選択していくことです。

中には、治療しないで人生を終わるよりも、可能性にかけ治療を経験して努力したことで納得できるという方もいらっしゃいます。治療をしないで妊娠しなかったと後悔するよりは良いとの選択なのですが、それでもARTはしたくないという方もいらっしゃいます。

そのような方でも妊娠されるケースはありますし、それはそれで妊娠された時の喜びは大きいですね。

そういう方を、お産まで診ることができるが当院の特徴でしたが、今はお産を扱っていません。合併症の方、高年齢の方に対しては、どこの病院でお産をしたらよいかなどの相談にも乗っています。

ケース⑥

よくある症例としては、ご夫婦でお子さんが欲しい目的は同じだと思いますが、セックスの日を指示されるとご主人は上手くできなくなる。そして、奥様が、通院したり時間を費やしているのは自分なのにと不満を持ち、夫婦喧嘩になるという話です。

ケース⑦

今は性生活が苦手なご夫婦が増えていますから、早めに人工授精をして欲しいという方も多くいらっしゃいます。

大切なこと

人工授精のポイント

Point ❶

人工授精はご夫婦が納得の上ですが、奥様の方は早くしたくても、ご主人はもう少し自然に任せる時期を延ばしたいというご夫婦もいらっしゃいますので、お2人の意見が一致してから進めましょうとお話をしています。ＡＲＴに関しても同じで、2人でよく相談の上、決めて下さいとお話しています。

Point ❷

当院で年齢が高くても人工授精でよく妊娠しているのは、この日がいいだろうという日にちを詰めて、一番最良の日を選んでいるからではないのかなと思っております。そのために、実は日曜日も人工授精を行っているのですが、細かく日にちを限定していい時期にしてあげるというのが成功の秘訣ではないかなと思っています。

その場合は、ホルモン検査と超音波検査と尿検査をします。タイミング療法にしても人工授精にしても、とにかく、排卵予測を丁寧に行うことが大事ではないかと思っています。

Point ❸

市販の排卵チェッカーと比べてどうですか？ という質問をよく受けるのですが、排卵チェッカーはやはりプラスに出ることが多いのと、もちろん参考にはなるのですが、正確ではありません。よく排卵が終わると妊娠しないと言われていますが、排卵が終わっても当院の人工授精では妊娠しています。前日か当日が一番高い印象で、排卵が終わっても妊娠される方はそれなりにいます。要は、人工授精を卵管か子宮の中にいるうちに行うということです。

ですから、排卵が終わっているからといって人工授精を中止にはしません。

Point ❹

なるべく自然な形の妊娠がいいとの考えを基本にしていますから、人工授精をした次の日に性交渉を持ってもらって、ご夫婦でも人工授精で妊娠したか自然で妊娠したかわからないほうがいいかと思います。排卵が終わっていない方はダメ押しにもなり、なにより自信にもつながります。治療しなくても妊娠できたかもしれないとの思いのほうがいいと思います。

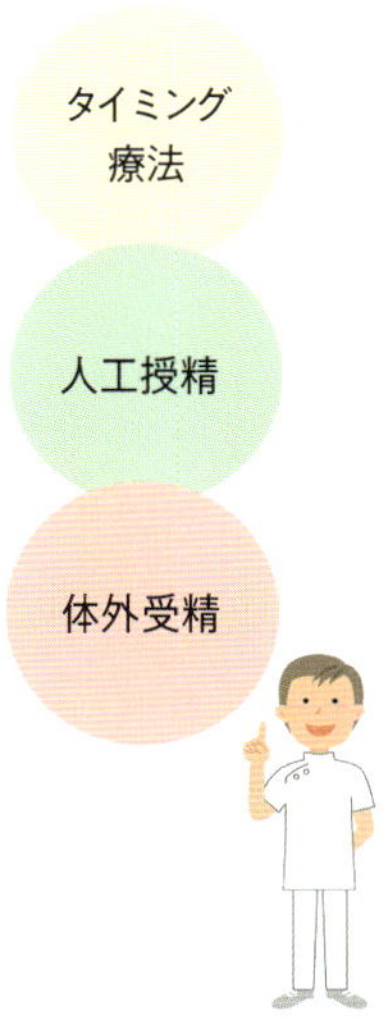

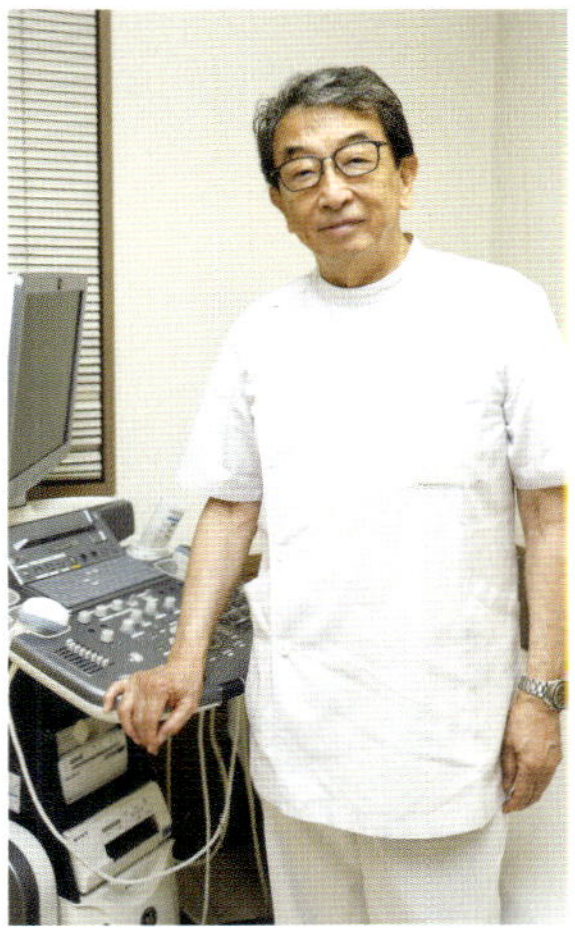

先生からのアドバイス

妊娠とわかったら、いつ受診するかということがまずは大事です。それは、妊娠には一定程度で異所性妊娠が起こる可能性があるからです。それを診るためにも早めに、生理予定日より1週間遅れたら受診するよう伝えます。

不妊症の方は生理が来ないと早めに受診される方が多いので、そうなることはないと思いますが…。注意事項は、最近学会などで言われているように、体外受精や顕微授精の妊娠中の臍帯の異常や胎盤の異常が多いので、よく健診をする病院で注意深く診てもらうようにとお話します。

そのようなリスクがあることを理解した上で、少しでも心配なことがあれば、妊娠中の健診で先生に聞いて心配を解決することが大切です。

7 特殊な治療例

―ＰＧＴ－Ａ―

一般的な不妊スクリーニング検査に問題を認めず、通常の治療から開始しましたが、経過中に流産を繰り返し不育症であることが判明し、だいぶつらい思いをなされたご夫婦でした。受精卵に染色体異常が起きる割合が多く、その結果流産や体外受精不成功を繰り返していたようで、最終的には着床前診断（ＰＧＴ－Ａ）が有効であったという症例です。ご夫婦の心理的につらい時期を遺伝診療科の先生の力添えを頂きながら乗り越えることができました。

奥様が36歳、ご主人が31歳で、2人とも一般的なスクリーニング検査では特に問題がなかったため、タイミング療法を3回、人工授精を4回行い、2回目の人工授精で妊娠したのですが、妊娠初期で流産しました。

その後、体外受精にステップアップし、初回採卵（誘発は低刺激法）で移植可能な胚盤胞を複数凍結胚保存しました。2回目、3回目の胚移植で妊娠しましたが、いずれも流産となりました。ＰＧＴ－Ａを伴った採卵を数回行い、妊娠・出産に至りました。

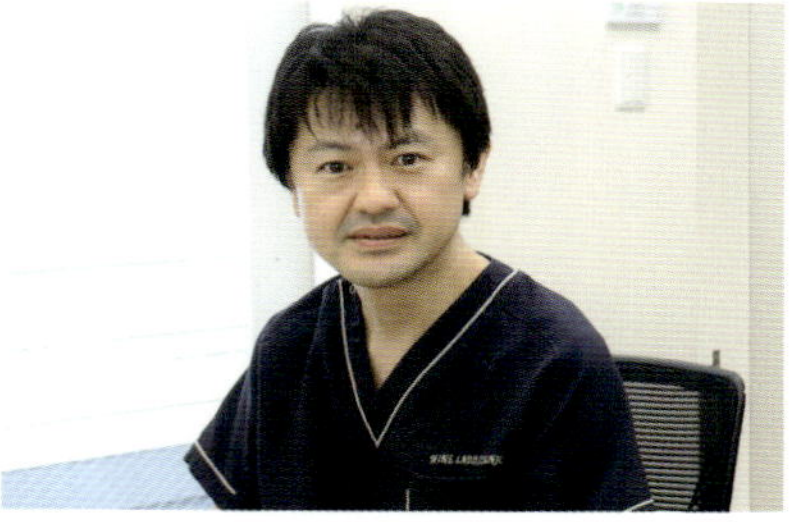

峯レディースクリニック 院長

峯 克也 先生

日本医科大学医学部卒業
日本医科大学大学院女性生殖発達病態学卒業
日本医科大学産婦人科学教室 病院講師・生殖医療主任歴任
日本医科大学産婦人科学教室 非常勤講師
厚生労働省研究班「不育治療に関する再評価と新たなる治療法の開発に関する研究」研究協力者
＜専門＞
医学博士（日本医科大学大学院 2007 年）
日本産科婦人科学会 認定産科婦人科専門医
日本生殖医学会 認定生殖医療専門医
日本人類遺伝学会 認定臨床遺伝専門医

このご夫婦は染色体異常を繰り返していたので、着床前診断（PGT-A）が有効だったという症例です。ＰＧＴ－Ａを施行しなかった場合、妊娠不成立ないしは流産が想定され、さらにつらい状況が想定されました。

Ｂ判定胚（モザイク胚：染色体数が正常な細胞と過不足のある細胞が混在している受精卵）を移植し妊娠・出産に至りましたが、ご夫婦はＢ判定胚の移植を決断するまで心理的葛藤が強くありました。Ｂ判定胚の胚移植は十分検討に値するという事は私も説明したつもりでしたが、遺伝診療科の医師から時間をかけてしっかりカウンセリングをうけ、納得していただいたことが妊娠につながったと考えます。不妊治療には先端技術に頼るだけでなく、しっかりとした説明が大切だと再認識した症例でした。

スクリーニング検査では問題を認めないご夫婦でした。（治療の流れ）

20XX年X月に不妊治療を希望されて来院したEさんご夫婦のケースです。

女性が36歳、男性が31歳で、2人とも一般的なスクリーニング検査では特に問題がなく、タイミング療法を3回、人工授精を4回行い、2回目の人工授精の時に妊娠しましたが、妊娠初期で流産してしまいました。

その後、体外受精にステップアップし、初回採卵（排卵誘発は低刺激法）で移植可能な6個の胚盤胞を得ることができ、凍結胚保存しました。

凍結胚を融解することで、1回目の胚移植（ホルモン補充周期）で1個の凍結胚盤胞融解胚移植を行いましたが、妊娠しませんでした。

2回目の胚移植（ホルモン補充周期）で残りの凍結胚の1個を移植して、妊娠に至りましたが、流産となりました。

流産を2回したことから、2回目の流産後、絨毛染色体検査をして、染色体異常（22トリソミー）を確認しました。

ここで、2回の流産のうち1回は染色体異常によるものと原因がわかったので

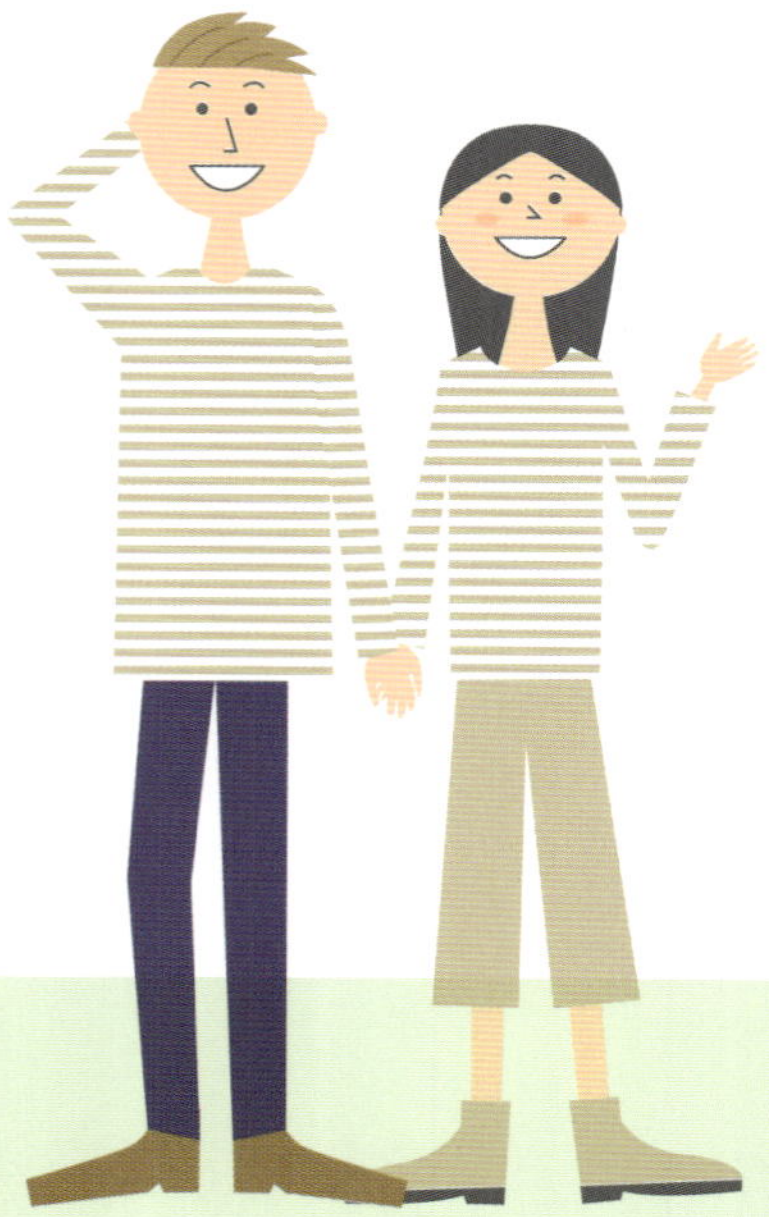

Eさん夫婦

妻 36 歳：特に問題なし
夫 31 歳：精液所見特に異常なし

スクリーニング検査に異常がないという事に最初は安心しておりましたが、思いがけずとてもつらい長い不妊治療生活を送ってしまいました。どうしても夫の子供が欲しく、先生の話を聞き、諦めずに可能性を求めて行ったPGT-Aで夢が叶いました。

すが、2回の流産があったことから、不育症のリスクスクリーニングを実施したところ、プロテインSが少なかったので、低用量アスピリン療法（習慣流産の患者に行うアスピリン併用療法）を実施しました。

3回目の移植を、残り4個の凍結胚盤胞の1個を融解して行ったところ、妊娠反応が陽性となりました。しかしながら、異所性妊娠（子宮外妊娠）の疑いがあったため、近隣の大学病院に経過を診てもらうことになりました。

最終的な診断は子宮内妊娠でしたが、流産となってしまいました。流産の染色体検査は行わなかったとのことで、流産の原因はわかりませんでした。

流産を繰り返し、染色体異常による流産もあったことから、ご夫婦はPGT-Aを希望されました。保存している受精卵はまだ3個ありましたが、新たに採卵をしてPGT-Aに臨むことを希望し、低刺激法にて得られた3個の胚盤胞のPGT-A検査を行い、B判定が2個（高頻度モザイク胚　低頻度モザイク胚）、C判定が1個との結果を得ました。

A判定胚が得られず、再度採卵を行うことをご夫婦は希望し、2個の胚盤胞をPGT-A検査を行いましたが、すべてC判定との結果でした。さらに初回に採卵した際に保存した凍結胚のPGT-Aをご夫婦が希望し、行いましたが3個ともC判定との結果でした。

A判定の胚を得られず、遺伝カウンセリングを決意

この結果を受け、B判定胚を移植すべきか、再度採卵を行うべきか、ご夫婦としても先が見えなくなり、深く悩まれることになりました。そこで、他施設の遺伝診療科にて遺伝カウンセリングを受けられることを案内したところ、受診を希望されました。低頻度モザイクのB判定胚の詳細な説明を受け、ご夫婦は移植の決断に至りました。妊娠が成立した場合、異常な細胞はなくなっている可能性、モザイクのまま妊娠が成立した場合の想定される染色体異常、妊娠後に超音波検査や羊水検査で胎児の検査も可能なことなどの情報が得られました。そこで4回目の胚移植（2回目採卵の胚盤胞凍結融解胚モザイク胚）を行い、男児の妊娠・出産に至りました。

PGT-Aの方法

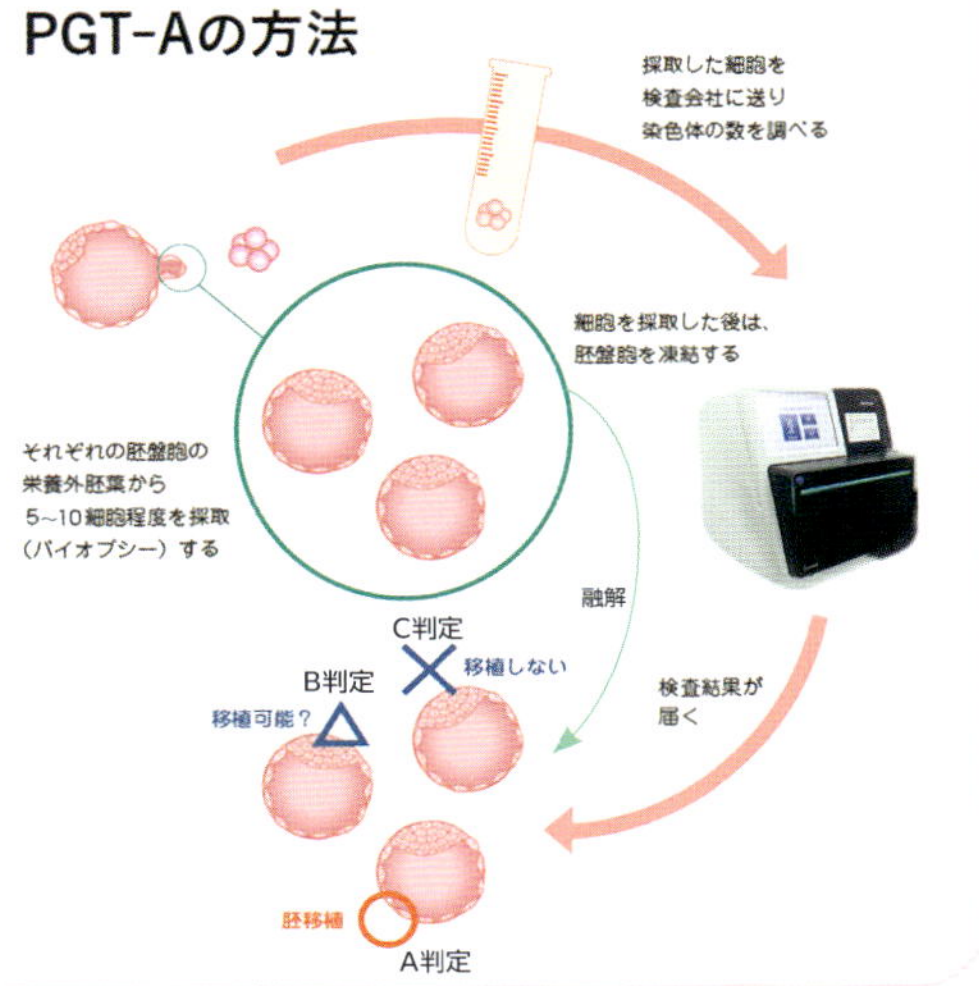

PGT-A について

PGT-A の検査方法

PGT-A は、着床前胚染色体異数性検査のことで、体外受精で受精した受精卵（着床する段階に近い胚盤胞）の染色体に問題がないかを染色体の数で調べ、異数性の有無を検査するものです。

方法は、胚盤胞の栄養外胚葉（TE）にある細胞を5 ~ 10 個ほど採取して検査機関で調べてもらいます。検査結果が出るまで同胚盤胞は凍結して保存しておきます。検査結果が出たら、染色体解析の結果で正常であった胚盤胞を優先して融解胚移植します。

注意として、胚盤胞にある将来的に胎児になる部分（ICM）を傷つけないように、TE（将来的に胎盤・絨毛となる部分）の細胞を採取する必要があります。TE は赤ちゃんになった時の染色体を反映しているため、診断結果の正確性は非常に高いと言われています。

現在、PGT-A は健康保険の対象外で、受精卵 1 個あたりの解析費用は約 10 万円ほどかかります。

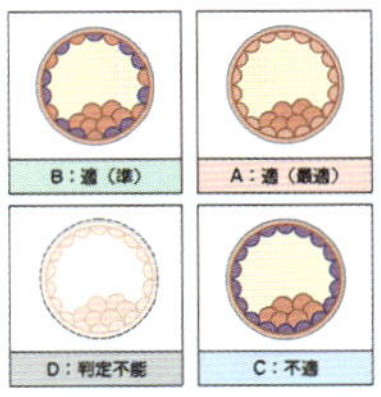

A：適（最適）	移植に問題を認めない場合
B：適（準）	移植することは可能であるが、解析結果の解釈に若干の困難を伴う場合（一部の細胞に問題がある）
C：不適	移植には不適切と考えられる場合（すべての細胞に問題がある）
D：判定不能	検体が不適切なため、判定を実施できない場合

染色体異常と流産

ヒトの細胞核にある遺伝子には、23 対、合計 46 本の染色体があります。このうち、常染色体と呼ばれる男性、女性共通の 22 本の染色体には、1 番から 22 番までの番号が付けられています。残る 1 つは性染色体で、男女を決める X と Y 性染色体です。男性は X と Y を 1 本ずつ、女性は X を 2 本もっています。

染色体は、数が増えたり足りなくなったりする異常が起こることがあり、いろいろな症状が起こります。

このうち、16 番目の染色体が通常よりも 1 本多い、3 本あるために起こる染色体異常を 16 トリソミーといい、流産で最も高頻度で見られる染色体異常です。

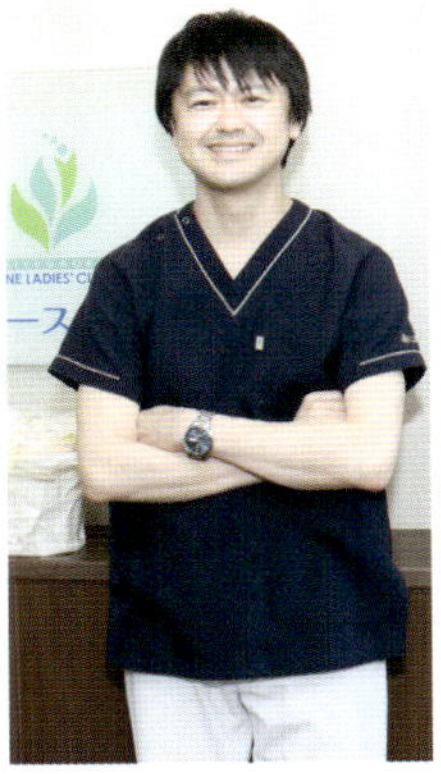

先生からのコメント

スクリーニング検査にて原因を認めないご夫婦でも、このように治療が長期にわたることがあります。また、経過中に流産を繰り返し不育症の検査が必要となることもあります。今回は染色体異常による妊娠不成立や流産が考えられた症例でしたので PGT-A が有効でした。

心理的につらい期間が長くなりましたが、諦めずに治療を続け、適切な遺伝カウンセリングを受けることにより、B 判定胚を胚移植することを決断なさり無事に赤ちゃんを授かることができました。不妊治療は先が見えず、治療の最中は本当につらい時間を過ごされると思います。治療を中断する事や諦める事も頭をよぎるときがあるのではないかと思います。

状況に応じた検査を行い適正な医療を提供し続けること、時には他の施設の先生の力を借り患者様の心理的負担を減らすことの大切さを痛感いたしました。

7 特殊な治療例

― 顕微授精 ―

治療をしていると、色々なケースに出合います。もちろん、患者さまの目的は妊娠して元気なお子さんを授かることです。そのために、私たちは全力を尽くします。そして同じ目的の達成のために診療を進めますが、患者さまは治療で疲れることもあればご夫婦で意見の相違が生じることもあります。このような状況の時、乗り越えるハードルがあればあるほど、達成した時の印象や喜びが強く心に残ります。

最近の治療例では、多囊胞性卵巣症候群（PCOS）の奥様と高度な乏精子症のご主人が、最終的に妊娠、出産に至った例があります。PCOSで治療中の方、極端な乏精子症で妊娠を目指している方への参考として、また日頃大変な思いで治療に臨んでいる方への心強い参考例となるのではないでしょうか。

ご夫婦の状況

他院の一般婦人科を受診し、奥様は多囊胞性卵巣症候群（PCOS）による稀発月経（月経の出血はあるものの排卵が伴わない無排卵の状態）でした。ご主人は高度の乏精子症です。

奥様はHCGで排卵誘発を行いタイミング療法を受けるも、妊娠に至らず、ご主人もほとんど治療を諦めていました。

しかし、やはり奥様は子どもが欲しいとの希望があり、4カ月後に不妊専門当院に相談来院されました。

そして治療開始。最初の周期は無排卵。その後の周期でフーナー検査を行ったところ、運動精子数は0個でした。

顕微授精による治療でしか妊娠は見込めず、体外受精での顕微授精を勧めました。

ご主人は、妻が大変な思いまでして治療を受けるのは気が進まないとのことで、十分話し合ってもらいながら、フーナー検査を行う周期を入れ、結果は変わらず、運動精子数は0個でした。

その後、顕微授精に向けての治療を開始しました。

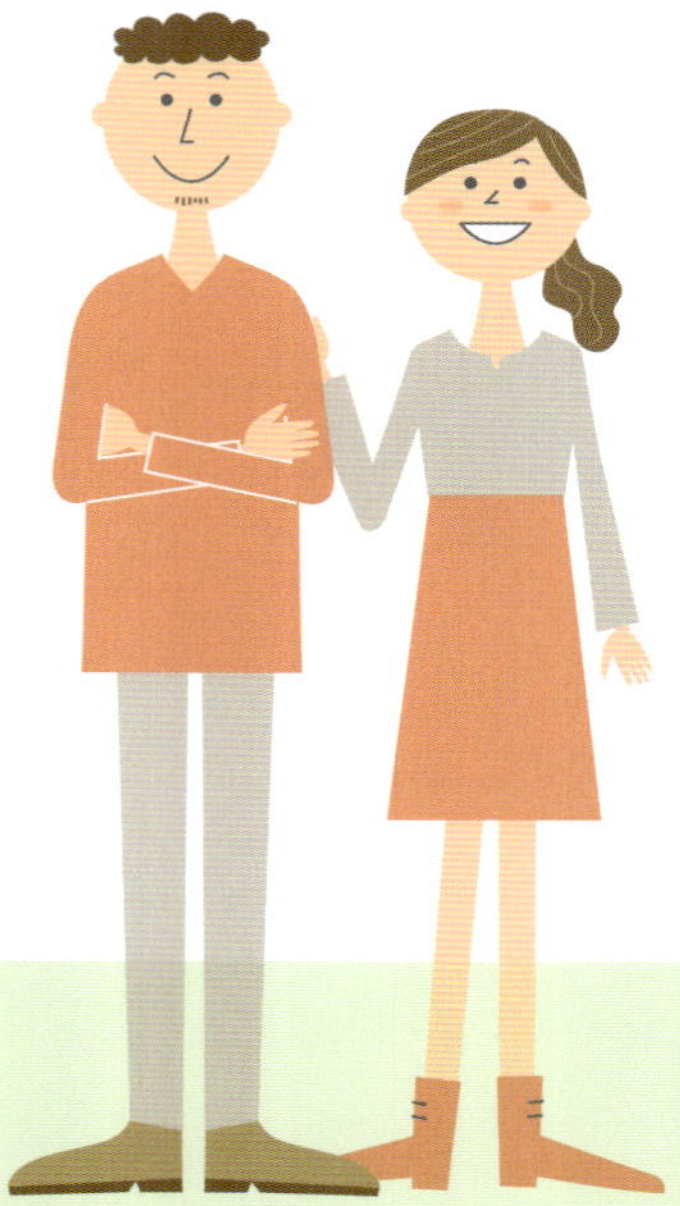

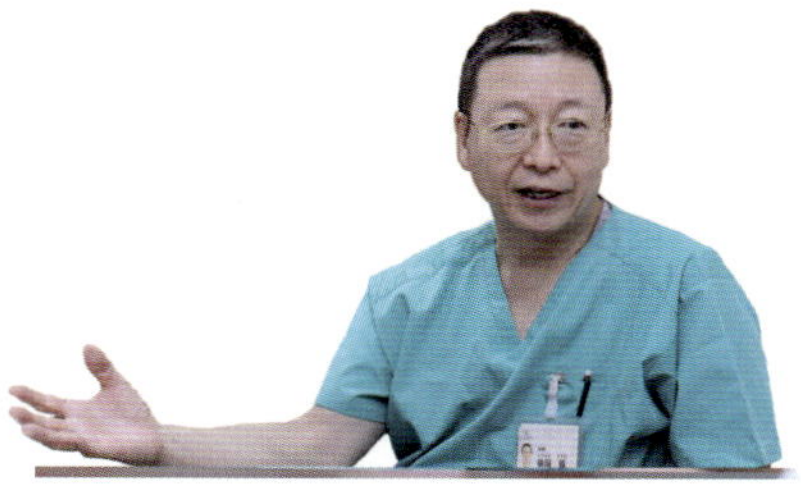

とくおかレディースクリニック 院長
徳岡 晋 先生

防衛医科大学校卒業
同校産婦人科学講座入局
防衛医科大学校附属病院にて臨床研修
自衛隊中央病院（三宿）産婦人科勤務
木場公園クリニック（不妊症専門）勤務
とくおかレディースクリニック開設
<専門>
日本生殖医学会 認定生殖医療専門医
日本産科婦人科学会 認定産婦人科専門医

Fさん夫婦

妻34歳：PCOSによる稀発月経、他院で無排卵との診断で相談来院。
夫34歳：超高度乏精子症で、ほとんど治療は諦めていた。

当院での卵巣刺激により排卵再開するも顕微授精以外では妊娠の可能性は0。消極的な夫を、ぜひとも夫の赤ちゃんを授かりたいという妻と説得。結果、採卵2回、3回目の胚移植にて妊娠。男児を無事出産。ともに大喜び。

不妊治療は、ご夫婦で受けるものです。受診は女性側の方が多いのですが、2人揃って臨む意識が大切です。ただ原因によっては、治療に臨む2人の姿勢にも違いが生じる傾向にあるのも不妊治療の特徴です。不妊治療の症例の中には、この夫婦の絆が関係し、良い関係が良い結果をもたらす症例が少なくありません。不妊はいつか育児に結びついていくものと考え、夫婦の思いをしっかり伝え合って、出来るだけ2人で臨んでください。どちらかがリードしている時にも、仲良く気持ちを合わせられることが妊娠への秘訣だと考えられるかもしれません。

顕微授精に向けて

顕微授精では、奥様の卵子とご主人の精子が必要です。

奥様が行う採卵に向けて調節卵巣刺激を開始、ホルモン検査、エコー検査による卵胞計測を行い、成熟卵子を採卵しました。そして移植できる胚（受精卵）を作成するために顕微授精を待ちました。

顕微授精に先駆け、ご主人には3回の採精を行ってもらい、容器3本分の精子を確保しました。これを複数回の移植に備えて凍結保存しました。

これにより、治療でのご主人の負担軽減を初期段階でクリアでき、数回にわたって移植胚を作成するための顕微授精ができるようになりました。

3回の胚移植で妊娠へ

採卵では、7個の成熟卵子が採れ、これに凍結融解精子を顕微授精して全てが受精し、1つを新鮮胚移植し、残り6個を凍結胚盤胞の状態で保存しました。

1回目の新鮮胚移植は、妊娠まで行きませんでした。

2回目の移植は、凍結融解胚移植で行いました。凍結保存していた6個の胚盤胞のうち4ACの評価胚にAHA（アシステッドハッチング）を行い、5ACにして移植しましたが、妊娠しませんでした。そこで2回目の採卵を行い、9個採れたうち8個の成熟卵子に凍結融解精子を顕微授精し、できた2個の胚盤胞を凍結保存。この1個を移植して妊娠に至りました。

高度乏精子症

今回のケースは、採精した精液原液での確認は、顕微鏡スライド上で13個を確認。培養液で伸ばして調整後、15個を確認。運動精子11個、奇形7個と、非常に厳しい状況でした。

フーナー検査

フーナー検査は、性交後の子宮頸管粘液中の精子の様子を見るものです。精子の数、運動性を確認し、頸管粘液と精子の相性や妊娠を阻止する原因の有無などを調べる目的があります。

フーナー検査で0個でも、卵管に精子が到達できている可能性があるため妊娠する可能性はありますが、精液所見の結果にもよります。

PCOS（多嚢胞性卵巣症候群）

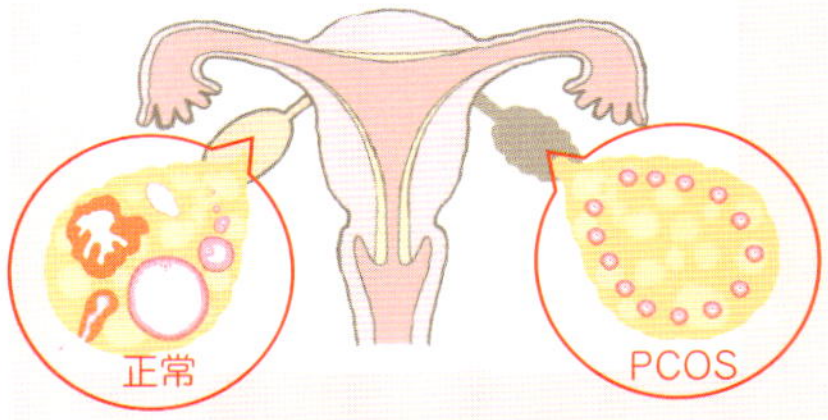

卵巣の中では、月経周期に合わせて卵子が卵胞ごと成長し、成熟した卵子が排出されます（左の卵巣で示した図）。

PCOSは、小さな卵胞がいくつも育ってしまい、成熟しない症状をいい、排卵が起きないなどの状態が生じます（右の卵巣で示した図）。

1回目の胚移植から出産までの経過

スタート

▼受診／1回目の採卵＆胚移植

・採卵に向けての排卵誘発と新鮮胚移植。

● 4週目妊娠判定

・陰性

・プラノバール、クロミッド、HMG、ボルタレンを使用、誘発開始時に卵巣の右卵胞数7個、左卵胞数8個を確認。

・採卵前のトリガーとしてHCG、アゴニストの両方を投与して卵子の成熟率改善を目指す。投与時の卵胞数、右5個、左6個。初回の採卵（2022.12.xx）で8個の卵子が得られ、7個が成熟卵子（M2）。

・これに凍結精子を融解して全て顕微授精し、1個の受精卵をD3（3日目）の8分割胚で新鮮胚移植し、6個を胚盤胞まで培養して凍結保存。次回に備える。

3ヵ月後

▼受診／2回目の胚移植

・2回目の胚移植は、ホルモン補充周期ですでに6個凍結保存してある胚盤胞のうち1個を融解胚移植。4ACの評価胚をAHA（アシステッドハッチング）して5ACにしての移植を行う。

● 4週目妊娠判定

・陰性

4ヵ月後

▼受診／2回目の採卵

・3回目の胚移植にあたっては、採卵を行うことに。誘発はアンタゴニスト法。

・9個採卵でき、成熟卵子8個を凍結融解精子にて顕微授精し、2個の胚盤胞を凍結保存。

・翌周期にホルモン補充周期で凍結胚盤胞融解胚移植を予定。

6ヵ月後

▼受診／3回目の胚移植

・予定していた3回目の胚移植を行い、10日後の妊娠判定にて陽性。

・健診でも順調に胎児は育っているのを確認。産科へ転院。

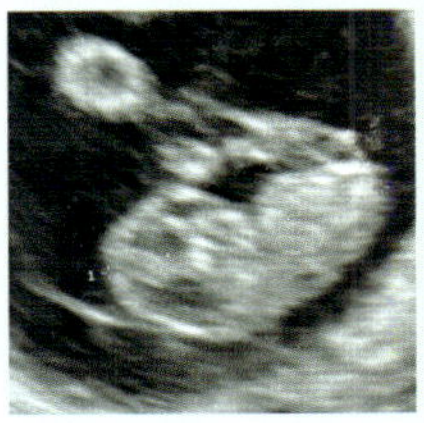

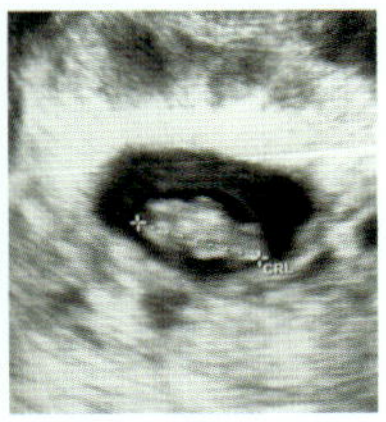

1年3ヵ月後

▼待望の第1子を出産

・2980gの男児を無事出産。

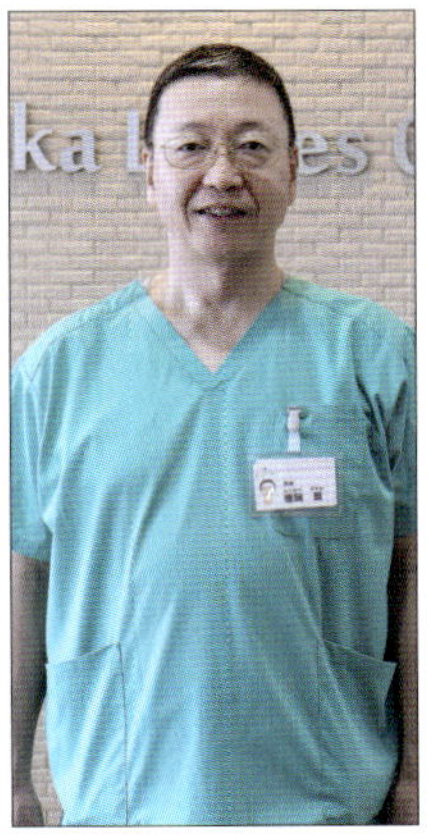

先生からのコメント

PCOS（多嚢胞性卵巣症候群）は、妊娠可能な女性の5～10%ほどに見られる症状です。小さな卵胞がたくさんできて成熟しないため、無排卵などの排卵障害が起こり、不妊症の原因となります。統計によっては、女性側の不妊原因の40%ほどを占めるとも言われています。

また、卵巣に前胞状卵胞などの顆粒膜細胞が多くなるため、AMH（アンチミュラー菅ホルモン）が過剰に生産され、AMH値が高くなる傾向にあります。今は、将来の妊娠に向けてブライダルチェックやプレコンセプションケアも進んできているため、若い方でもAMH値を測る機会は増えています。

数値が高い傾向にある時には、早めに婦人科で診てもらうようにしましょう。妊娠希望の有無に関係なく、対応が必要です。

7 特殊な治療例

ー調節卵巣刺激法ー

「今まで10年間、不妊クリニックを転々としながら治療を受け、妊娠しなかったのですが、この度、ついに田中先生のところで卒業することができました！」と、患者さんからの嬉しい報告がありました。今まで治療してもなかなか妊娠することができず、田中レディスクリニック渋谷を訪れ、新たな治療に臨み、最初の移植で妊娠し、12週を迎え安定した妊娠生活を送るGさんからです。さらに、初診の相談の時から受付の方の丁寧な対応、相談しやすい看護師さん、お母さんのように優しくていつも励ましてくれる先生、全てに感謝です！ 初めて培養士さんから直接説明を聞くことができ、納得して治療を進めることができました！と、報告は続きます。その長い治療歴のある患者さんが、移植1回で妊娠に至った例を、今回の特別な症例としてお話してくださいました。

10年越しの治療が妊娠という結果に大進展、出産待ち

田中先生の体外受精における治療法は、体の自然なリズムを大切にし、投薬量を最小限に抑えた低刺激法による調節卵巣刺激をメインとするところに特徴があります。低刺激とはいえ、加藤レディスクリニックに11年在職して身につけた治療法は、一般的な低刺激法を超えた技術と知識に基づいています。

保険診療で、体外受精の治療法も画一化される傾向にありますが、患者さんの症状にはそれぞれ違いがあります。そのため、どのような内容で治療を受けるかによって、妊娠の確率も大きく違いが生じることがあります。その1例です。

過去に3カ所の不妊治療専門施設で10年に及ぶ治療を受けてきたGさんは、新たな受診先として田中レディスクリニック渋谷を受診し、田中慧先生の治療を受けました。

Gさんは28歳の時から不妊治療を始め、自由診療下でタイミング療法、人工授精と一般不妊治療からスタートしています。体外受精（ART）が保険適用になったこともあり、体外受精を繰り返し

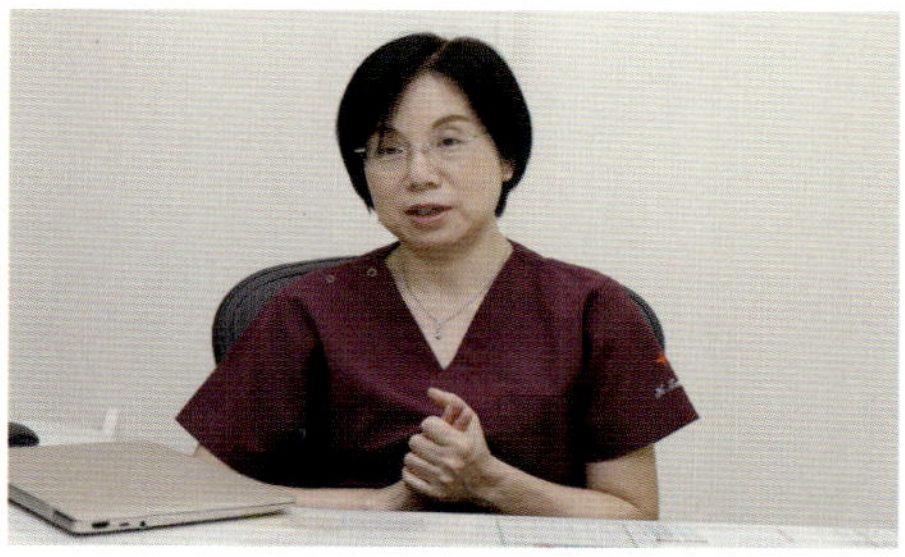

田中レディスクリニック渋谷 院長

田中 慧　先生

中国福建医科大学医学部　卒業
東京大学大学院医学系研究科博士課程　修了
東京大学医学部附属病院、日本赤十字社医療センター、
東京北医療センター、加藤レディスクリニックを経て
田中レディスクリニック渋谷　開院
<専門>
日本産科婦人科学会認定産婦人科専門医
日本生殖医学会認定 生殖医療専門医
日本東洋医学会 認定漢方専門医
日本人類遺伝学会 認定臨床遺伝専門医

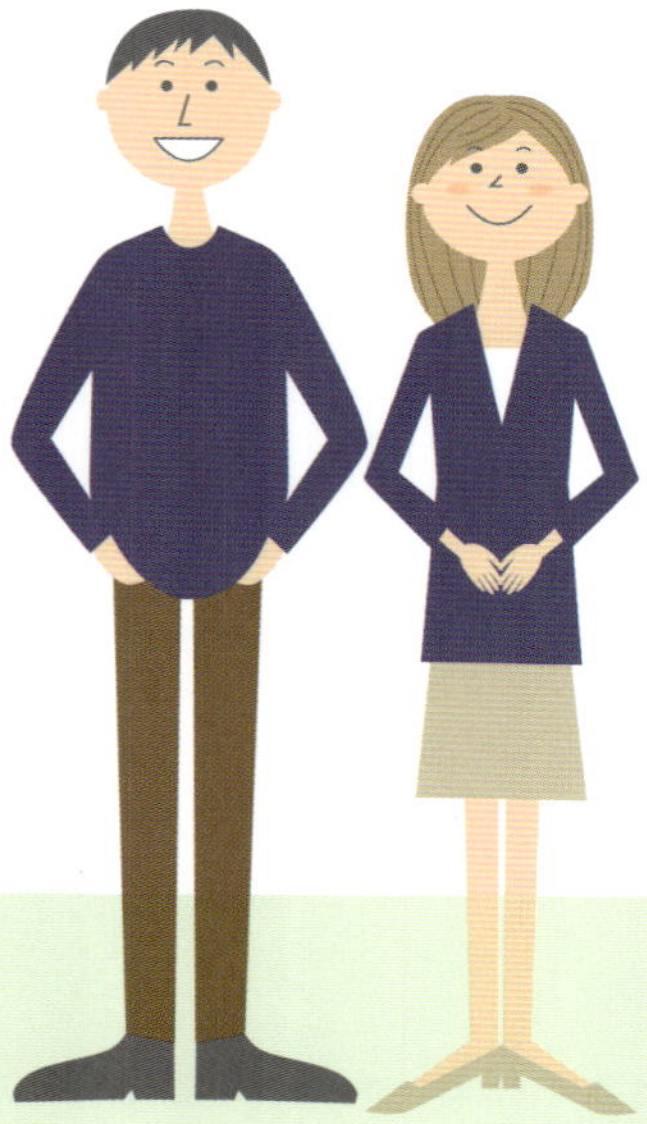

Gさんご夫婦

妻 38 歳：治療歴 10 年
夫 36 歳：精液所見特に異常なし

ついに田中先生で 10 年の不妊治療を卒業することができました！ 6月1日に初診→6月末に採卵→8月に胚移植→9月に卒業という本当に嬉しい結果となり、現在 12 週を迎え、元気いっぱいの妊娠生活を送っているところです。

Gさんの長い努力が実を結んだことは、私たちにとっても何よりの喜びです。また、受付スタッフや看護師、そして培養士についてもお褒めいただき、大変励みになっています。

特に、培養士が直接ご説明を行い、治療に納得いただけたとの声に、私たちが目指している患者さんとの信頼関係が築けたことを実感しました。ご出産が無事に迎えられるよう、スタッフ一同心よりお祈り申し上げております。第２子の際にも、ぜひまたお手伝いさせていただければ幸いです。

ましたが、妊娠できませんでした。

低刺激で採卵を行い、4個の凍結胚盤胞ができ、1個を移植して妊娠に至る

田中先生は、Gさんの今までの治療経過と、現在の卵巣の状況を診察し、Gさんに合わせた採卵周期をスタートさせました。低刺激法で卵胞発育を促し、採卵により5個の卵子を獲得しました。その後、培養室での体外受精と胚培養により、4個の受精卵が胚盤胞まで育ち、凍結保存に成功しました。

移植にあたっては、子宮内環境を整え、翌周期に凍結胚を1つ融解し、胚移植を行いました。Gさんは転院後の1回の移植で妊娠に至ることができ、その後の経過も順調です。

大切なのは、1人ひとりの患者さんを丁寧に診ること

田中先生は、2024年2月にクリニックを開院しました。ART診療は4月から開始し、半年が経ちます。

症例数はまだ100例ほどですが、次々と嬉しい報告が届き、現在までの統計では70％を超える妊娠率がでています。患者さんの平均年齢は37歳。

この好成績の秘訣は、とにかく1人ひとりの患者さんを丁寧に診続けることだそうです。

それはどの先生も同じ思いなのですが、それぞれ細かな点で治療方針や方法に違いがあり、それが患者さんの症状と上手くフィットしないケースも出てくるのでしょう。

田中先生が低刺激にこだわるのは、卵子を成熟させ、排卵させる卵巣本来の力を最大限に活かし、不必要なストレスを軽減することで、質のいい卵子を獲得するためです。この治療方法がGさんにフィットし、1回の採卵と移植で妊娠に至ることができました。

プレコンセプションケアはとても大事

最近よく言われることに、プレコンセプションケアがあります。

不妊治療の保険適用で、若い方が早めに治療に来られますが、以前の自由診療下の患者さんと比べると治療への知識が乏しい傾向にあるため、若いうちから将来の妊娠や出産、家族計画を考える機会を持つことはとても大事です。

田中レディスクリニック渋谷では、将来の妊娠を考える若い世代に向けて、プレコンセプションケアのための検査やカウンセリングも行っております。

プレコンセプションケアで、治療を受ける時の年齢意識や治療効果にも繋がるものと、私たちも普及に努めるとともに期待しています。

調節卵巣刺激法とは

不妊治療では、月経周期の様子を把握し、卵胞がどのような発育をしているかモニタリングし、患者さんに合わせた排卵誘発を行います。調節卵巣刺激法とは、そのために排卵誘発剤を計画的に使用することをいい、主に GnRH アナログ製剤（GnRH アゴニストと GnRH アンタゴニスト）を使用して排卵を抑制させながら行い、方法として ロング法、ショート法、GnRH アンタゴニスト法、低刺激周期法などがあります。

また、卵巣刺激の際に黄体ホルモン剤を併用する PPOS 法があります。本来、黄体ホルモンは排卵後の黄体から分泌され、子宮内膜を厚くするなど着床環境を整えていく役割を持ちます。PPOS 法は、この黄体ホルモンの排卵抑制効果を利用し、卵胞を育てながら自然な排卵を促します。

最近はこの方法が多く使用されています。

PPOS 法の流れ

①月経開始後、3 日目を目安に受診し、超音波検査や採血を行います。
② HMG/FSH の注射と黄体ホルモン剤（デュファストンなど）の内服を開始します。
③卵胞が十分に発育した段階で点鼻薬を使用し、卵子の最終成熟を促して採卵を行います。

PPOS 法の利点

短い投薬期間のため通院回数が抑えられ、なおかつ良好な胚に育つことが期待できます。

PPOS 法の対象となる患者さんは、PCOS（多嚢胞性卵巣症候群）や AMH 値が 5.0 以上のケース、または他の卵巣刺激法で卵胞発育がみられないケースで行われます。

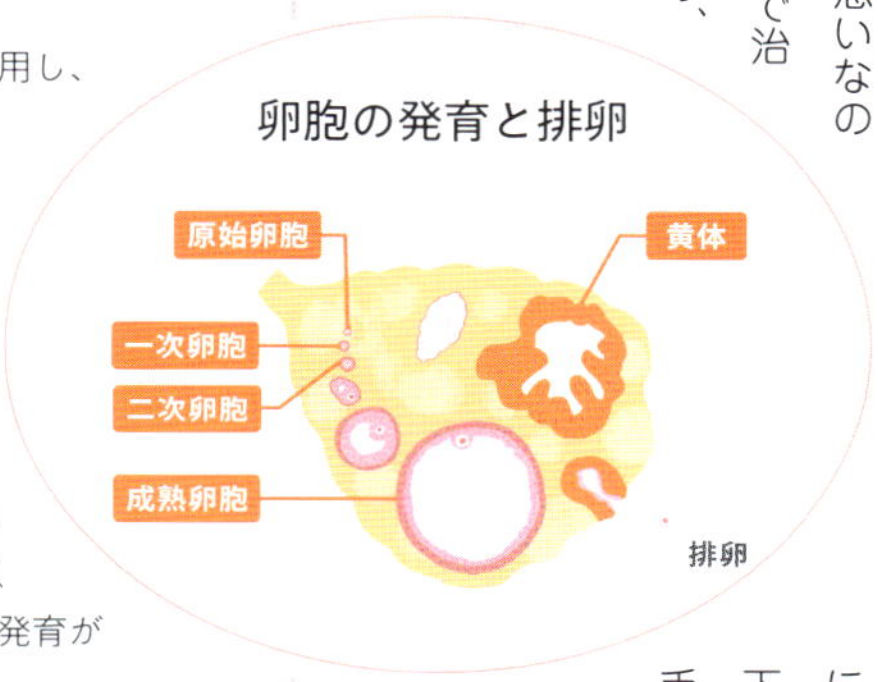

低刺激周期、自然周期

ヒトの本来ある月経周期で育つ卵子を大切に、採卵スケジュールを組んだり、低刺激周期で採卵スケジュールを組む方法です。メリットとしては、卵巣への刺激を強く与えない分、投薬量や注射などで身体への負担が増す高刺激と比べ、身体への負担が軽く、身体にやさしいといわれています。

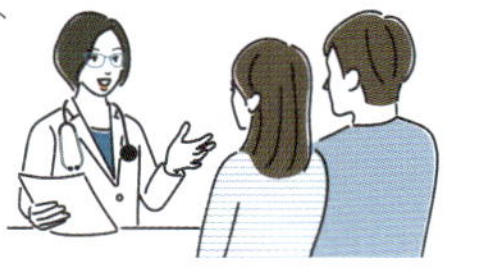

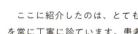

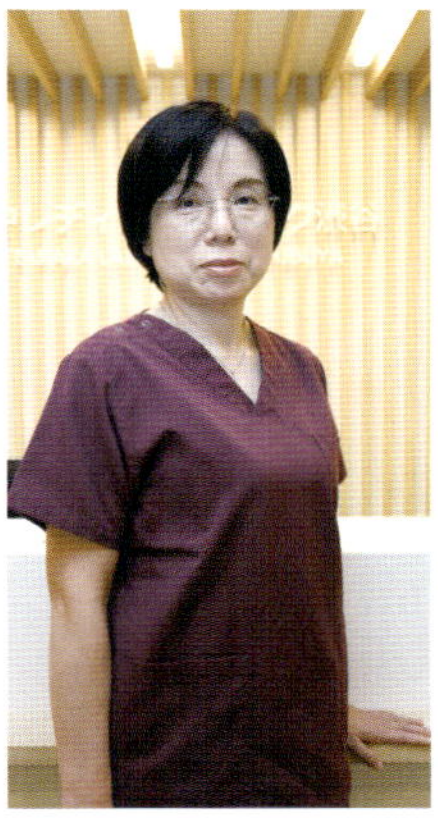

先生からのコメント

ここに紹介したのは、とても印象に残る 1 つの例ですが、私たちは、1 つひとつの症例を常に丁寧に診ています。患者さんの月経周期におけるホルモンの状態や、卵巣の状況、卵胞の発育の様子など、卵子に関わることについては特に注意を払っています。

成熟卵が採れれば、特に精子の状態に問題ない限り、c-IVF でも ICSI でも、8 割が受精して凍結胚盤胞まで進むことができています。年齢的に 40 歳を超える方も多くいらっしゃる中、排卵誘発に気を遣いながら、出来るだけ凍結胚盤胞を保存し、子宮の状態を整え、移植を行います。その結果の数値が 70％を超える妊娠率です。

何とかこの数字を落とすことなく、また、カウンセリングで心のケアも大切にしながら、女性の本来身体の持てる力を最大に活かして、これからも治療に専念していきたいと思っています。「一緒にがんばりましょう」「大丈夫ですよ」という言葉を皆様にお伝えしたいと思います。

8 男性不妊のケース

男性側に不妊の原因がある場合、専門的に診るのは泌尿器科の医師です。とはいえ、生殖医療を専門とする泌尿器科医師（専門医認定取得者）は、全国に79名しかいません。認定を受けなくとも男性不妊を診ている先生もいることでしょう。

医師数が少ない理由として、大学病院などでも症例数が少なく、多くの症例を経験できる施設が少ない事などが原因と考えられています。

その中でも、男性不妊を専門に掲げて診療をしているクリニックは非常に少ないのです。今回、その1つ、埼玉県はさいたま市大宮区にある「泌尿器と男性不妊のクリニック」の寺井一隆先生に、男性不妊の現状についてお話を伺いました。

男性不妊症と診療の現状

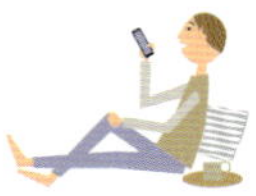

不妊治療の保険診療化の影響もあるのでしょう。近年、「男性不妊」という言葉の認識がかなり広がってきているように感じます。以前までは、奥様が治療されるため一緒に来院されるケースや、奥様から診察を受けるように言われて来院したというケースが多かったのですが、最近では、ご自身の判断で積極的に診察を受けに来られる方も少なくありません。

また、問診をしていくと、ご自身の男性不妊症が原因で子どもが授からないのでは？と心配されて受診される方が多くなっているように感じます。

ただ、一般的な精液検査の結果がよければ男性不妊ではないかというと、そうではありません。精子の状態が良くても妊娠しない場合、精子のＤＮＡに問題があることなどもあり、近年では精子ＤＮＡが損傷している割合を検査するＤＦＩ（ＤＮＡ断片化指数）検査なども行われます。

診察は、男性外来での問診、精液検査、ホルモンなどの血液検査、精巣超音波検査を行います。精液の状態は1回の検査でわかるものではありません。日によっ

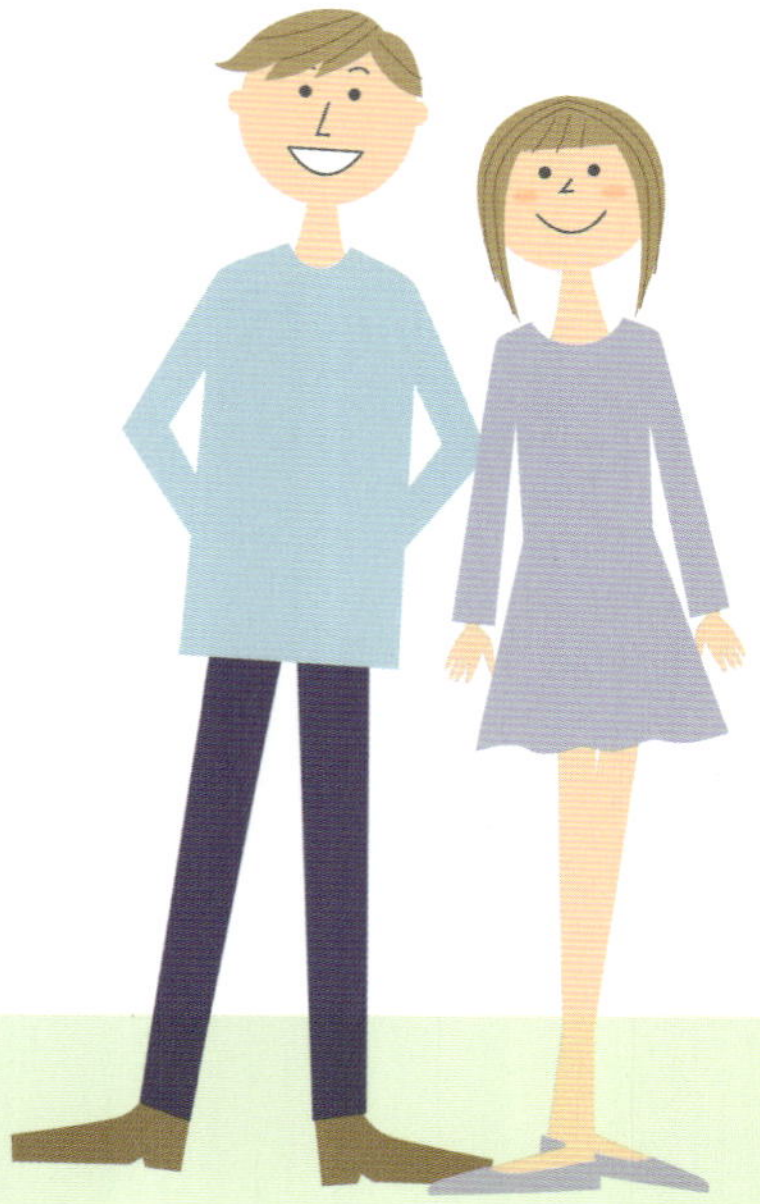

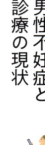

Hさん夫婦

妻 32 歳：問題なし
夫 31 歳：無精子症

1年間妊活をしたものの結果が出ず、夫が精液検査を行ったところ無精子症と診断されました。その後 MD-TESE をし、採れた精子を使って顕微授精で妊娠・出産ができました。

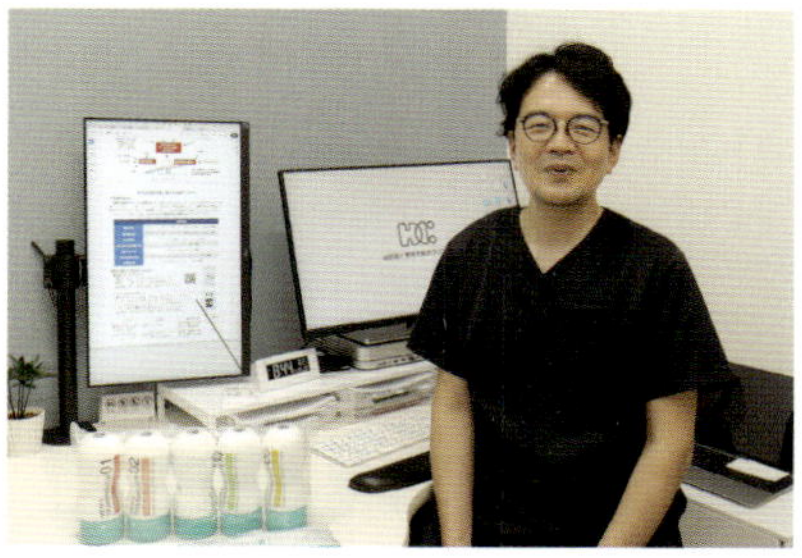

泌尿器と男性不妊のクリニック 院長
寺井 一隆　先生

順天堂大学医学部及び大学院卒業
順天堂大学泌尿器科助教、外来医長
帝京大学泌尿器科講師、外来医長
獨協医科大学越谷病院リプロダクションセンター講師
杉山産婦人科新宿
獨協医科大学埼玉医療センターリプロダクションセンター講師
＜専門＞
日本泌尿器科学会認定 泌尿器科専門医
日本生殖医学会認定 生殖医療専門医

私は、順天堂大学を卒業後、男性不妊症への治療を突き詰めたいと考え大学院へと進み、大学院時代には、聖マリアンナ医科大学の岩本晃明先生の元で２年間、獨協大学の岡田弘先生の元で１年間、男性不妊症について学びました。

不妊治療では、精液の状態が治療の方針を大きく左右してきます。しかし、検査結果が悪くても妊娠自体が難しいわけではなく、男性側にも治療というアプローチがあり、結果的に精液検査も良くなることもあります。また、生活改善や治療によって検査結果に変化がなくても、また別の選択肢があります。まずは、結果を踏まえてどうアクションしていくかが重要です。

て精液のデータが大きく変わることも知られていますから、検査した日にデータが悪い場合は、別の日に再度精液検査を行うこともあります。ただし精液検査の結果が良かったとしても、1年間避妊をせずに性交渉を行って妊娠しない場合は、自然妊娠の確率が低く、不妊症と診断されます。

結果をお伝えするときに、特に気を付け、心がけていることは、精液検査の結果に問題がない方であっても、奥様の年齢、AMHの値、不妊期間などを確認しながらそのご夫婦にあったアドバイスをすることです。

というのも、精液検査に問題がなかったという話しかしないと、患者様はタイミングをとっていればそのうちに子どもができるのではないかと考えてしまい、それが結果的に有効な治療に入る時期を遅らせてしまう原因にもなるからです。

そのような事にならないためにも、検査データを元に、現在の状態を正確に把握し、妊娠についても理解してもらい、妊活もしくは治療を進めていただくことを考えています。

当院に来られる患者様には、既に奥様が婦人科や生殖医療クリニックに通われている方も少なくありません。そのため、治療についてしっかり理解されている方もいるのですが、中には、十分に理解されていない方もいます。タイミング療法や人工授精、体外受精は女性側の通院回数の方が多いため、女性が通院する際に、毎回男性が一緒に通院することはできません。

つまり、医師や医療者から直接治療について聞くことが女性に比べて少ないため、女性が帰宅された後で治療について聞くことが多いと思います。

しかし、治療で使われる言葉や治療方法は、一般の方には難しいことも多く、正確に伝達することが難しい側面もあります。結果的に男性側の理解が追い付かず、治療の進め方に対する齟齬《そご》も起き、女性側の不満につながることも多々あります。

当院では、不妊治療についてを話すことで、男性も当事者意識を持ち、夫婦で妊活に取り組めるようにアドバイスを行なっております。

男性不妊症の原因

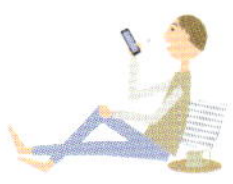

男性不妊症の原因は大きく3つ考えられています。

1，造精機能障害
2，閉塞性精路障害
3，性機能障害

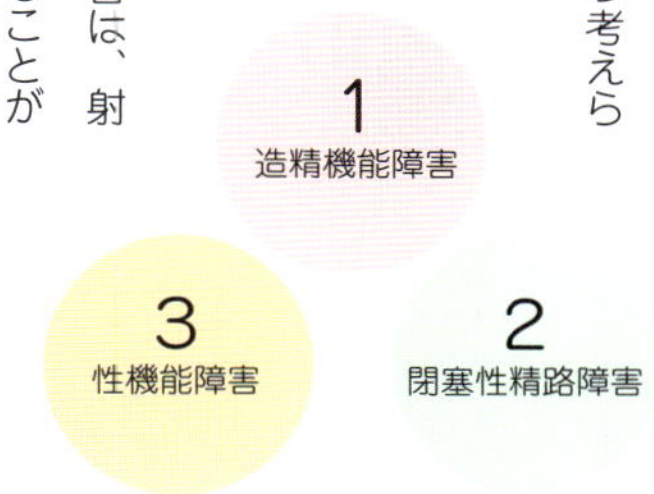

造精機能障害と閉塞性精路障害は、射出精液中の精子の状態で判断することができます。WHO（世界保健機関）は、精液を評価するための基準値を設定しています。この基準は、妊娠が成立するために必要な精子の最低限の状態を示しています。そして、精液所見がこの基準値に満たない場合は自然妊娠が困難であると考えられます。例えば、射出精液中に精子がいない（無精子症）、もしくは極めて少ない（極度の乏精子症）、運動精子がいない（精子無力症）などです。

男性不妊外来では、これらの原因を探り、治療をすることで、精液所見の改善をはかり、妊娠率の向上につなげます。

また、性機能障害は勃起不全（ED）、性的欲求低下、オーガズム障害などがあります。これらは腟内への射精ができないことで不妊の原因となります。このような場合、精神的なフォローや薬による治療を行う必要があります。

造精機能障害、閉塞性精路障害、性機能障害が起きる原因について見ていきましょう。

精液所見下限基準値

精液量	1.4cc
精子濃度	1600万/ml
総精子数	3900万
運動率	42%
前進運動率	30%
生存率	54%
正常形態率	4%

（WHO 2021）

1，造精機能障害になる原因

精索静脈瘤：

精巣の静脈血が逆流することにより、造精機能障害を起こし、精子数の減少、運動率の低下、DFIの上昇だけでなく、流産率の上昇につながることが知られています。原因がわかっている造精機能障害の中で最も多い原因で、手術による治療を行うことで精液所見が改善し、妊娠率の上昇、流産率の低下につながります。

ホルモンの異常：

精子が作られるためには視床下部-下垂体-精巣軸のホルモンが重要です。このバランスが崩れると、精子が作られなくなります。

具体的には、中枢性性腺機能低下症などの病気が無精子症の原因となります。

遺伝的要因：

クラインフェルター症候群などの染色体異常があると、造精機能が低下し、無精子症の原因となります。

精巣の異常：

停留精巣（精巣が陰嚢に降りてこない状態）や外傷、感染症による精巣の障害が、精子の生産を妨げることがあります。

環境因子と生活習慣：

放射線や有害な化学物質への曝露、または喫煙、飲酒、肥満、ストレスなどの生活習慣も造精に悪影響を与えます。

2，閉塞性精路障害になる原因

先天性の異常：

生まれつき精管が形成されていない場合（先天性精管欠損症）や、閉塞していることがあります。特に、嚢胞性線維症などの遺伝性疾患が原因となることが知られています。

感染症：

クラミジアや淋菌などの性感染症が精路に炎症を起こし、瘢痕組織が形成されることで精管や精嚢が閉塞することがあります。

外科手術や外傷：

過去の鼠径ヘルニア手術などが原因で精路が傷つき、閉塞することがあります。

精嚢や前立腺の嚢胞：

前立腺に嚢胞ができると、精路が圧迫され、精子や精液の通過が妨げられることがあります。

3：性機能障害になる原因

勃起不全（ED）：

性交時に十分な勃起が得られない、または持続しない状態です。加齢と共に増える傾向がありますが、若年層にも見られることがあります。

性的欲求低下：

性欲が低下し、性交への関心や意欲が著しく減少する状態です。ストレスやホルモンバランス、心理的な要因が関与することが多いです。

オーガズム障害：

性的刺激があってもオーガズム（性的絶頂）に達することが困難、または不可能な状態です。

患者さんの症状

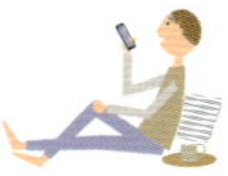

当院に来られる患者さんでよくみられる症状は、精子の質に関する問題です。それは、精子の数が少ないとか運動率が悪い精子DNA損傷率（DFI）が高いというような問題です。

次に多いのが、タイミング療法で結果が出ないため、時間とともに性交渉自体が上手くいかなくなり、EDになってしまう方です。

EDになってしまう方は皆さん真面目な方が多く、頑張って性交渉しようとすればするほど、うまくいかなくなってしまう場合が多いようです。

このような原因で起こるEDを、当院では2次的な不妊要因と捉えていますが、既に奥様が婦人科に通われていても起こることで、経験をされている方も少なくないのではないでしょうか。採精では問題なく射精ができるのに、いざ性交渉となるとできなくなってしまう。更にEDになってしまったことを他人や医師に共有できないことで、より悪化してしまうというケースです。これは負のスパイラルを誘発する原因にもなっていて、その現状を奥様に理解してもらえず、それが夫婦の軋轢にもつながっています。

このようなケースには、ED薬物療法や男性目線からのカウンセリングを行うのが重要です。

近年、ED治療薬も保険で出せるようになりましたから、もしも、このような場合は男性不妊外来を受診されると良いと思います。

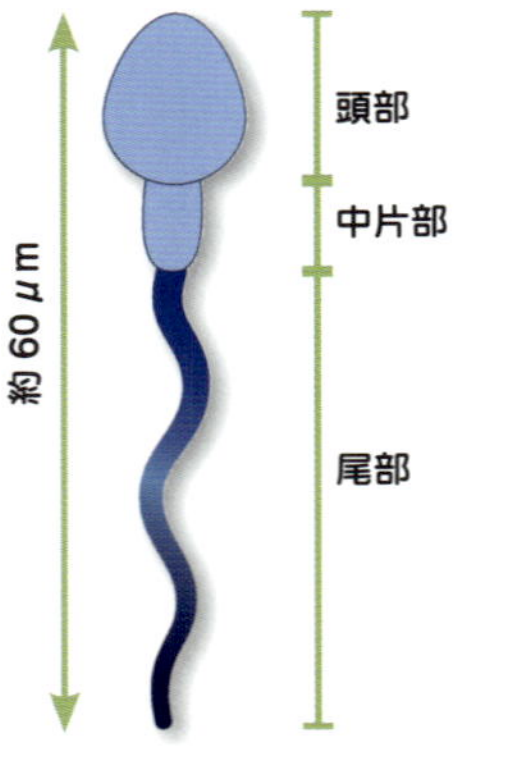

精子

TESEやMD-TESEが有効な症例と選択肢

TESE（精巣内精子採取術）とMD-TESE（顕微鏡下精巣内精子採取術）は、精液中に精子が見つからない無精子症の男性に対して行われる精子採取手術です。

無精子症には、精子がうまく作れない「非閉塞性無精子症」と、精子の通り道が塞がっている「閉塞性無精子症」があります。このように射精された精液中に精子がない場合、TESEやMD-TESEといった手術が行われます。

具体的には精巣を切り、精子がいると考えられる部分を取り出し、精子を探す方法です。精巣内から取り出された精子は、卵子の中に入っていく力がないため、顕微授精を行うことでしか受精をすることができません。閉塞性無精子症の場合はほぼ100％精子を回収することができ、射精された精子を用いた場合と同程度の妊娠率を得ることができます。しかし、非閉塞性無精子症の場合は、精子が回収できる確率は約30％です。さらにその精子を用いて顕微授精をおこなった場合、挙児が得られる確率は約25％程度とされていますので、精子が回収できたからといって安心はできません。

印象に残る症例

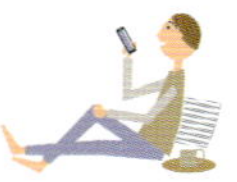

顕微授精まで行って妊娠しないとのことで受診され方で、静脈瘤手術を行い、精液所見が改善し自然妊娠した症例は、男性不妊の診療を行っている専門医は誰しも経験しています。

このような症例はもちろんですしMD-TESEで精子が回収できた無精子症の方が、なんとか妊娠出産されたと聞くと、毎回自分のことのように嬉しく思います。

しかし、その一方で治療をしても授からなかったケースも強く印象に残ってい

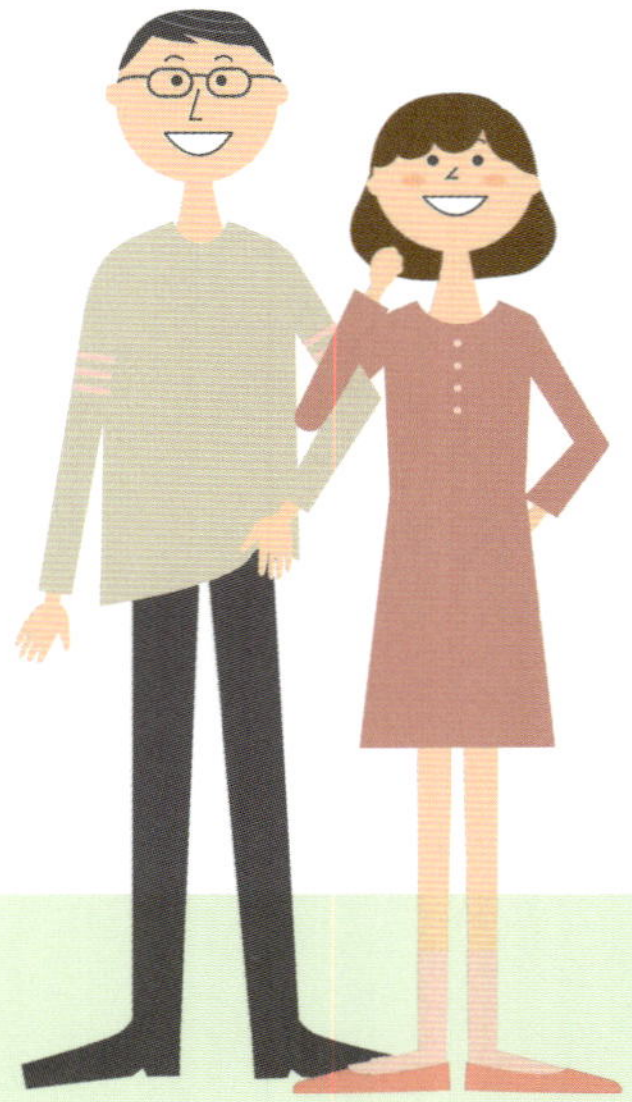

Iさん夫婦

妻36歳：AMH　問題なし
夫38歳：精液検査で乏精子症と診断

妊活を1年半行うも結果が出なかったため、精液検査を受けるためにクリニックを受診。乏精子症と診断されると同時に精索静脈瘤の指摘。精索静脈瘤を経て、精液検査の改善が見られ、人工授精にて無事、妊娠、出産。

ます。

採卵の日に初めて精液検査を行い無精子症であることがわかったご夫婦です。

奥様の卵子は未受精卵として凍結されたのですが、MD-TESEにて精子を回収することができませんでした。

その後、結局お二人は養子縁組にてお子様を迎えられたのですが、この子がうちに来てくれて本当によかったと報告に来てくれました。結果的にお二人の遺伝子を持った子を得ることはできませんでしたが、二人の笑顔とかわいいお子様を拝見しきっと素敵な家族になるに違いないと、とても印象に残っています。

また、別のご夫婦は非閉塞性無精子症に対しMD-TESEを行いましたが、精子を得ることができませんでした。しかし、そのご夫婦は自分たちにできることは全てやれたから、これからは夫婦の時間を大事にすることに決めた、と伝えられた時です。

治療をする側にとっても患者さんにとっても、お子様を授かれなかったというのは辛い経験です。そしてそれが結果的に夫婦の不仲につながり、離婚をされた方もいらっしゃいます。ただ、養子縁組を行う選択をされた方、夫婦の時間に費やすという夫婦としての前向きな選択をされたケースは、私にとっても非常に心を打たれるものでした。

不妊治療と特別養子縁組

特別養子縁組とは

主に児童福祉の観点から、養親と養子の間に法律上の親子関係を結ぶ制度で、子どもが安定した家庭で育つことを目的としています。養子になると実親との親子関係が消滅します。養親と養子の間に完全な親子関係が成立し、実親との法的な関係は断絶します。迎える子どもは原則として６歳未満と定められています（例外として、８歳未満まで許容される場合もあります）。

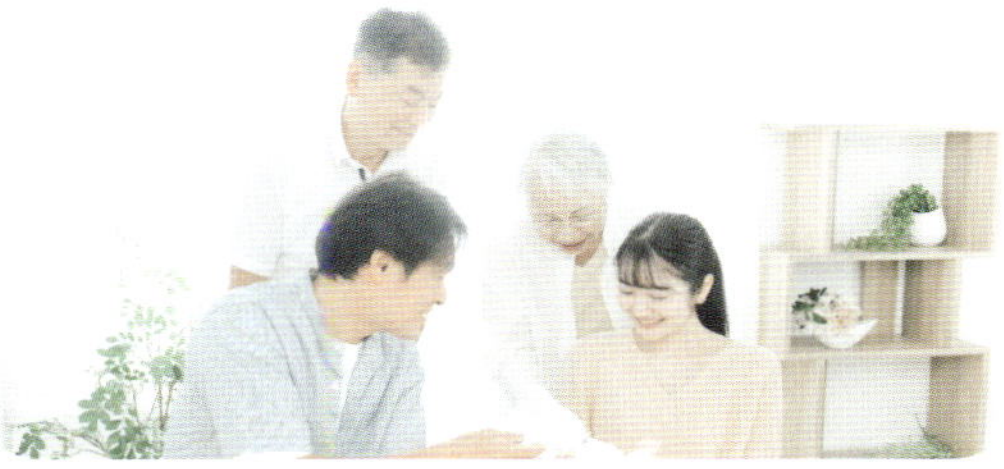

不妊治療との関連性

厚生労働省では 2022 年４月に、不妊治療をしても必ずしも子どもを授かるわけではない実態を鑑み、不妊治療を受ける患者さん全員への情報提供が望ましいと発表しています。現在、不妊治療を長期間行った後に養子縁組を検討するケースは増えてきています。しかし、自分たちと血の繋がった子どもを持つことに強い想いを持つ方も多いですし、まだ文化的・社会的な理由で養子縁組へのハードルが高いと感じるカップルも少なくありません。

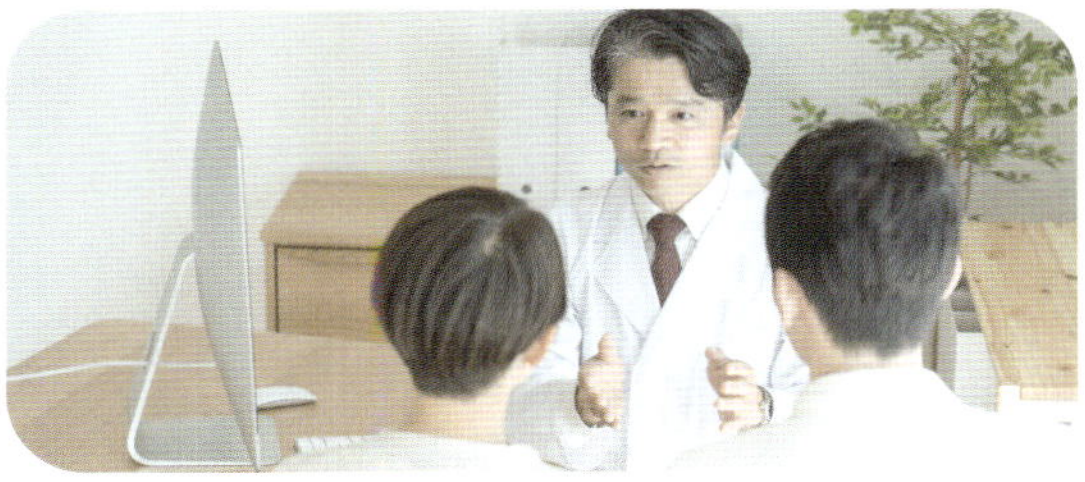

医療現場でのサポート

不妊治療を行う医療機関やクリニックでは、カウンセリングや養子縁組に関する情報提供を行うケースも増えています。不妊治療専門の医師やカウンセラーが、治療の進捗に応じて養子縁組の可能性も含めた幅広い選択肢を提案し、患者が心理的な負担を軽減しながら次のステップを考えられるよう支援しています。

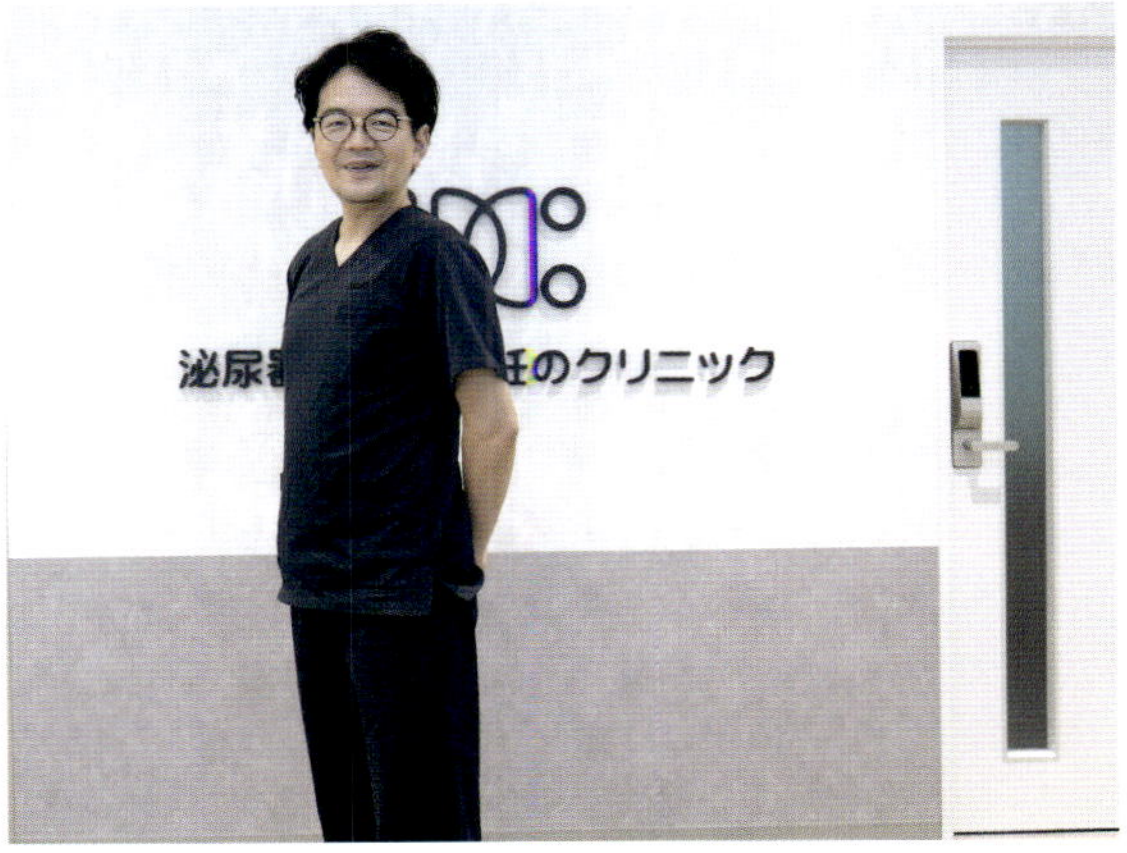

期待される男性不妊の専門医

プレコンセプションケアの認知度が上がり、若者の将来の家族計画への意識も高まりつつあります。また、不妊治療の保険適用で検査・治療を受ける年齢も下がってきています。今後、男性不妊を専門に診るドクターが増えることも大切ですね。

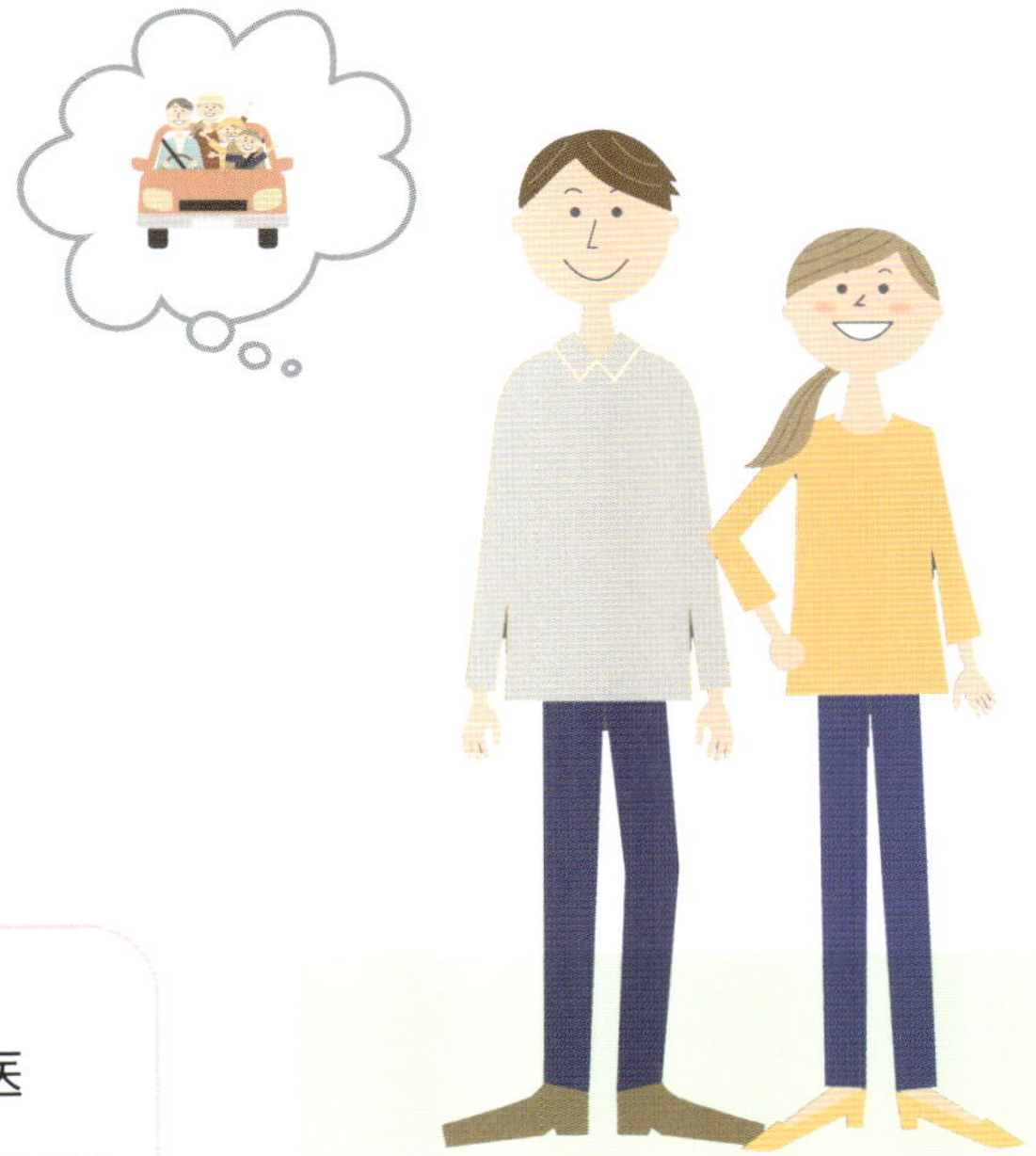

Ｊさん夫婦

妻 41 歳：AMH 値が 0.1 未満
夫 42 歳：無精子症

不妊治療専門のクリニックで体外受精を行うも結果が出ないため、転院を繰り返し治療をしたが、治療を辞めることを決意。クリニックで特別養子縁組の話を聞き、夫婦で話し合って子どもを迎えることを決める。

夫婦の趣味は、休日の旅行。

9 卵巣PRP療法のケース

PRP療法を不妊治療に取り入れて診療している（厚生労働省への届出のある）施設は、日本に49施設あります。PRP療法は再生医療にあたり、不妊治療では、難治性のケースに卵巣機能や子宮環境の改善を期待して、自分の血液から採取した多血小板血漿を活性化させて卵巣や子宮に注入する治療です。

木下レディースクリニックでは、今までに80症例のPRP療法実施例があり、そのうち3症例で出産が確認できています。出産までは時間がかかるため、現在妊娠中の方もいらっしゃいます。

今回、出産までに至った難治性の3症例のお話を先生に伺いました。

1症例は、27歳の女性。次が43歳女性の症例。そして、44歳女性の症例です。

27歳・Kさんご夫婦の場合

月経不順とタイミング療法で婦人科に通院、AMH検査の結果が0・01と低く、低AMHで当院へ紹介され受診されました。来院後、採卵を繰り返す中、採れた卵子は1個のみ。ご本人の希望もありPRPを投与しました。その後2回の採卵で1個ずつ採る事ができ、2個回収することができました。ご主人の精子に精子無力症を認めたため、顕微授精を行い、2個の受精卵のうち1個を前核期で凍結、1個を胚盤胞まで培養し凍結しました。2回の連結融解胚移植を行いましたが妊娠に至らず、3回目での凍結融解胚移植（胚盤胞）1個移植で妊娠され、無事出産に至りました。

43歳・Lさんご夫婦の場合

当院で治療を続けられていた方です。採卵1回目では卵胞発育がなく、月経64日目でようやく採卵決定となりましたが、卵子がありませんでした。卵巣PRP直後の2回目の採卵では月経23日目での採卵となり、空胞卵にて卵子の回収

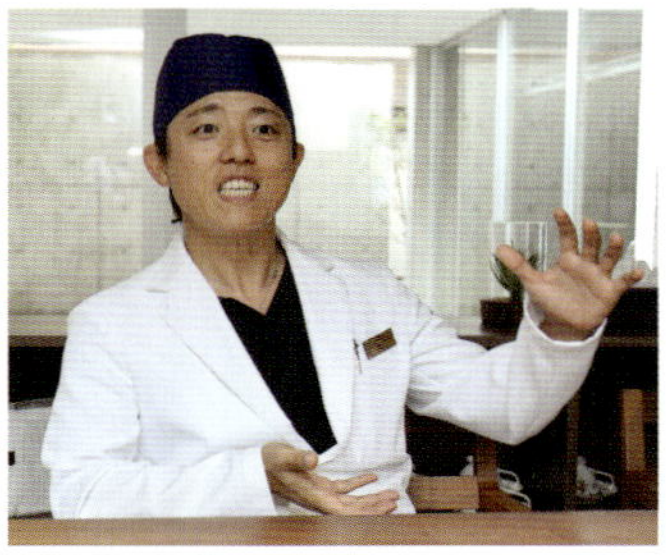

木下レディースクリニック 院長
木下孝一　先生

藤田保健衛生大学（現藤田医科大学）卒業
＜専門＞
日本産科婦人科学会 認定産婦人科専門医
日本人類遺伝学会 認定臨床遺伝専門医
母体保護法指定医師

80症例を実施して、超難治性の方3人が出産に至っています。PRP療法自体の評価はすごく難しくて、実際のところ、本当にPRPが成績に関与したかどうかは、先進医療の技術が本当にエビデンスあるものかどうかを断言するのが難しいのと同じ段階かと考えます。

本来であれば、難治症例に対しても治療効果を判断するためのブラインド検査（被験者や参加者がテストの内容や問題の答えを事前に知らされない状態でテストを受けること）や、偽薬プラセボ（本物の薬と見分けがつかないが、有効成分を含んでいない薬）を使用して評価しないといけませんが、倫理的にも、ご夫婦の心境としても、なかなか研究デザインを組めない点が本当に難しいと感じています。

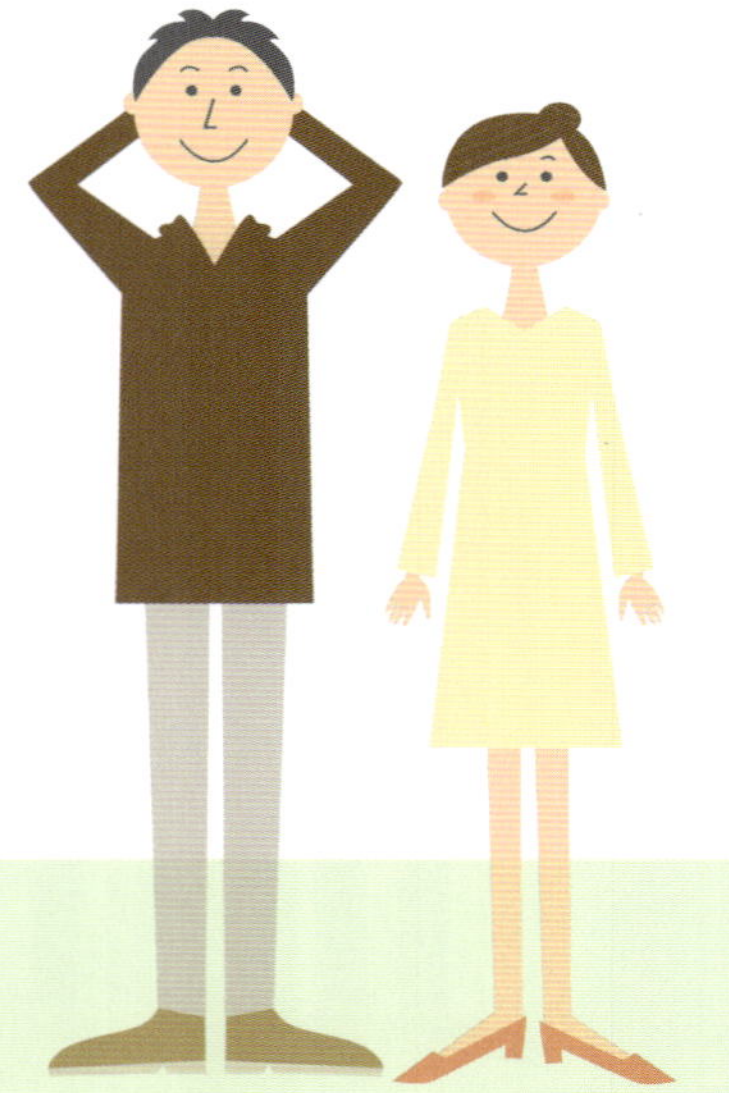

Kさん夫婦

妻27歳：AMH値0.01
夫27歳：精子無力症

年齢が若いのにAMH値が低くて無排卵だと知って、とてもショックを受けていたKさん。周りの人が妊娠していくたびに悲しい思いをされていましたが、2年後には、無事お母さんになることができました。ご主人も大喜び、育児に専念中です。

ができませんでした。採卵3回目では月経13日目で採卵となり、1個回収し前核期凍結。採卵までの期間が短縮してきているので、継続して採卵を希望されました。採卵4回目では月経11日目で採卵となり、1個回収し前核期凍結。1回目の凍結融解胚移植（2日目初期胚）2個移植で妊娠され、無事出産に至りました。

44歳・Mさんご夫婦の場合

AMH値は0・64と低く、前医で採卵を15回実施しましたが妊娠に至らず当院を紹介され、受診。卵巣の環境を変えたいと卵巣PRPを希望され、43歳の時に実施し、その後3回の採卵で7個の凍結胚（前核期凍結5個・胚盤胞凍結2個）ができました。凍結融解胚移植（胚盤胞）を2個移植して妊娠され、無事出産に至りました。

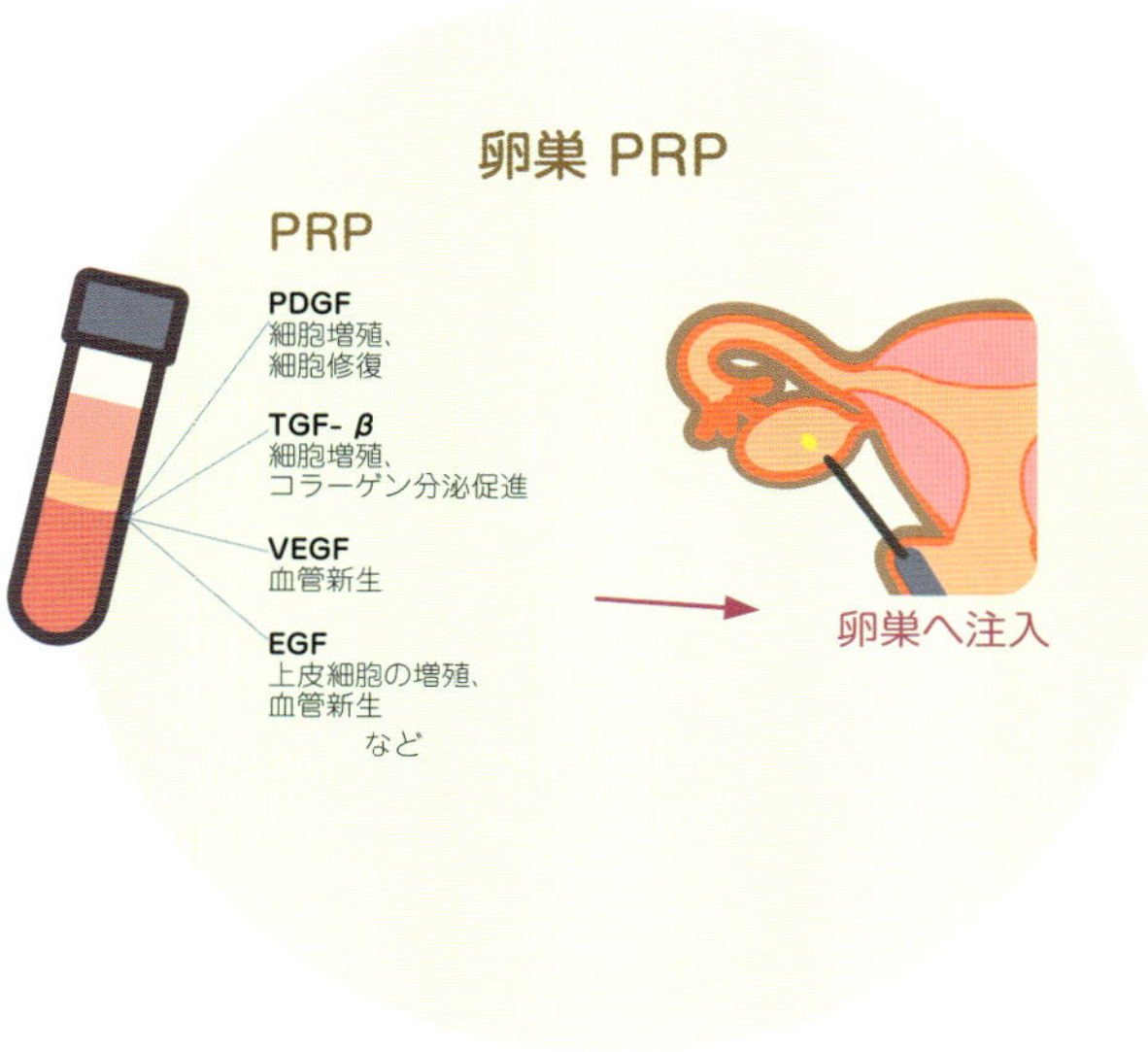

PRP 療法について

PRP 療法と妊娠への期待

PRP 療法はどのように行われているのでしょう？

PRP の主成分は血小板です。血小板は血液に含まれる成分で、例えば指を切ったときなどに出血をとめる止血の働きがあるといわれています。

血小板には、血小板由来成長因子（PDGF)、血管内皮細胞増殖因子（VEGF)、上皮細胞成長因子（EGF)、線維芽細胞増殖因子（FGF）など様々な細胞成長因子が含まれており、これらの成分が傷口の細胞増殖をするため治りが早まります。このことを不妊治療に応用し、PRP を子宮内に注入することで、子宮内膜では細胞の成長が促進され内膜の環境が良くなることが期待され、移植胚が着床しやすくなり妊娠が期待されます。

また、卵巣に注入投与することで卵胞が発育することが期待でき、それにともない採卵数が増えることが期待されます。

PRP 治療の方法

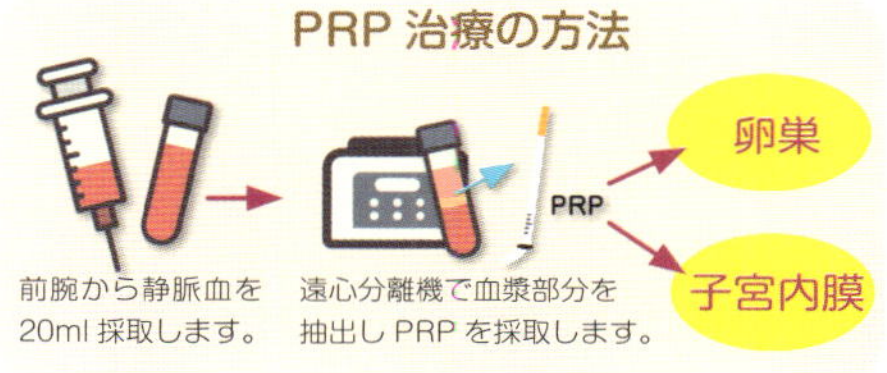

PRP 実施認可施設（不妊治療）

日本には、生殖補助医療（体外受精など）を行う不妊治療施設が約 600 施設あります。そのうち厚労省の認可を得て PRP 療法を実施している施設は 49 施設あり、子宮 PRP 実施が 47 施設、卵巣 PRP が 20 施設、両方とも実施しているのは 18 施設です（2024 年 8 月時点／不妊治療情報センター）。

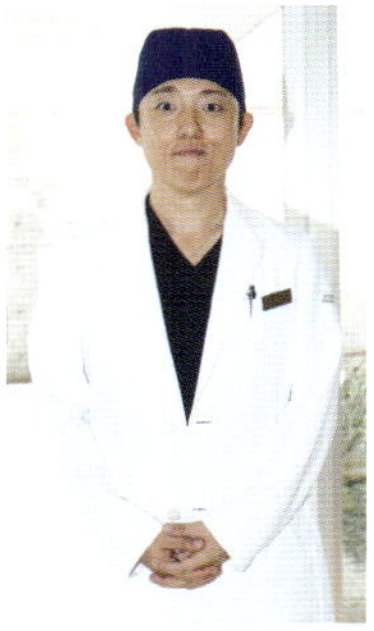

先生からのご意見

卵巣 PRP 療法は、患者さんが本当に最後の 1 つの選択肢として知っておいた方が良い治療法にはなっているのかなと思います。実際の治療結果のデータを見て、費用面を考えた上で決定したいとか、実際に患者さんご夫婦が費用対効果を知った上で決めていく医療かと思います。

今のデータだけでは、医療者の方から「PRP のみで有意な結果が出ます」とまでいえるデータは無いと思います。今後もデータの蓄積と解析が必要です。当院でも 80 症例のうち、出産まで確認できているのが 3 症例です。そのケースは難治性の高い症例ですから、その方にもう治療はする意味がないというわけではなく、1 つの選択肢として提示してできるのが PRP 療法だと思っています。実際にやってきてわかったこととして、各年代で提示する時期を見誤らないということがすごく大事だということです。例えば、40 代の方々が、本当に卵子が採れなくなってから PRP に出会うのと、AMH 値 1 あるぐらいで選択するのとでは、効果の違いもあります。今後いろいろなデータが出てくると思いますので私たちも期待しながら治療を進めていきたいと考えております。

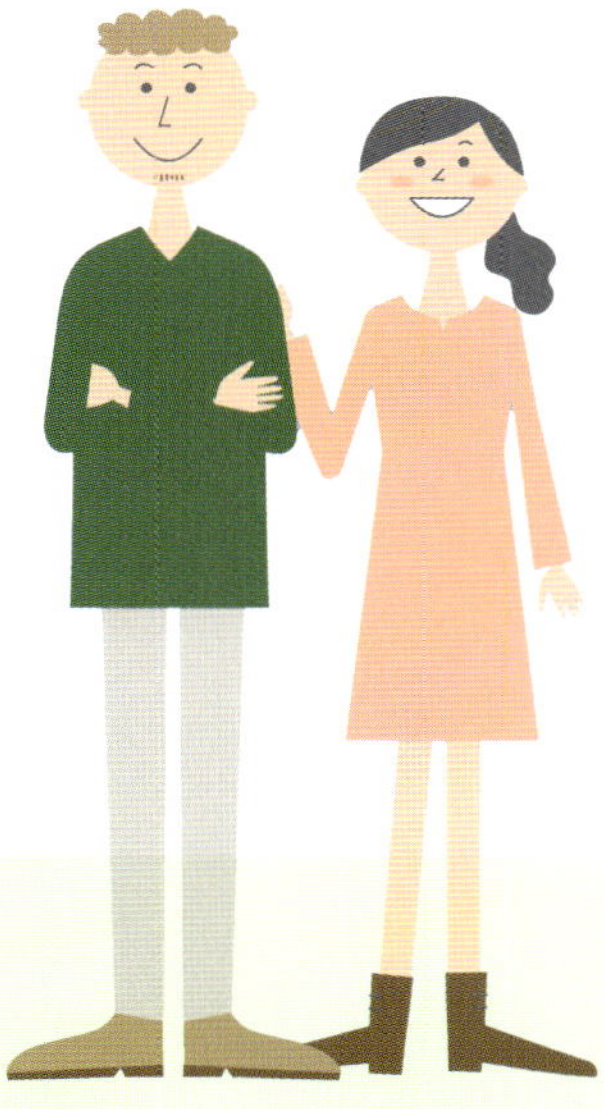

M さん夫婦

妻 44 歳： AMH 値 0.64
夫 42 歳： 精液所見 特に問題なし

年齢的には妊娠の確率が低くなって卒業を考える頃ですが、PRP に希望をかけ、投与後の採卵 3 回で 2 個の卵子という状況下、2 個の凍結初期胚を 2 回戻して 2 回目の移植で妊娠、出産に至りました。
スタッフ皆が深く感動した症例です。

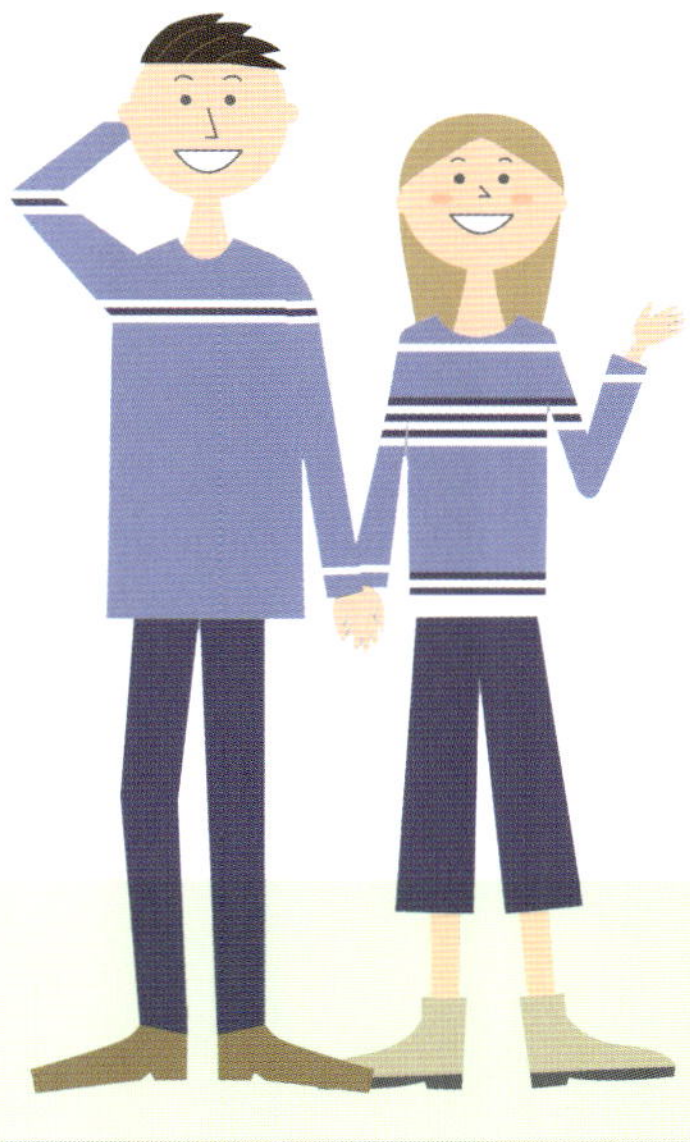

L さん夫婦

妻 43 歳： AMH 値 0.01
夫 46 歳： 精子所見 特に問題なし

43 歳の L さんは治療歴が長く、排卵誘発で卵子はなんとか採れるものの、移植胚ができません。PRP に臨んで、その後に採卵してできた移植胚で妊娠し、無事卒業。出産の連絡が届きました。もっと早くに PRP をしていたらとのコメントも。

10 病・医院からの話題

子宮内環境を整えることで妊娠へ！

良好胚を移植しても妊娠に至らなかったケースなどで、子宮内フローラ検査をして、結果に応じて子宮内環境を整えることで、その後妊娠するケースが増えています。

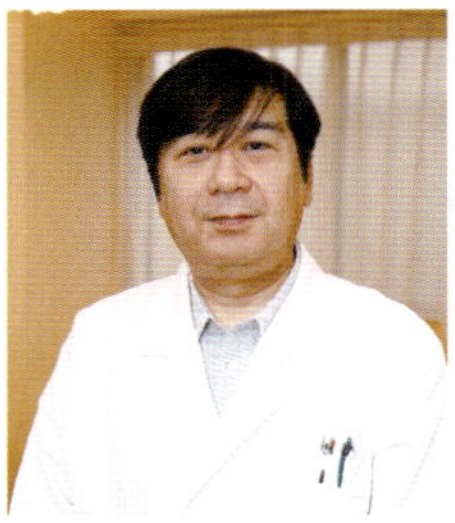

馬車道レディスクリニック
池永秀幸 先生

子宮内フローラ ラクトバチルス菌

30歳2人目不妊で、子宮内フローラ検査を行ったところ、ラクトバチルス36・1％と善玉菌が少なかったため、抗生剤とサプリメントで治療。その後再検査をしたところ、ラクトバチルス99・1％と大幅に改善し、その後2周期で自然妊娠した例があります。

また、34歳でやはり2人目不妊の方。こちらは凍結胚を移植しても妊娠しなかったため、子宮内フローラを検査したところ、ラクトバチルス0.1％と悪く、子宮内環境を治療で整え、94・4％と改善後に胚移植をしたところ、直ちに妊娠した例などがあります。

このように、子宮内フローラの改善が妊娠に結びついたと思われる例が増えてきています。

子宮内フローラ検査は、子宮内の菌環境を調べる検査で、不妊治療の保険適用化に伴い、２０２２年６月に先進医療Ａとなりました。

子宮内腔液の細菌を解析し、子宮内細菌叢を正確に検査、把握します。

この検査結果に基づいて治療を行うことで、子宮内フローラが整うと着床環境が改善し、着床率の向上、妊娠率の向上が期待できます。

これは、不妊治療で体外受精を行った妊婦さんにはラクトバチルス菌が豊富な人が多いという事実から、不妊治療では、子宮内フローラを整えることが重要なのだと考えられます。

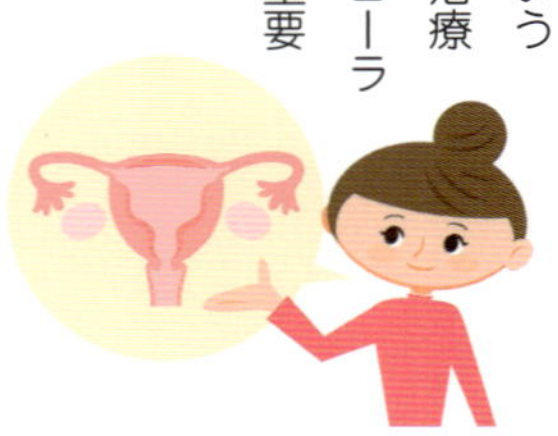

子宮内膜症患者のＡＲＴ（体外受精）治療開始時の重要性

患者さんそれぞれに不妊症の原因があり、それぞれに子宮環境や身体の状態などの違いがあります。

子宮内膜症の場合、外科的手術が先かＡＲＴが先かが検討材料となることがあります。結果、ＡＲＴを選択し、最初の胚移植で妊娠することもあります。

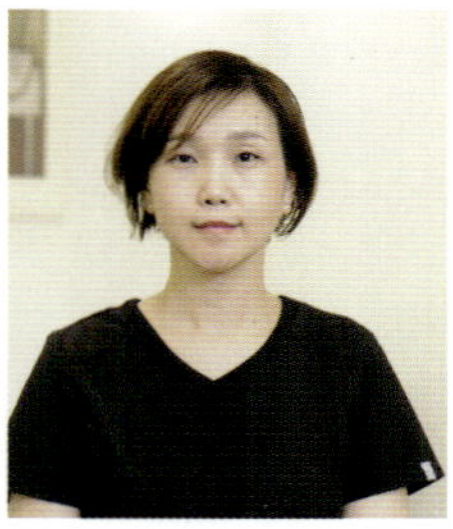

園田桃代 ART クリニック
園田桃代 先生

ＡＲＴ開始時期の重要性

近くの総合病院の婦人科で、チョコレート嚢腫のホルモン療法を終了した患者さんが、その後、腫瘍サイズが増大したため、ＡＲＴを行う前に外科的手術を行うか否かについての検討が必要となりました。

そこで、様々な可能性を説明した上で、患者さん本人の年齢が40歳直前ということもあり、まずはＡＲＴの選択をしました。

その結果、1回目の胚移植で妊娠が成立し、子宮内膜症患者さんにおけるＡＲＴ治療開始時期の重要性を再認識いたしました。

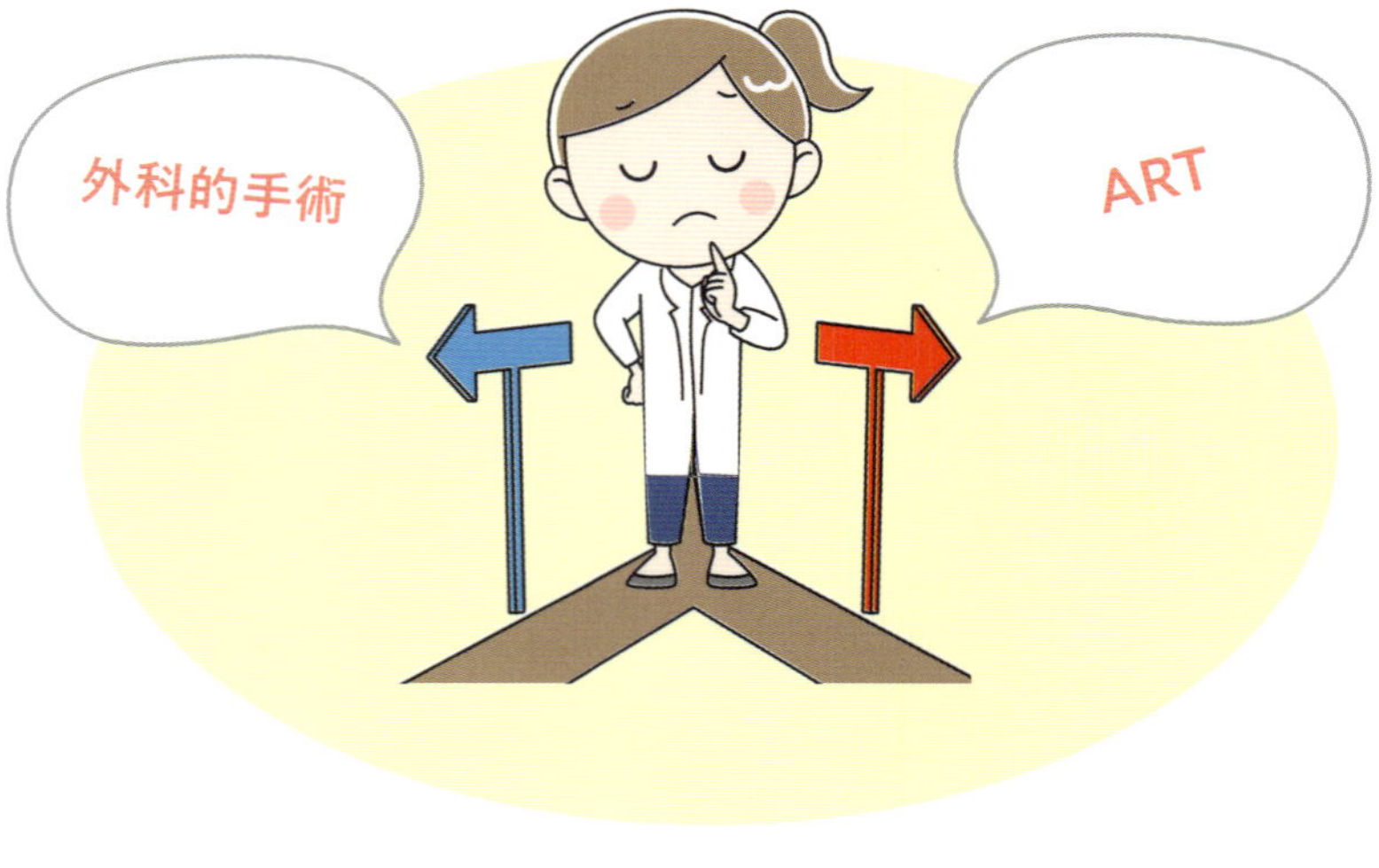

婦人科疾患が原因の不妊症は、手術で自然妊娠が可能に

　移植可能な胚ができると、移植準備に進みます。移植には採卵した周期に戻す新鮮胚移植と、一度凍結して後に戻す凍結融解胚移植があります。

　新鮮胚移植の場合は、胚盤胞であれば採卵から5日ほど後に移植、初期胚であれば採卵から3日ほど後に移植となります。

　しかし、良好胚をいくら戻しても妊娠しないケースで婦人科疾患がある場合……

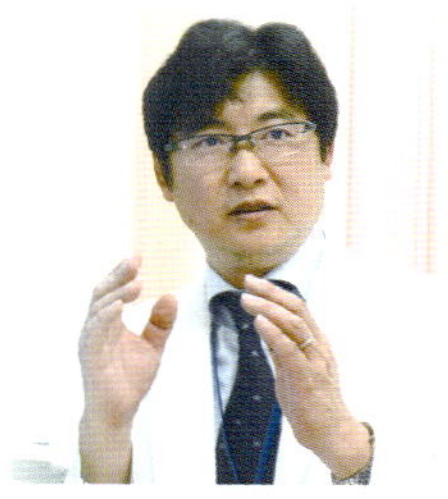

常滑市民病院
黒土升蔵　先生

手術で治る不妊症

　不妊症では、子宮筋腫や子宮内膜症、子宮内膜ポリープなどの婦人科疾患がその原因となっている場合があります。

　先日当院で経験した30歳代の患者様の経過を紹介します。この患者様は、他院ですでに体外受精を複数回行われていましたが、なかなか妊娠できず、セカンドオピニオンを求めて当院へ受診されました。内診をすると、たくさんの子宮筋腫を認めました。当院でも体外受精を行いましたが、良質な受精卵はたくさん獲得できるのですが、何度移植しても着床しませんでした。

　患者様に、多数の子宮筋腫が受精卵の着床を邪魔している可能性があり、それらをすべて摘出した上で移植を行うことを提案させていただき、後日腹腔鏡下子宮筋腫核出術を施行しました。

　腹腔鏡手術は、おなかに5ミリほどの小さい穴を数箇所開け、そこから腹腔鏡と呼ばれる内視鏡を挿入して、モニター画面に映し出されるお腹の中の様子を見ながら執刀する手術法です。

　開腹手術と比べて傷が小さくて目立たず、術後の復帰も非常に早いことが特徴です。

　この患者様は、手術を受けて3カ月ほど休養をとっていただいた後に移植を再開する予定でしたが、なんと自然妊娠されました。

　このように、子宮筋腫や子宮内膜症、子宮内膜ポリープなどの婦人科疾患が不妊症の原因となっている場合には、それらを手術的に切除、または摘出することにより妊娠できるようになることを、読者の皆様にお伝えしたいと思います。

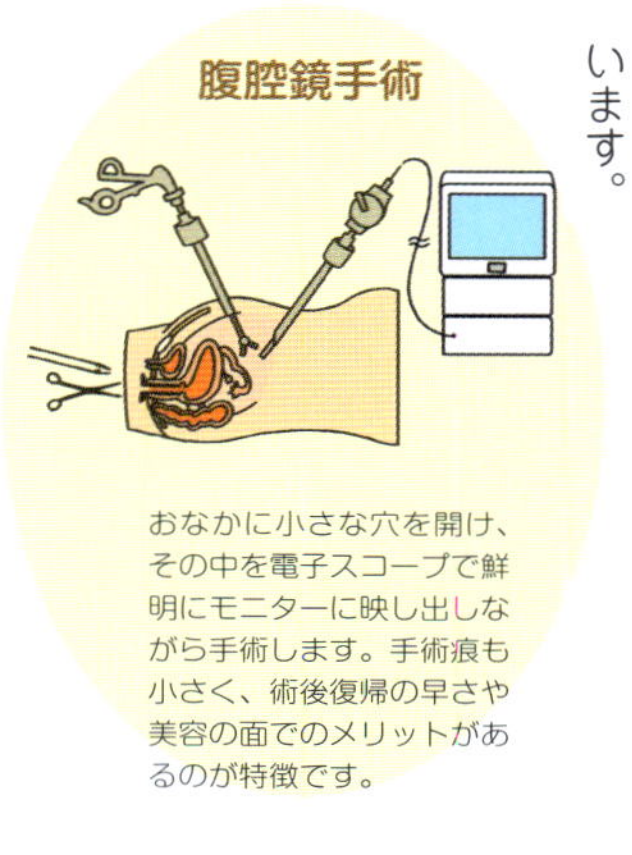
腹腔鏡手術

おなかに小さな穴を開け、その中を電子スコープで鮮明にモニターに映し出しながら手術します。手術痕も小さく、術後復帰の早さや美容の面でのメリットがあるのが特徴です。

子宮PRP療法で驚きの妊娠！

　子宮PRP療法は、必ずしも子宮内膜を厚くするわけではないですが、厚くならなくても着床を促す効果が期待できるため、驚くべき症例に出合うことがあります。

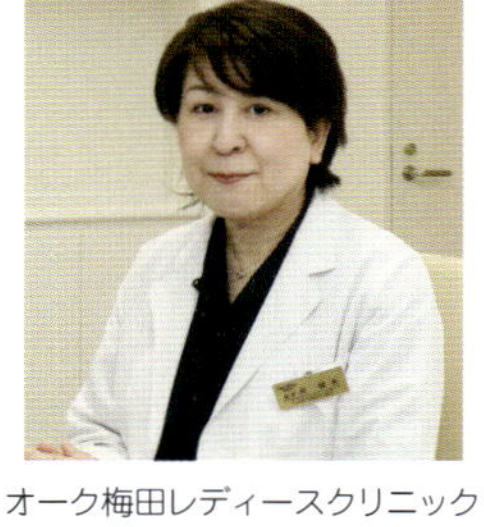

オーク梅田レディースクリニック
林輝美 先生

子宮内膜が厚くならないのに妊娠していく

　ホルモン補充周期による胚移植では、エストロゲンを投与して子宮内膜を厚く育てていきます。一般的には7ミリ以上の厚みが胚移植に適しています。

　大半の方はこれで厚くなるのですが、中にはエストロゲンを投与しても一向に厚くならない方がいます。

　割合でいうとごく少数ですが、その方たちにオススメしたいのが子宮PRP療法です。

　子宮内膜が厚く育たない原因には、ホルモンへの反応が悪い、子宮の手術歴、子宮内膜の癒着などが挙げられますが、原因不明の場合も多いです。

　PRPには様々な成長因子やサイトカインが含まれています。その中の細胞増殖を促す因子の働きによって、内膜を厚くする効果が期待されます。

　しかし、PRPを投与しても残念ながら内膜が薄いままの方もいらっしゃいます。

　そのような場合でも患者様と相談の上で胚移植に進むことがあります。

　やはり、内膜が7ミリ以上に比べると妊娠の可能性は低いですが、妊娠に成功された方もいます。中には5ミリ台で妊娠したケースもあります。

　実はPRPに含まれる因子には、組織再生、炎症反応、抗菌作用などにも働いているものがあります。それらが、子宮内の環境を整え、着床を促したのではないかと考えています。

　せっかくPRPを投与しても内膜が厚くならないので、患者様も落ち込んでおられたのですが、そのような状況下でのまさかの妊娠で、お互いに驚きました。

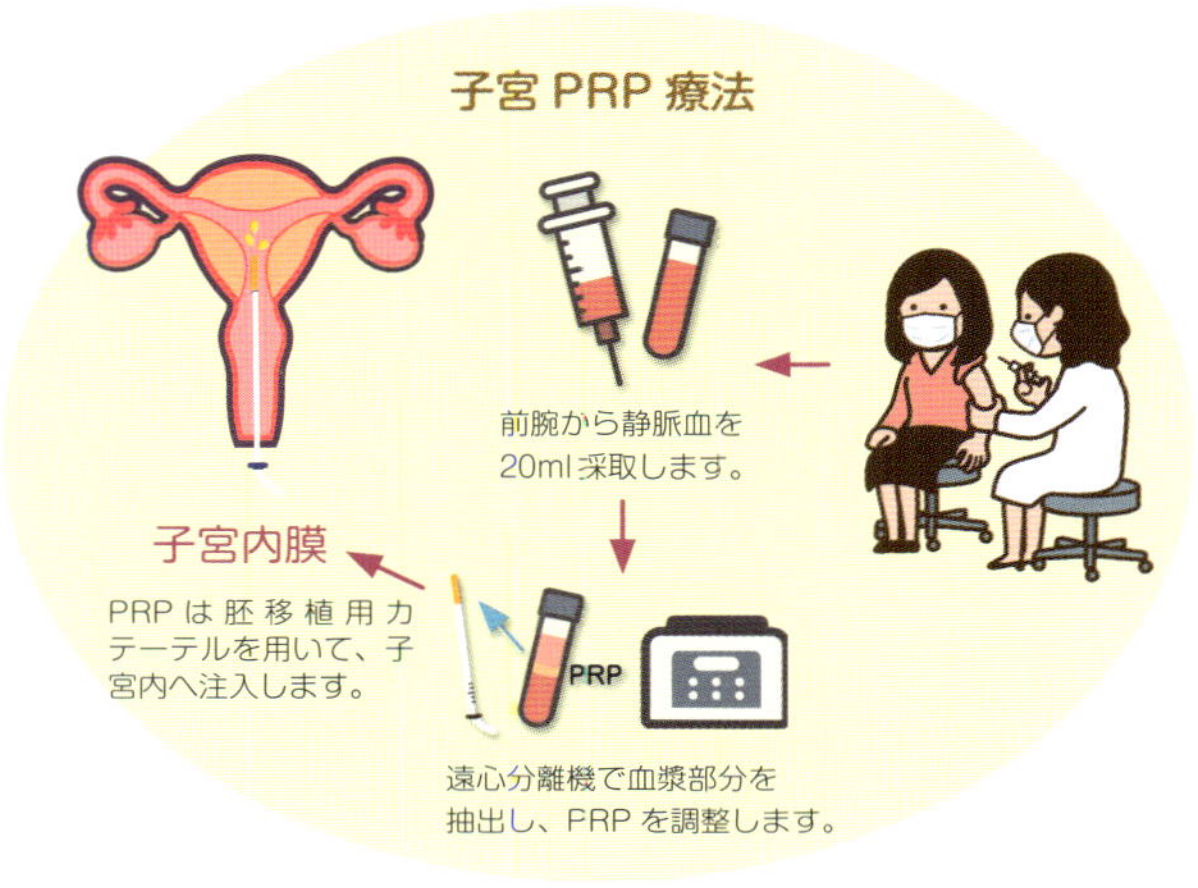
子宮PRP療法
前腕から静脈血を20ml採取します。
PRP
遠心分離機で血漿部分を抽出し、PRPを調整します。
子宮内膜
PRPは胚移植用カテーテルを用いて、子宮内へ注入します。

Q&A よくある相談

それぞれの治療に関する相談をピックアップして紹介します。ひとことで不妊治療と言っても、夫婦それぞれの症状、事情も異なるため、内容は大きく違います。自分１人だけと思わずに、ぜひ参考にしてみてください。

Q1

妊活は来年辺りから始めたいと考えていますが、ピル服用中でもできる不妊検査や月経不順の原因を知れる検査があるのかを知りたいです。

ピルをやめると日常生活に支障が出てしまうため、できればピル服用の一時中断はしたくないです。

A

妊活は来年からとのことですので、もう少し、このままで様子を見ていき、妊活スタートする時期にきたら、医師と相談の上、ピルもどうするかご相談いただくとよいと思います。できれば、不妊治療専門のクリニックで検査のことを含め相談されると良いですね。

まずは月経不順となっている要因を検査する必要があると思いますが、一旦ピルを中止しなければなりません。

ピルを中止し、脳から分泌されるホルモンの状態や卵巣が働いているかなど調べ、その結果で今後の治療が決まってきます。

専門クリニックでは、たくさんの症例を扱っていますので、必要な検査を受けることが可能です。保険範囲で行える検査や自己負担となる検査も含まれてくるかと思われますので、費用なども確認するとよいでしょう。

ピルを服用しているので、必要な検査は必ず受けるようにしてくださいね。

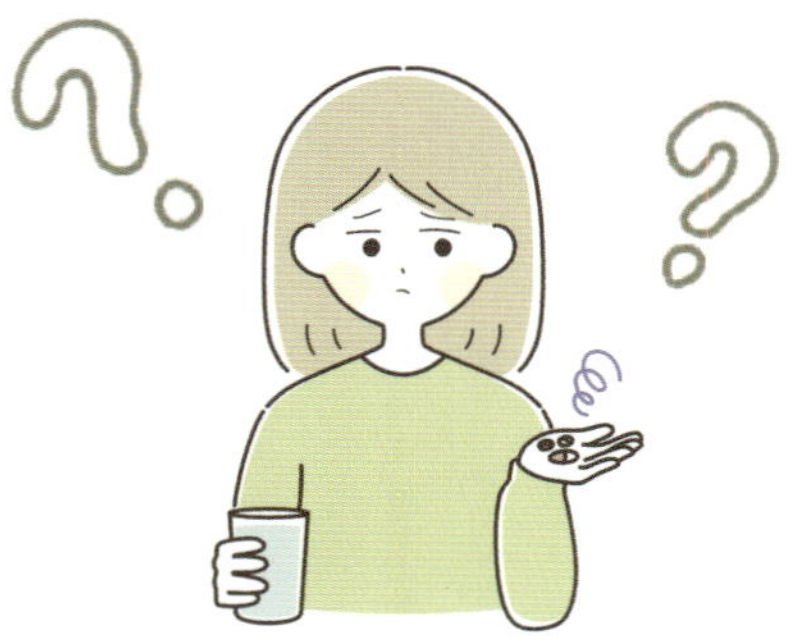

Q2

不妊治療の病院の選び方を教えて欲しいです。遠くてもよいのか、近いほうがよいのかなど、はじめに知っておくべきことをお願いします。

A

不妊治療には、タイミング療法、人工授精、体外受精があります。どこまでの治療を希望するかによって、受診施設なども変わってきます。

検査やタイミング、人工授精であれば一般の婦人科でも可能ですし、体外受精となると体外受精を行っている施設となります。

いずれの治療にしても、通院回数が多くなってしまうため、自宅から近くにある施設か、職場から行きやすい環境にある施設などいくつか候補を出し、その中から決めるのがよいと思います。

治療には、ご主人も同伴が必要になることもありますので、ご夫婦で相談し決めることも大事ですね。

相談しやすい医師や、看護師、専門スタッフがいる施設もよいですね。

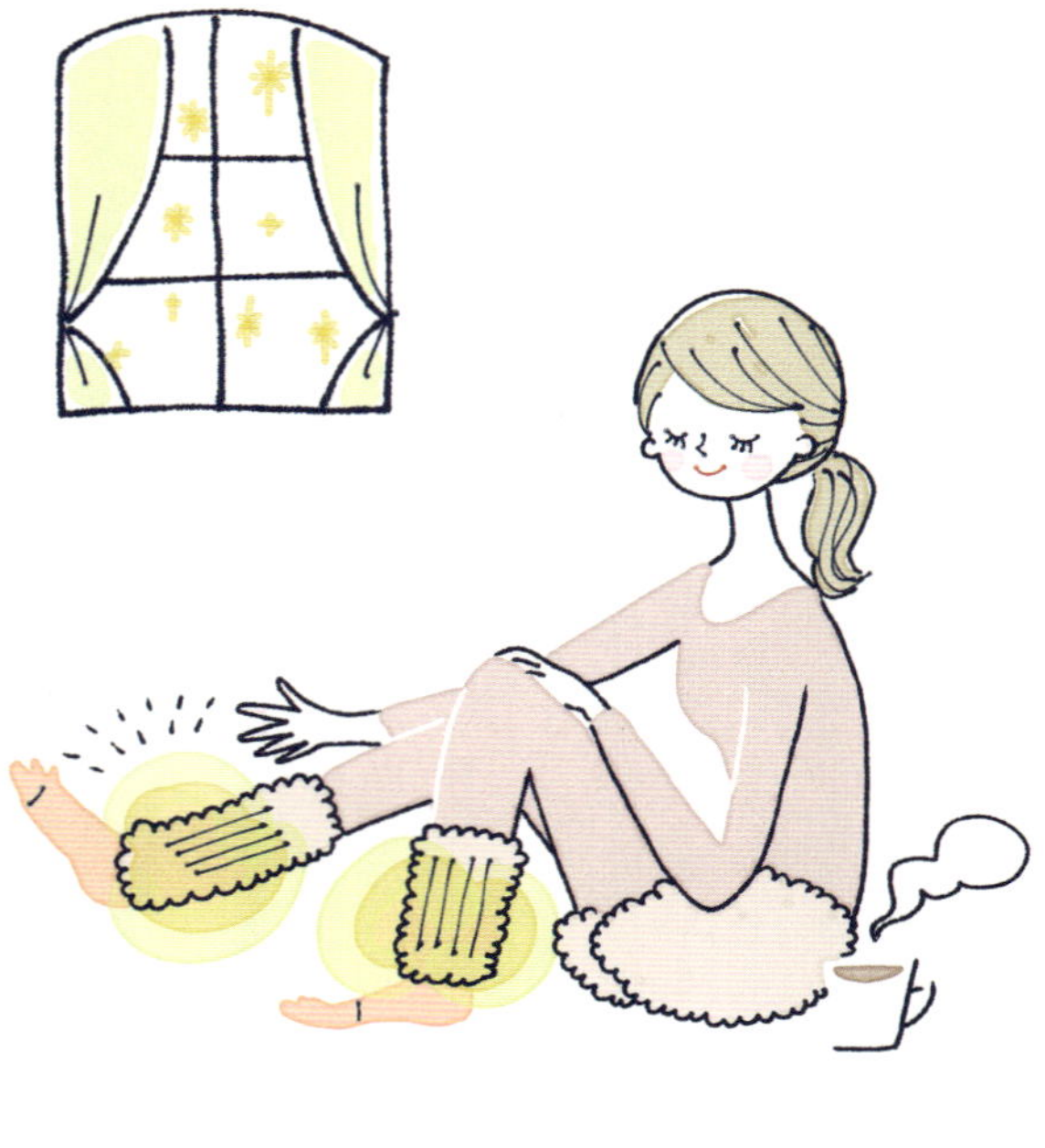

Q3

結婚７年目の夫婦です。子どもは欲しいと思っていますが、ここ３年ほどレス気味です。夫は 20 代後半で、不妊という実感がないようですが、私は 40 歳手前で正直焦っています。不妊治療は夫婦でしたほうが良いと思いますが、まずは妻だけ検査するのはありでしょうか？

A

妊娠成立しない要因には、女性の問題だけではなく、男性の要因もあります。そのため、検査はできるだけ２人で受けるのがよいのですが、まずは奥様が先に検査をしても良いと思います。

ご主人には、あまり不妊という実感がないとのことですが、7年の間には排卵日のタイミングで性生活を持った周期もあったかと思います。そのなかで妊娠成立しなかったということは、何らかの原因があるのかもしれません。

初診時には、問診などで既往歴や月経周期などに関することを書くことが多いです。検査では、血液検査でホルモン値を調べ、卵巣機能に問題がないか、排卵が起きているかなどを確認します。ホルモン検査は、月経周期に合わせて数回の検査が必要になります。

そのほかに、卵胞の発育の様子、子宮内膜の厚さ、子宮筋腫や卵巣嚢腫などの病気を超音波検査で確認します。

また、卵管の通過性を診るために通水や子宮卵管造影などの検査をします。これは、卵管の状態によって痛みが伴うこともありますが、卵管の通過性に問題がなければ大丈夫です。そのほかにも性感染症や肝炎などの感染症の検査もします。

これらの検査が一通り終わるまでに、約２カ月の期間が必要になります。

男性の検査は、問診と精液検査が主になります。妊娠が成立するうえで必要な、精子の数や運動率を調べる大事な検査で、また精液検査の結果によっては治療の方向性が大きく変わるので、早めに受けておきたい検査です。たとえば、精子の数や運動率が低ければ自然妊娠が難しくなるため、体外受精や顕微授精が適応になることもあります。

保険診療で不妊治療を行う前には、カップルが同席して治療計画書の説明を受け、同意することが必要です。

そのため、治療計画を立てる前にはご主人の検査が必要になります。ご主人とよく相談して、一緒に通院できる日を探してみましょう。

初診時は、保険が適用しない検査を行うこともあるので 1~3 万円程度かかると思います。詳しいことは、通院予定の病院に確認するとよいでしょう。

Q4

自然妊娠を２年半希望しているのですが、一度流産があったものの不妊に悩んでいます。

自然な方法で妊娠しないのであれば、人工授精をしても効果は期待できないのでしょうか？

精子の検査では問題ないと言われています。

A

流産とはなりましたが、一度は妊娠が成立しているので、自然妊娠は期待できると思います。精子にも問題がないようですので、人工授精にトライしてみてもいいと思います。

人工授精は、排卵日に合わせて採取した精液を洗浄し、精子を子宮内に注入する方法になります。

直接精子を子宮内に入れるので、より多くの精子が子宮内に入ることになります。運動性のある精子のみを子宮内に入れるため、卵子までの距離も縮まり、自然妊娠よりは妊娠が期待できると思います。

タイミング療法だけでは、たくさんの精子が子宮内に入っていないと考えられる場合に有効な手段になります。性交後試験（フーナーテスト）を行ってみると、自然な状態でたくさんの精子が子宮内に入っているのか、どうかがわかります。

人工授精での妊娠率は５～20％、平均して 10％くらいですから、タイミング療法での妊娠率とそう変わりはありません。一般的に、治療回数は４～６回とされています。人工授精を繰り返しても妊娠が成立しない場合には、希望するのであれば体外受精を受けることができます。

不妊治療施設を受診されて、ほかに妊娠を難しくさせる原因がないか検査することで、今後の治療方針も見つかるかと思います。

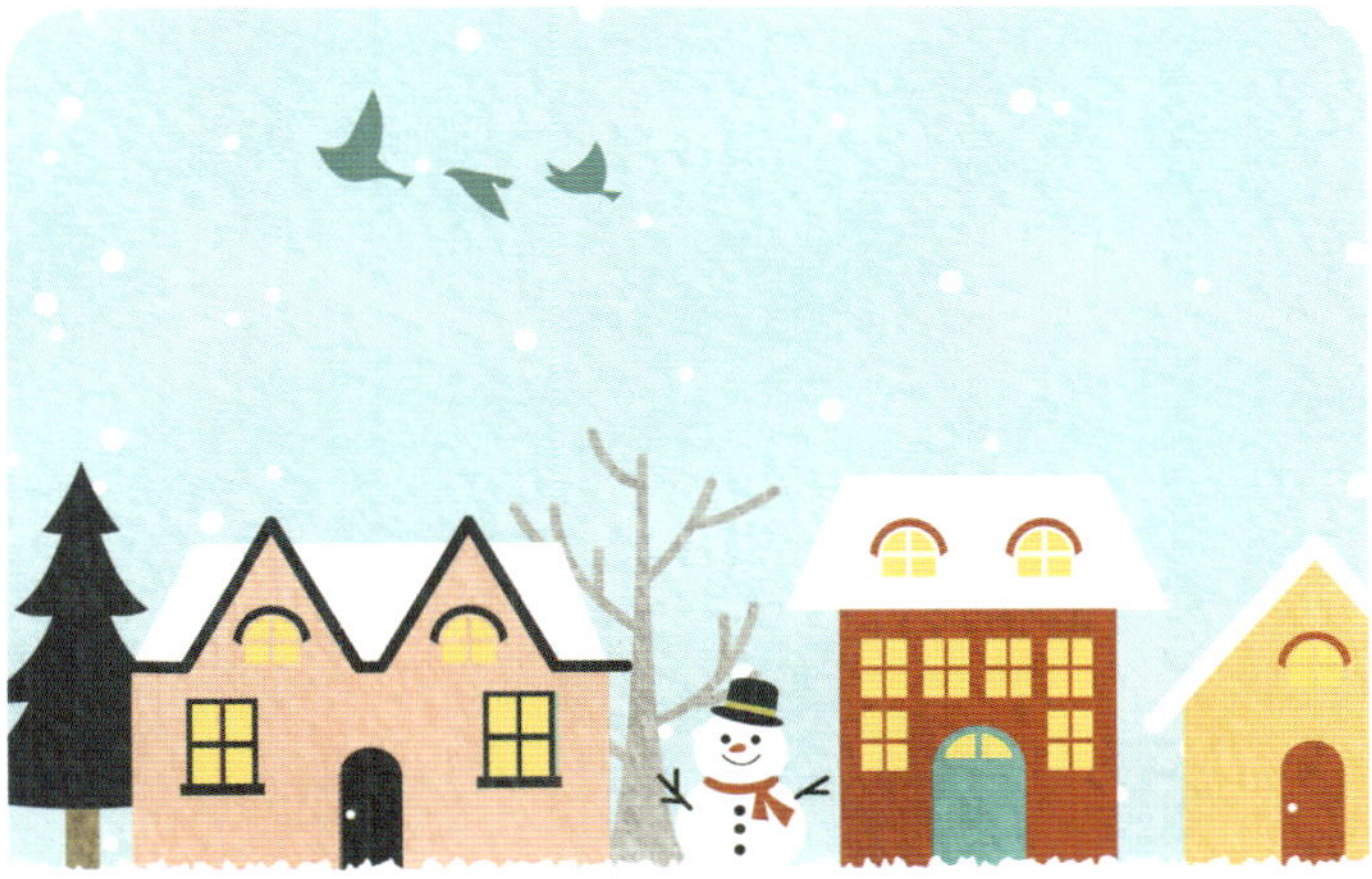

Q5

人工授精を３回受け、３回とも妊娠には至りませんでした。

私は特に不妊検査は受けておりませんが、毎月規則正しく生理がきており、基礎体温にも異常は見られません。また、夫の精液所見も著しく悪いわけでもありません。

今後どうすべきか、ご教示下さい。

A

目安の回数を繰り返しても妊娠成立されない場合には、同じ方法で行っていくよりは、希望があれば、次の体外受精へ進むという選択肢があります。

奥様の卵管の通過性検査も受けられたらよいかと思います。

人工授精での妊娠率は5～10%とされ、平均的な妊娠率は1回あたり10%前後になります。人工授精の目安の回数は４～６回、そのうち人工授精３回までに妊娠成立される人は79%で、４回目では89%の妊娠率となります。

これはあくまでも統計学上の妊娠率になりますので、１回で妊娠成立される人もいますし、10回目の人工授精で妊娠成立される方もいます。

ご主人の精液検査については、人工授精時に検査を行っていますので、まずは奥様の検査をされるのがよいですね。

人工授精を３回行ったとのことですから、卵管の通過性に問題がなければ、あと１～２回は人工授精で様子をみてもよいと思います。目安の回数を過ぎてもよい結果にならなかった場合には、体外受精を行うことで、卵子の確認と受精の確認、胚の発育を確認することができます。また、その後、人工授精へ戻すということも可能です。

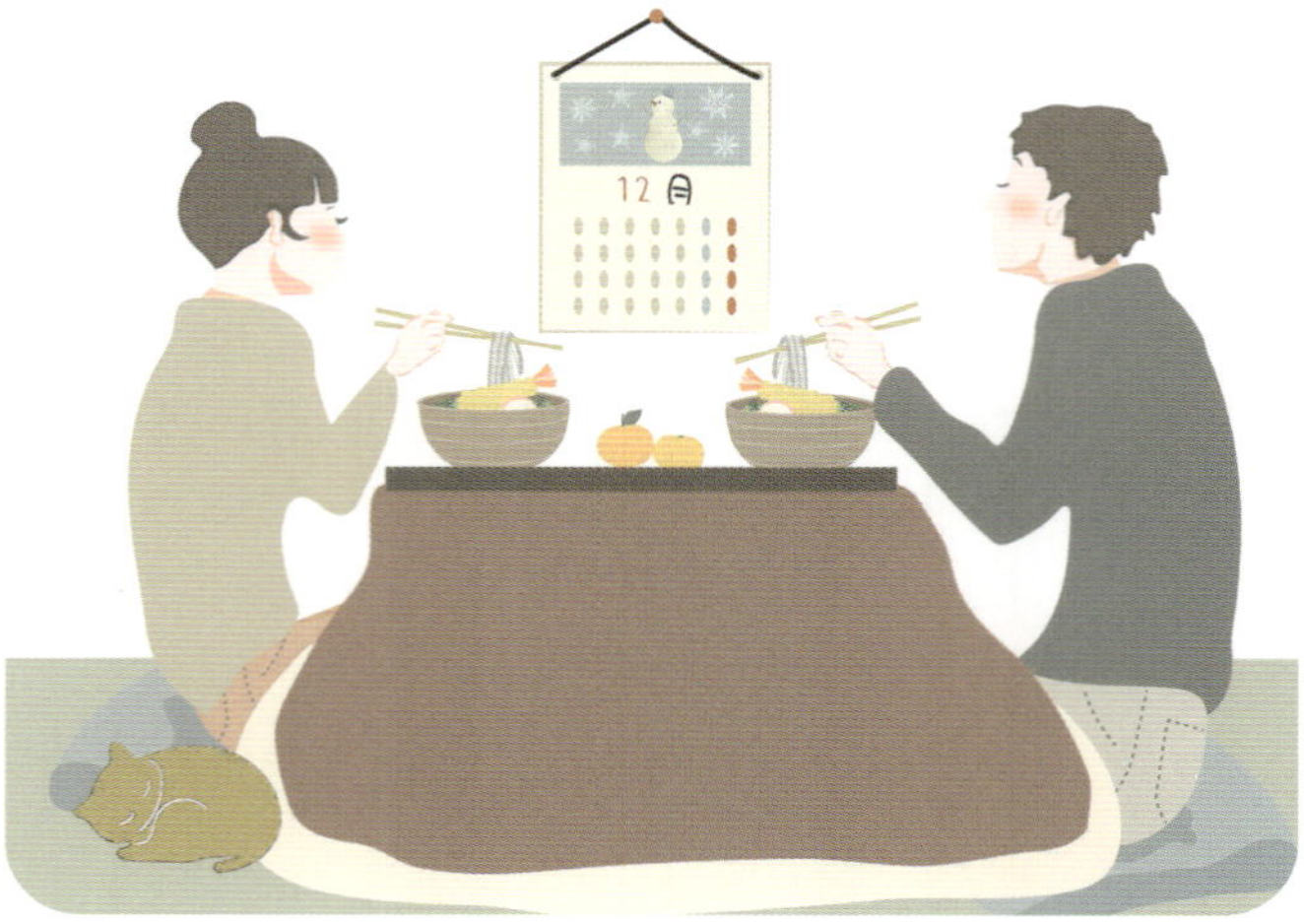

Q6

通院中の不妊治療クリニックの先生からの提案で、「クリニックにある遠赤外線応用医療機器を３カ月レンタルし使い続けて、体調も卵の調子も整えてから、採卵してみてはどうですか」と提案がありました。先生からの提案に、不安や心配だらけです。

A

実際にどれだけの効果が得られているのか、遠赤外線応用医療機器を使用した人の妊娠率など説明を受け、それからどうするかを決めてもいいのではないでしょうか。

今後の方針としては、遠赤外線応用医療機器を３カ月レンタルし、子宮内の状態を整えようとのことなのですね。

確かに、３カ月何も治療をしないということに少し不安を感じるということは理解できますが、今までと同じ治療方法ではなく、何かを変えることで良い結果に結びつく可能性もあります。

また、不妊治療をしている医師にはいろいろな考え方がありますので、別の施設の医師の考えも参考にするのも良いかと思います。現実的なこととしては、着床前診断なども方法としてはあるかと思いますので、それも相談されてみてはいかがでしょうか。

しかし、この検査を行う場合には保険適用ではなく、自己負担になってしまい、費用はかなりかかってしまいます。

新鮮胚移植よりは、凍結受精卵融解胚移植の方が妊娠率は高いので、今後は胚盤胞凍結を検討されるとよいのかもしれません。

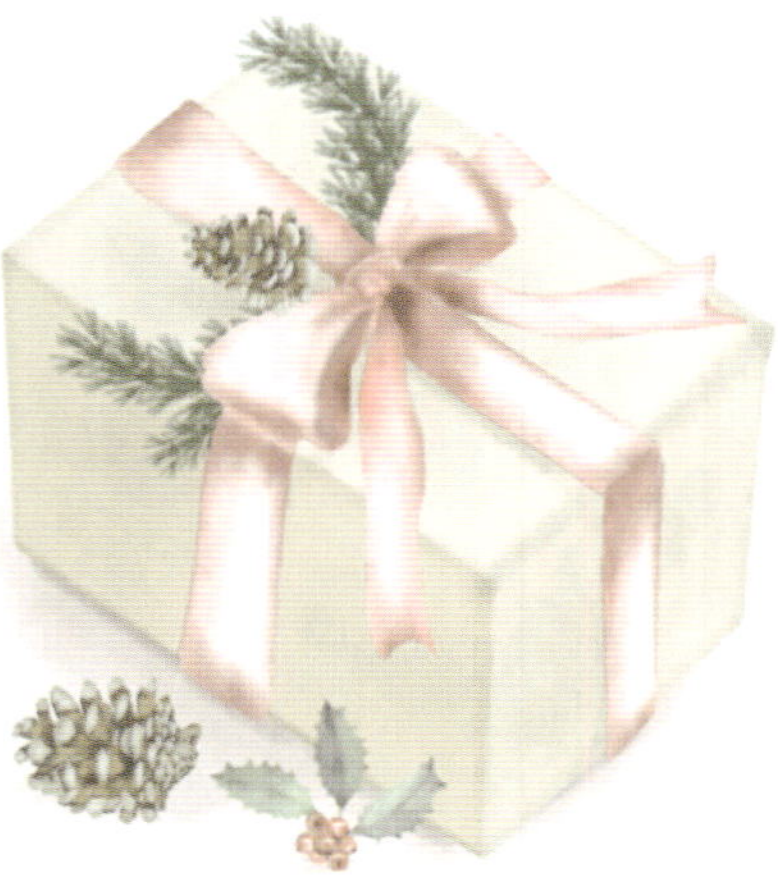

Q7

今回初めて体外受精をし、凍結胚を戻したのですが、着床しませんでした。ここまでずっと頑張ってきたのに、とても残念です。また、不妊治療のために仕事を休んだり早退したりが続いて大変です。

何も悪いことはしていないのに、周囲から色々言われて辛いです。

A

受精ができて、凍結にも耐えられる胚が育っているのですから、今後も治療を継続することで、良い結果に繋がるのではないでしょうか。焦らずに進んでいきましょう。

体外受精での妊娠率はそれほど高くなく、移植当たりの妊娠率は 35 歳から 40 歳で約 35% になります。1 回の胚移植で妊娠成立することもあれば、数回繰り返すということもあります。

今回、初めて体外受精を行い、これまででは確認ができなかった卵子の状態、受精の確認、受精卵の発育状況などを確認することができましたね。

周りの人の心無い言葉に傷つき、悲しく、不安になることもあるでしょう。でも、夫婦で決めた治療ですから、気にせず、後悔しないようにしていきましょう。

仕事と治療の両立は本当に大変かと思います。治療周期中に、休んだり早退したりすることは、治療周期以外にしっかり仕事をすれば、周囲の理解も得やすいのではないでしょうか。無理をせず、ゆっくりと進んでいきましょう。

Q8

採卵ができず、体外受精することすらできない。他に治療法はあるのでしょうか？ 卵はたくさん育っているのに、左の卵巣が子宮の後ろにあり針を刺すことができない、右の卵巣は血管があり、リスクが高くて針がさせないと言われました。

A

ある程度実績を積んだ大きな施設では対応されることもあるかと思いますので、相談だけでもされてはいかがでしょう。

左側の卵巣は子宮の後ろにあり、採卵ができない状態なのですね。卵巣の位置が採卵しにくい場所にある場合には、経腟ではなく経腹での採卵をすることもありますが、出血を伴う可能性もありますので、熟練した医師のいる施設か、設備の整った施設で受けるということになります。

または、手術を行うことで卵巣の位置を採卵しやすい場所で固定するということもあるようです。そちらの施設では行っていないようですので、別の施設で相談されてはいかがでしょう。

採卵するために排卵誘発を行っても、卵巣の位置が採卵しにくい場所にあると、危険を回避しなければなりませんので、治療が中止されることになるとしたら切ない気持ちになりますね。

人工授精は無駄ではありませんが、妊娠率が低いため、あまりお勧めはしません。しかし、他に方法がない場合には選択されても良いかと思います。

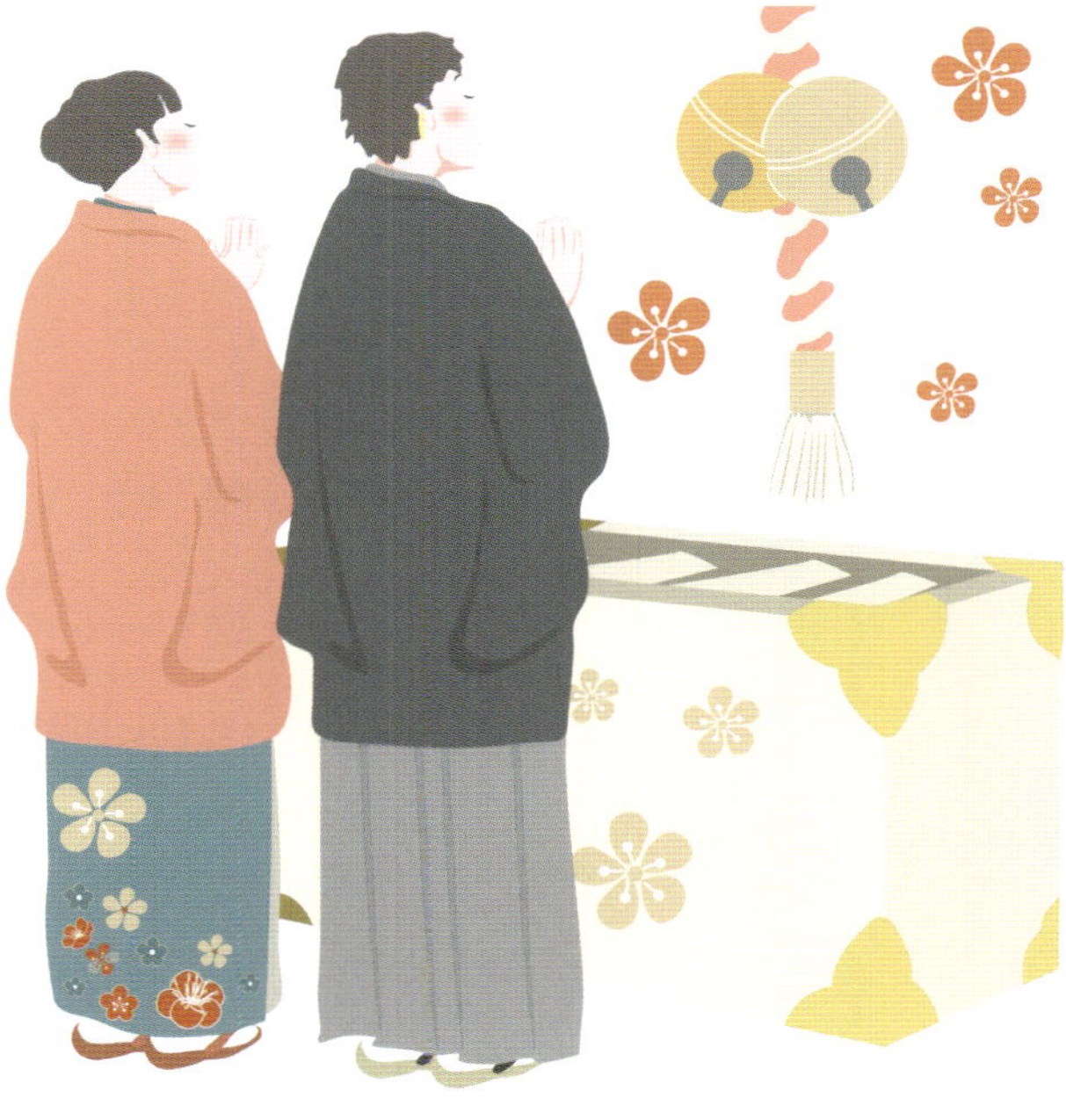

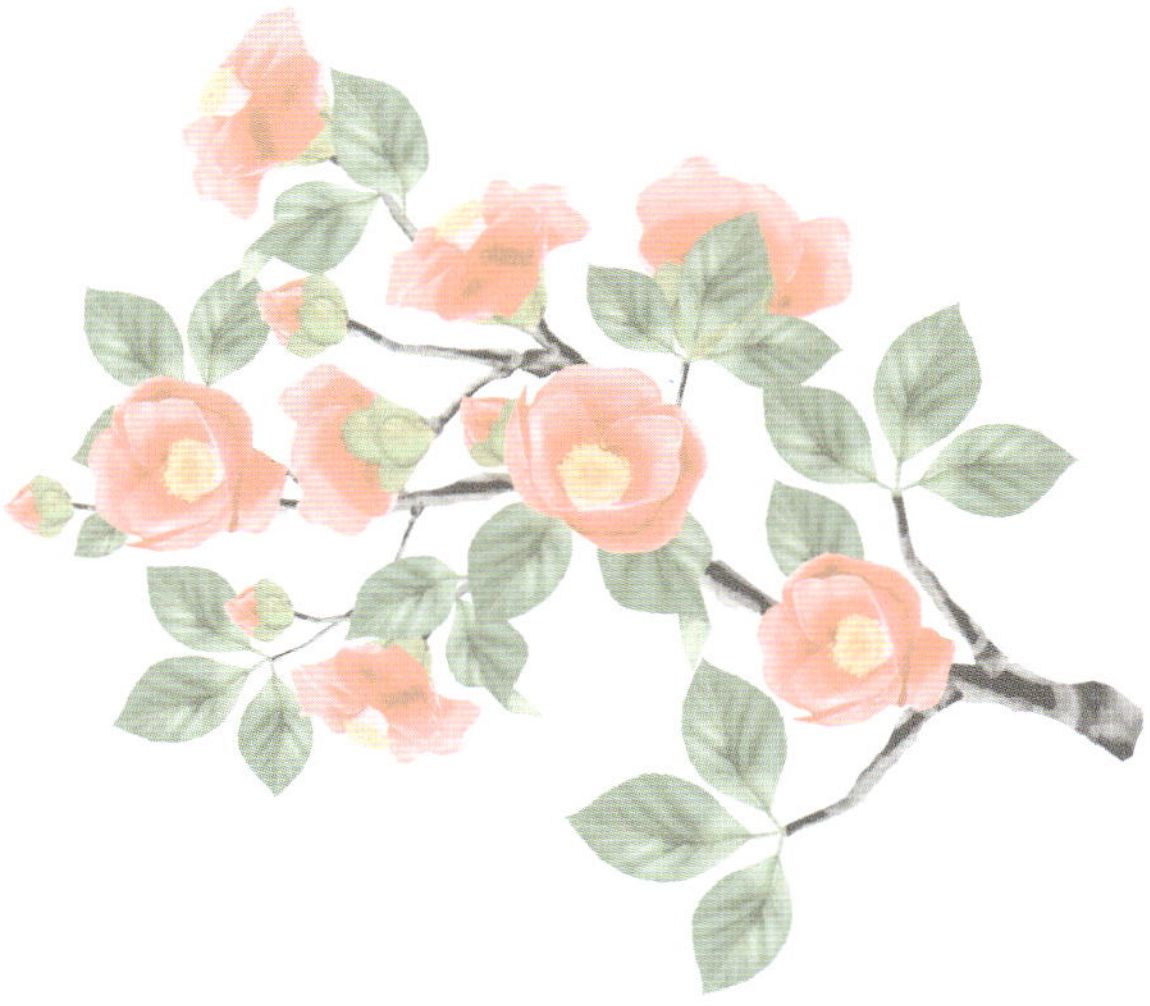

モチベーションを切らさずに治療を！そのためにオンライン診療と検査を上手く活用して妊娠を目指す。

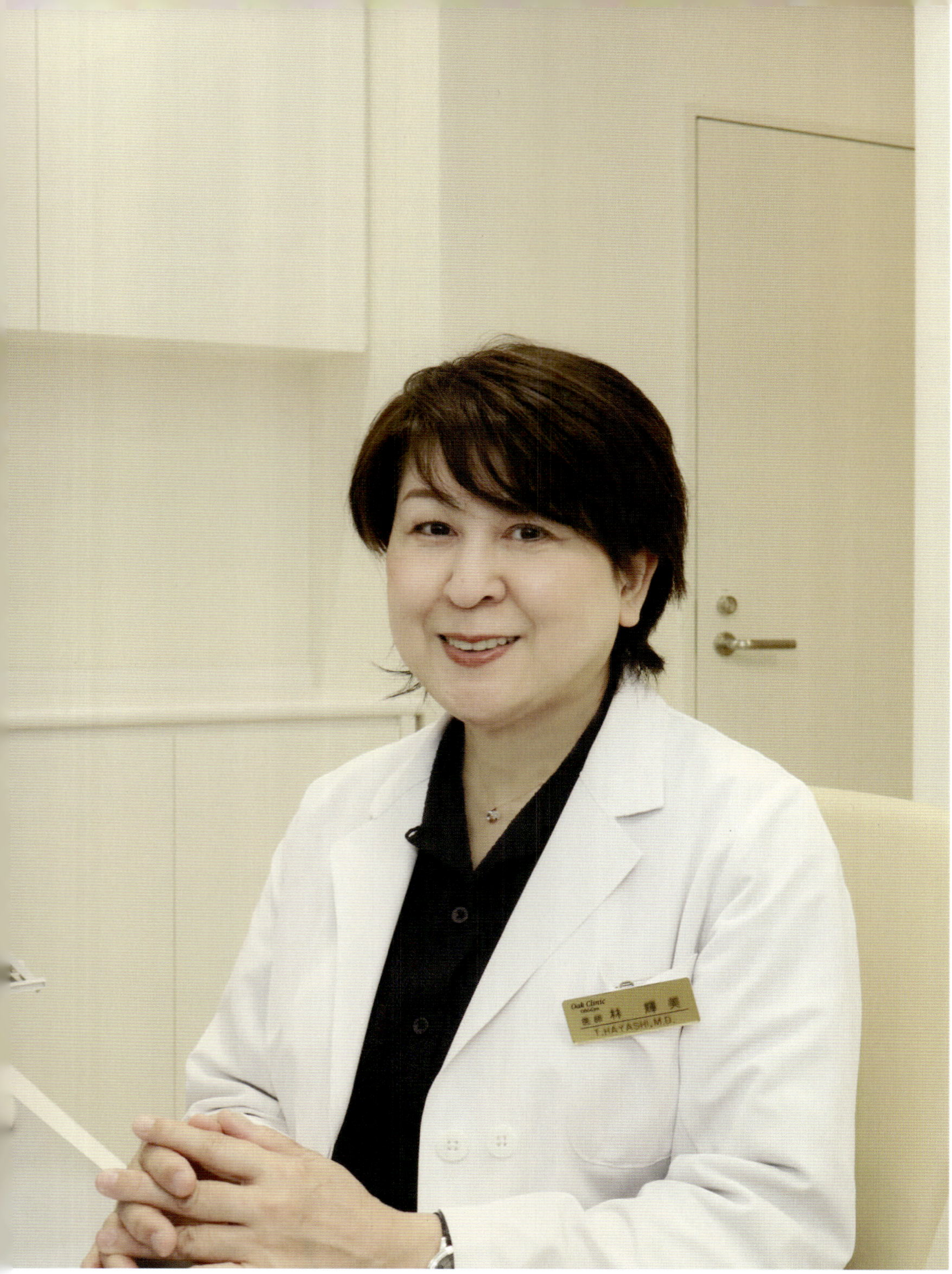

先生の笑顔からは、患者さんへの包容力が感じられるようでした

オーク梅田レディースクリニック

林 輝美 先生

2005年よりオーク住吉産婦人科に勤務。オーク会には、オーク住吉産婦人科の他にオーク梅田レディースクリニック（梅田院）とオーク銀座レディースクリニック（銀座院）があります。

現在、私も梅田院や銀座院でも、多くの患者さまの診療・オンライン診療をおこなっています。診療にあたっては、当たり前のことですが、患者さまに寄り添った丁寧な対応をし、患者さまにとって良い結果に結びつくよう心がけています。

体外受精をはじめ、妊娠に関わるさまざまな医療を提供しているオーク梅田レディースクリニック。最近はオンライン診療を充実させるなど、より多くの方にとって治療を受けやすい体制をさらに充実させ、整えています。そんな最新の診療状況について伺いました。

オンライン診療

オンラインで一般不妊と体外受精の無料セミナーを開催しています。
また、体外受精について詳しく知りたい方向けに、看護師や胚培養士による無料カウンセリング（オンラインもしくは電話）を実施しています。気になる疑問にお答えします。

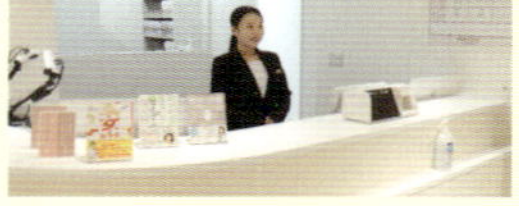

オンライン診療を利用した治療の流れ
（体外受精で採卵をする場合）例

- オンラインで治療方針の決定
- ▼
- 自宅へ注射や飲み薬を郵送
- ▼
- 月経３日目　自己注射スタート
- ▼
- 月経６～８日目 外来にて卵胞チェック
- ▼
- 月経 12 日目以降　採卵

毎日複数のドクターがオンライン診療に対応

◉貴院の診療で特徴的だと思うものについて教えてください。

当院では初診や相談などにはオンライン診療を取り入れています。毎日、朝から夕方まで2～3名の医師がオンライン診療に対応しています。外来だと次に待っている患者さまがいらっしゃるので、「最後にひとつ聞きたいんですけどいいですか?」と言われても、十分に時間をかけて説明するのが難しかったりします。その点、オンラインなら1枠15分、ご主人と2人で受ける場合は30分、担当の医師がしっかり丁寧に説明したり、質問にお答えすることができます。もちろん、その記録は他の医師にも共有されて以降の診療に引き継がれます。

例えば、今までどこでどんな治療を受けてきたのか、どこが上手くいっていないのかなど、これまでの状況、経緯を一通り伺ったうえで整理して残しておくのです。こうして治療の経過をみると「○○の検査が抜けているから一度やってみましょうか?」というようなアドバイスができます。

他にも治療の流れや治療法によるコストの違い、保険でできること、保険のメリット、デメリットなど治療全般について説明していきます。オンラインで集中して患者さまのお話を聞き、こちらからも丁寧に説明することで、患者さまに合った治療を選択できると感じています。

治療プランについては、いくつかの案を提案します。タイミング療法から始めていくのか、年齢的には体外受精からが望ましいのか、もちろん今までの治療歴から次は体外受精に進んだほうがいいですよ、といったふうに選択肢をお伝えして、ご夫婦で考えてもらう時間を取ります。

そしてオンライン中に来院予約を取ります。外来でするのは主に超音波検査とAMHの検査です。超音波で子宮や卵巣に問題がないかを確認するのと併せて、卵巣予備能をチェックします。

丁寧に治療プランを立てることでその後の治療がスムーズに

◉治療プランはどの段階で決定するのですか?

来院から1週間後くらいに再びオンライン診療をして、検査結果をお伝えします。「AMHの数値が低かったので体外受精を急いだほうがいいですね」とか「タイミングを何回かやって結果が出なかったら、人工授精にステップアップしましょうか」など、検査結果をもとに、これから何をしたほうがいいかの提案をしつつ、ご夫婦のご希望をうかがいます。

最初は体外受精に消極的だったご夫婦でも、お二人でじっくり話し合ったり、こちらからの説明や検査結果から「体外受精をしようと思います」というように変わることもめずらしくありません。

年齢や治療歴から体外受精が適していると思われる場合でも、やはり患者さまのお気持ち、希望に寄り添うことを忘れてはいけませんよね。最初から体外受精ありきで話を進められて、気づいたら治療が始まっていたというようなことを避けるためにも、最初のオンラインから検査、そして最終的に治療プランを決定するといった流れで治療に入っていくのが、患者さまにとってもこちら側にとっても良いと感じています。

仮に体外受精をするとなったら、「このタイミングで注射をして、飲み薬はここで飲んで…」というように、治療の流れを改めて細かく説明します。卵胞チェックの日については採卵までに2回が理想で、1回目は月経開始6日目が目安ですが、都合が悪かったら1日前後しても構いません。遠方の患者さまには、あらかじめ近くのクリニックをご自身で見つけていただき、「遠隔紹介状」を送付して近くでチェックしてもらうことも可能です。

採卵日についても目安はありますが、難しかったら後ろにずらすこともできますといった説明をします。そして「生理が来たら電話をしてくださいね」とお伝えして、注射と飲み薬をご自宅宛てに発送します。

治療を進めていく中でわからないこと、困ったことがあればヘルプデスクが対応してお答えしています。

オンラインでは患者さまとしっかり話ができるので、患者さま自身が治療を続けるモチベーションにつながっていると感じることもあります。

30代での体外受精が増加 妊娠までがスピーディ

◉現在は体外受精を希望される患者さまが多いのでしょうか?

やはり保険の影響は大きいですね。以前は体外受精をしたくても経済的に難しいという方も少なくありませんでした。特に30代だとタイミングや人工授精を繰り返すご夫婦も多かったのですが、今は早いです。タイミングを1回だけやって妊娠しなかったら「次は体外受精にします」というご夫婦もいて、妊娠されるのも早いです。1回採卵をしたら次週期以降は移植をしていくのですが、30代前半だと移植3回までに妊娠される方が多いですから、残った胚は凍結して卒院していきます。そして次のお子さま希望にまた来院される流れですね。

30代前半の方は初診から妊娠が早いのに対して40代の方はどうしても長くなってしまう傾向があります。

体外受精をするのはもともと40代の方がメインでしたが、今は30代半ばくらいの方が多くなってきています。

30代前半となると以前はめずらしかったのですが、今は普通です。あとは43歳になったら保険適用が終わ

CHECK!

保険適用の後押しもあり、早めの受診が増えているため、患者さまの平均年齢も下がってきています。
そして、早めに体外受精を受けられる方も多く、当院では30歳代の方の妊娠までがとてもスピーディになっています。

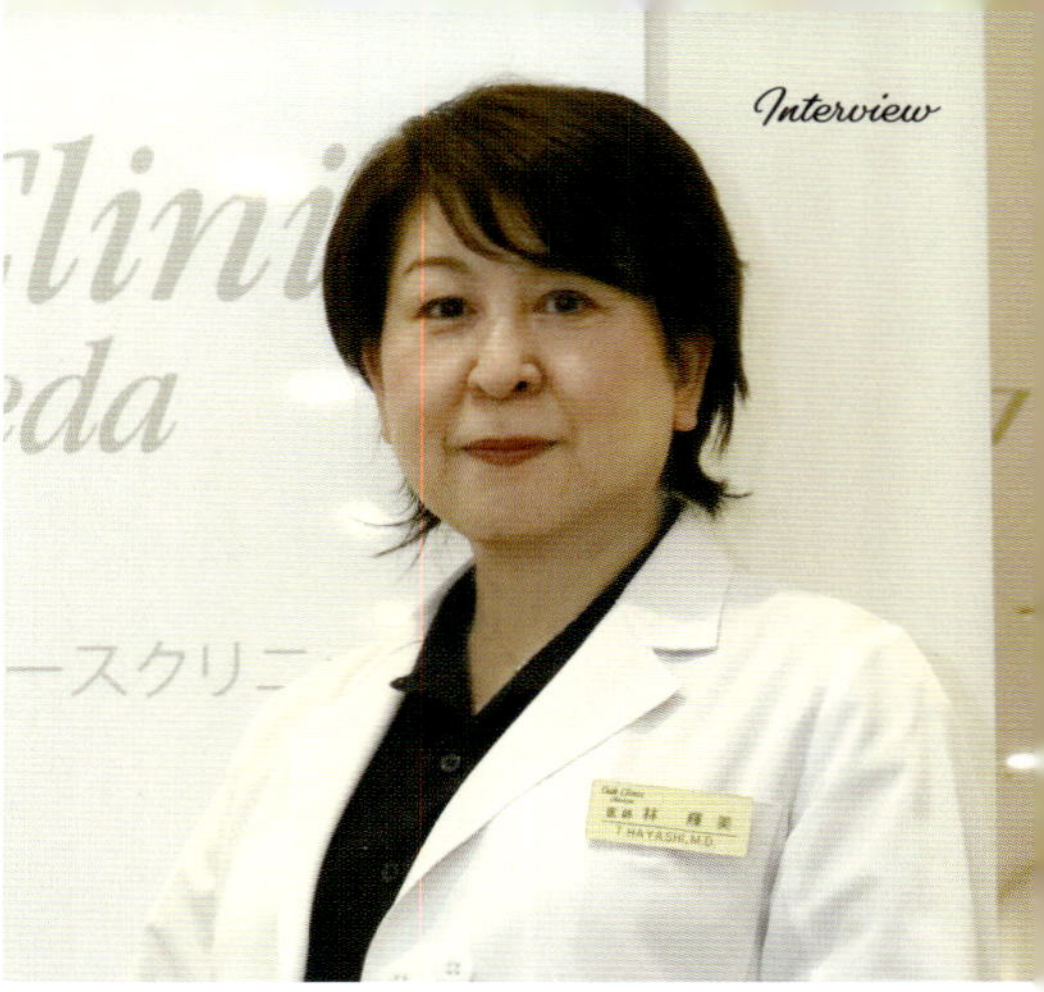

るので、41、42歳の方たちが「やるなら今しかない」みたいな感じで体外受精をされるケースも多いです。

タイミングなら3周期で妊娠を目指す

●逆にタイミングを希望される方もいらっしゃいますか?

　最初はタイミングを希望される方もいます。ただ治療を続けるうちにしんどさを感じるようです。というのもタイミングはまさにタイミングが重要で融通がきかないんです。「この日に卵胞の大きさをチェックしますよ」といっても「都合が悪い…」とやっているうちに排卵してしまったと。体外受精なら薬で排卵しないようにしているので、「土日は無理だから月曜に行きます」と言われたら「じゃあ月曜日にしましょう」と折り合いをつけられるのですが、タイミングと人工授精はタイミングを合わせないといけない。

　1週間後に来てくださいと言われたら1週間後でないとダメなんです。ですから、繰り返すうちに疲れてくるのだと思います。

　上にお子さまがいたり仕事で忙しかったりすると「指示された日に来院」というのがストレスになってきそうです。治療に時間がかかるとモチベーションも段々下がってきます。何回か続けるうちに、体力と時間、経済的なことなどを考えて「体外受精をやってみたい」と決断する方が多いように思います。

　こちらとしてもタイミングをされる方には「3周期くらいの間に妊娠を目指しましょう」と合言葉のように伝えています。まれに40代でもタイミングを希望される方もいらっしゃるのですが、「卵が一緒に年をとっていくことを忘れないでね」と伝えます。もちろんタイミングで妊娠する可能性もゼロではありませんが、体外受精と比べたら妊娠の確率は低くなります。何度もタイミングを繰り返して結局妊娠しなかった時に費やした時間やお金、労力を悔んだりしないか。あとから振り返って、「やっぱり最初から体外受精をしておけばよかった」とおっしゃる方もいます。

子宮内膜生検後の移植で妊娠率が3倍に

●おすすめの検査についても教えてください。

　胚移植を2～3回くらい繰り返しても結果が出なかったら、検査をおすすめすることもあります。着床しない原因を探るというのでしょうか。1回目の移植が終わった後に何か気になることはなかったか、2回目は…と治療の過程を振り返るのです。例えば「移植した後にお腹が痛かった」「出血があった」というような話があったら、「子宮の中を1回チェックしてみましょうか」と提案します。子宮の中を直接確認できるファイバースコープ（子宮鏡）を使って、ポリープや筋腫の有無などを調べます。この検査ではエコーでは見つけにくい小さな病変を見つけることも可能です。痛みもないし、子宮の中を1度見ておくのもいいと思います。

　子宮内膜生検も時々おすすめする検査です。この検査は内膜が着床可能な状態にあるかどうかを組織を採取して確認するものなのですが、検査をする時に内膜に傷がつきます。この傷を修復する際に着床に関わる物質が分泌されると考えられており、検査後2周期くらいは着床率が上がるんです。

　ですから移植する胚が残っている患者さまには「内膜生検をしてみますか?」とおすすめすることがあります。そして次周期に移植をします。

　当院では内膜生検をせずに移植した場合より、約3倍も高い妊娠率が得られています。

　こちらから提案する検査はこの子宮鏡と内膜生検の2つがメインです。他にもいろいろありますが、検査をすべてやっていたら高額になってしまいます。ですから患者さまに合っていそうだと思われるもの、もしくは患者さまがやってみたいと思われるものを1つずつやっていくことが多いです。検査項目についてはオンライン診療の際に説明するのですが、患者さまもご自身でいろいろ調べられていて「ＥＲＡ（子宮内膜着床能検査）をやってみたい」「ＡＬＩＣＥ（感染性慢性子宮内膜炎検査）をやってみたい」とリクエストされることもあります。移植を淡々と繰り返す方は少なくて、移植が終わるごとに検査を提案したり、治療法を少し変えたりして、次の移植に移るケースも多いです。

　検査をしたら必ず妊娠に結びつく、不妊の原因がわかるというわけではありません。やみくもに検査をするよりもしっかり睡眠を取って、規則正しい生活を送って、必要に応じてサプリを飲んでというように、いわゆる普通のことが一番大事なのは言うまでもありません。

　ただ、同じ治療を漫然と繰り返していると行き詰ってしまうというか、治療に対するモチベーションを保つのが難しいと感じます。そんな時に検査で何かしらわかったり、

CHECK!

男性不妊も視野に入れて夫婦で受診を

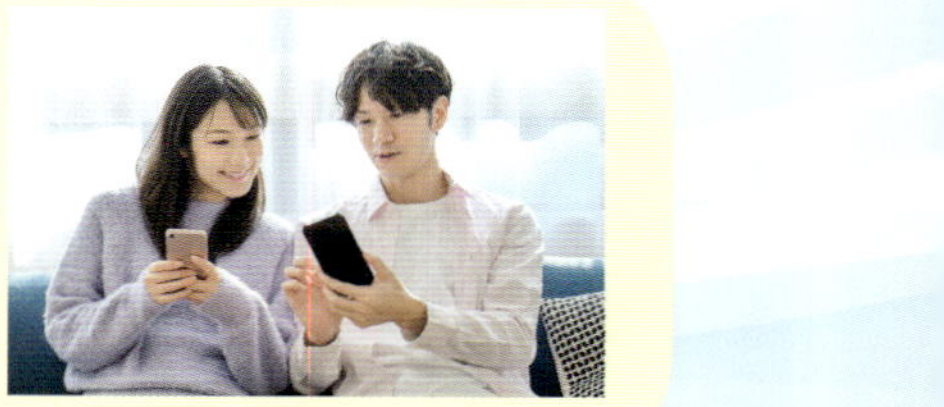

不妊の原因の半数は男性側にあると言われています。不妊治療をする場合はなるべく早い段階でご主人も受診されることをお勧めします。当院は男性不妊外来も設けており、精巣から直接精子を採取するTESEにも対応しています。なお、保険診療をご希望の場合は男性の受診は必須です。最初の相談などオンライン診療でも可能ですので、ご都合に合わせてご予約ください。

チャレンジすることで、前向きに治療を続けられるというのも大事なことだと感じます。何度胚移植をしても1度も着床したことのなかった方が、例え出産にはいたらなくても着床したとなったら「次はうまくいくかも！」と希望を持って頑張っていけるんですよね。

PRPを入れたら内膜が薄いままで妊娠

●内膜生検のように、最近注目している方法はありますか？

子宮内膜が厚くならない方、エストロゲンのお薬を足してもまったく厚くならない方にPRPを入れたら妊娠されたんです。驚いたのが内膜の厚さはまったく変わらないまま、5ミリ程度の薄さで妊娠したんです。現在までに数名の方が妊娠されています。

これまで内膜の厚さは大事だと言われてきましたから、移植前に内膜が薄いままでは着床は困難かと思っていたのですが、患者さまに教えられた例ですね。

検査を受けることで治療へのモチベーションが高まる

●日々、治療をしていて感じていることは？

検査の話もしましたが、検査をすると「もしかしてこれが妊娠を妨げているのかも」と引っかかることもあります。ですから、患者さまには検査結果をもとに「次回の移植ではこの薬を使ってみましょう」などと説明するのですが、それが必ずしも妊娠の突破口になるわけではありません。妊娠して卒院されていった患者さまも、もしいろいろな検査をしていたら、あれこれ引っかかっていたかもしれません。

ではどうして妊娠したのかという話になると、多くは胚のめぐりあわせなのだと思います。胚移植5回目で妊娠したとして、1回目と5回目の移植、同じことをしたのだけど5回目の胚が良かったと。だったら何もしないで同じように移植を繰り返せばいいじゃないかと思われるかもしれませんが、同じことを淡々と繰り返すのはしんどいんですよ。

このまま妊娠できないような気もしてきてしまうので、「ちょっとこの検査やってみましょうか」と提案することで、ご本人のモチベーションをあげることも、治療を続ける上でとても大切だと感じます。もちろん検査で引っかかる要素を1個ずつ潰していったほうが妊娠に近づくでしょうから、検査自体も決して無駄ではないと思っています。

妊娠は胚とのめぐりあわせ、年齢とともに確率は低下する

●移植の際は着床しそうな良好胚からしていると思いますが…。

見た目から着床する胚を見抜ければいいのですが、きれいな胚だから着床するとは限らなくて、「えっ、この胚で妊娠したの!?」というような胚だったりすることもめずらしくありません。「この胚を廃棄しようかといっていたけど、残しておいてよかったね」というような……。

ですから、まさにめぐりあわせで、そのめぐりあわせが1回目で来るのか5回目で来るのかという、その違いなのだと感じます。ただし、年齢とともに確率は低下して、40歳前後になると、妊娠に結びつくのは5、6個に1個程度だと感じます。

胚の基準については進んでいるところもあるのですが、まだ未知の部分もあるので、妊娠に結びつく胚とめぐりあうまでモチベーションを保って、やる気を失わずに治療を続けることが妊娠の鍵といえます。私たち医師や病院スタッフも患者さまが前向きに治療に臨めるように全力でサポートしていきますので、一緒に頑張っていきましょう。

土日診療

大阪（梅田）東京（銀座）のクリニックいずれも元日以外年中無休で診療にあたっています。保険診療の場合でも土日祝日も診療可能です（別途、休日診療料金がかかります）

オンライン診療

治療についての相談や説明は原則オンラインで対応しています。1枠15分、ご夫婦お二人で診療を受ける場合は30分になります。夜間枠もあり、完全予約制です。

オーダーメイド診療

患者さまの年齢やからだの状態、不妊の原因や治療経緯などは個々に異なります。お一人おひとりに合わせたオーダーメイドな生殖医療を提供しています。

診療時間等、クリニックの詳しくは、ホームページにてご確認ください。

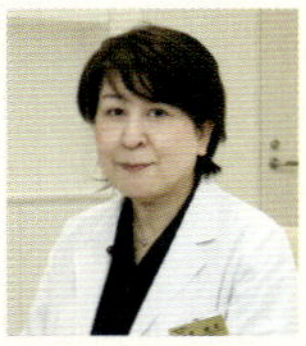

林 輝美 先生

Profile

経歴

兵庫医科大学病院産婦人科学教室より宝塚市民病院へ。腹腔鏡手術の第一人者である伊熊健一郎医師のもとで非常に多数の腹腔鏡手術を行う。当時革新的だった「先天性膣欠損症に対するＳ状結腸を用いた腹腔鏡下造膣術」を発表。国立篠山病院、神戸アドベンチスト病院でその腕を振るう。2005年より医療法人オーク会勤務。

所属・資格

日本生殖医学会生殖医療専門医
日本産科婦人科学会専門医
母体保護法指定医

Oak Clinic Umeda

電話番号．0120-009-345

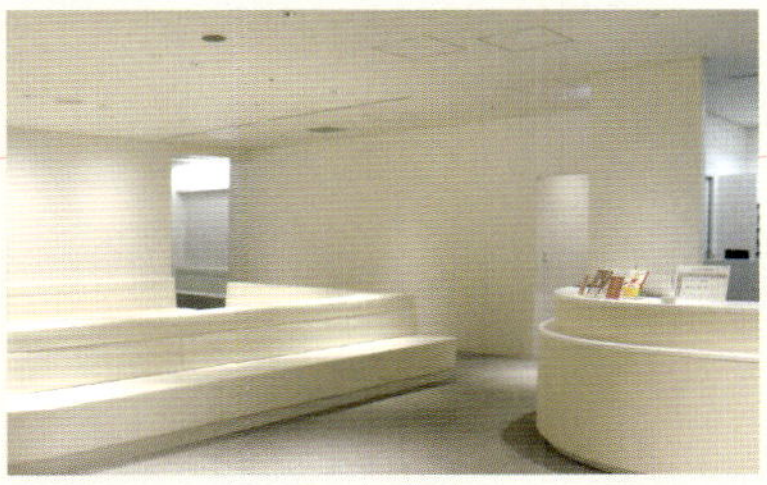

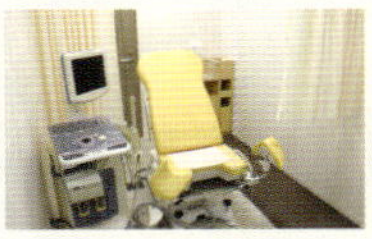

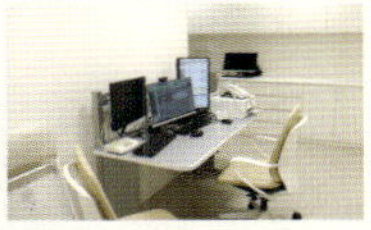

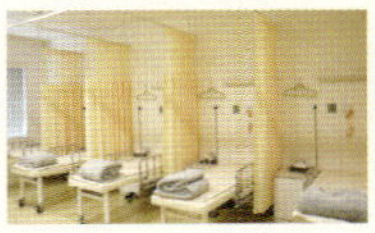

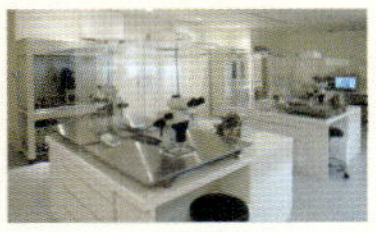

大阪府大阪市北区梅田２丁目５－２５
ハービス PLAZA ３階
https://www.oakclinic-group.com

クリニックグループ

Oak Clinic Sumiyoshi

● オーク住吉産婦人科
大阪市西成区

Oak Clinic Ginza

● オーク銀座レディースクリニック
東京都中央区

院長は、産婦人科医として30年、その内20年を、ARTに注いできた熟練医師！今、にしたんARTクリニック渋谷院が注目。

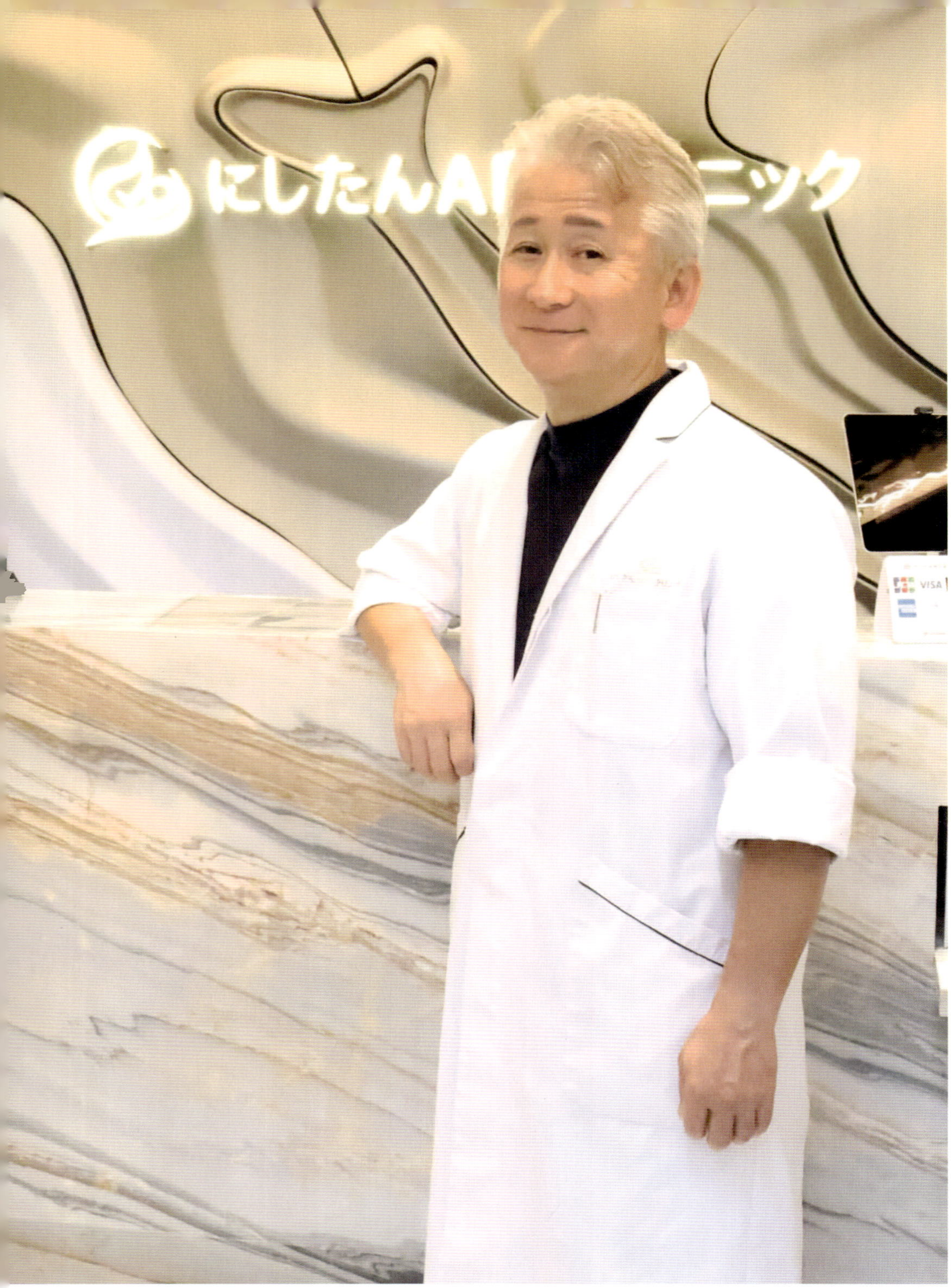

ご夫婦にとっては、ほっとしたこの笑顔が助けにもなっているようです

にしたんARTクリニック渋谷院

院長 **末吉 智博** 先生

子どもの笑顔に癒され、子どもは本当に天使だな、と幸せを感じます。この幸せを願うご夫婦の力になりたいと、これまでの診療でたくさんの幸せな家庭を築くお手伝いをさせていただきました。

これからも新しく生まれる命に対する思いを風化させることなく、小さな命送り出すことを使命に、すべての患者さま、すべての卵子に愛を込めて治療に取り組んでまいります。

にしたんARTクリニックの9院目として、2024年9月に渋谷院が開院しました。立地もよく、渋谷駅に乗り入れる各線から徒歩4分のところにできた真新しいビル、MIYAMASU TOWER 2階です。

院長は、同じ渋谷ですでに10年の開業実績のある末吉先生です。開発の進む渋谷において、前クリニックが入るビルの取り壊しなどがあっての進展です。

そのため、生殖医療界ではすでにお馴染みの先生で、その診療方針や技術を頼る患者さんご夫婦も少なくないことでしょう。今回は、生殖医療の要となる培養室スタッフをそのまま引き連れての開院ですし、実際には半年ほどの準備期間を経ているため、準備も万端です。

さて、この進展が将来にもたらすものはなんでしょう？ 長年培ってきた先生の治療スタイル、その中でもとくに患者さん思いで注意をしてきたことにも注目しながら、新しく取り入れられる診療スタイルなどを先生の心情と共に伺いました。

妊娠して欲しい！お子さんに恵まれて欲しい！……私の治療スタイル

私自身が子どもの笑顔を見て癒されるたびに、「子どもは本当に天使なんだなぁ」と幸せを感じてきました。その幸せの実現を願うご夫婦の力になりたいとの思いから、産婦人科医となり、不妊治療・生殖医療の診療を続けてきました。そこには私なりのこだわりや培ってきた技術があります。今回のにしたんARTクリニック渋谷院院長への進展に伴っても、まずは、それを活かした展開をしていきたいと思っています。もちろん、これからの新しい診療スタイルの導入もあります。

というのも、すでに私には10年の渋谷での診療実績があります。大切にしてきた患者さまがいて、それぞれの患者さまに対する診療情報があります。その中には、共通して私が心がけている卵胞チェックがあります。本日は、これから体外受精を考えていらっしゃる人にぜひ知っておいて欲しい、そのお話からしましょう。

ご存知のように、私の診療の特徴は、患者さまにやさしくて細やかな治療の実現にあります。今までにその治療を期待されてみえる患者さまや、卵巣を強く刺激する排卵誘発方法で身体の負担や治療が辛いと感じて転院されてくる方が多くいました。

保険適用化後にも、年齢的要因などから私のもとで引き続き自由診療を希望され、通院される人もいらっしゃいます。患者さま年齢は平均すると40歳を超えているでしょう。年齢的には妊娠へのハードルも高いのですが、自分の技術を十分に発揮して、患者さまに細やかな診療をすることで妊娠を目指してきました。それもできるだけ早く妊娠されるよう、スケジュールを立ててのことです。

細やかさの面では、患者さまそれぞれに違いがあることから、それぞれに適した治療周期を組み立てることからはじめます。体外受精の適応症例では、採卵周期になります。その場合、低刺激であれば、飲み薬を基本として2、3個の卵子を得ることを目指しますが、飲み薬だけでは難しい人や、もう少し卵子を育てた方が妊娠の確率を高められそうな人には、少量の注射を足すこともあります。最初から2人以上のお子さんを希望される人には、年齢の若い方であればその年齢の卵子で2人目以降にもチャレンジできるよう、何周期か排卵誘発を行い、凍結胚を多めに保管することで後の移植に備えることもあります。

このように患者さま個々の状態や希望に合わせて治療を提供します。

患者さま個々の状態を探る上での判断材料としては検査が重要ですから、転院して来られる患者さま以外にはしっかりとした事前の検査を行って、その方の身体の情報を得ます。もちろんAMH値や年齢などは基本的に考慮するところです。

特に注意！遺残卵胞の無い卵巣で治療周期を始めましょう

患者さまの状況がわかってきたところで、個々の状態に合わせた治療周期を始めます。この時に私が特に注意していることがあります。

どなたにも共通に大切になってく

ポイント

知っておこう！遺残卵胞のこと

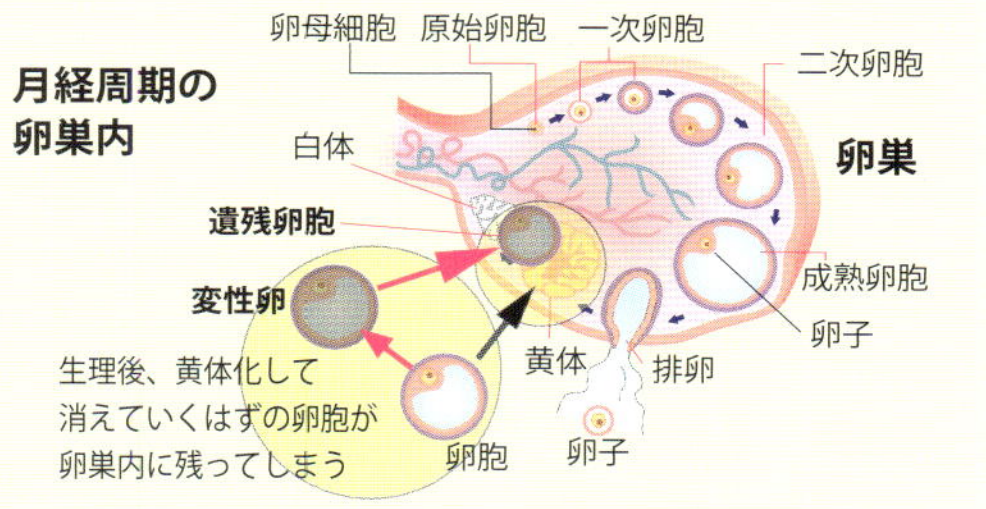

＜卵胞期ー排卵期＞

卵巣の中では、月経周期ごとに卵胞が（中の卵子とともに）育ちます。毎周期10個ほどの卵胞がエントリーし、そのうちホルモンに反応して一番育った1個が弾け卵巣外へ卵子を排卵します。排卵した卵子は卵管采にキャッチされて卵管膨大部に向かい、精子との受精を待ちます。

＜黄体期ー月経期＞

残りの卵胞は黄体化して消えていき、卵子が受精すれば妊娠への準備をし生理が止まります。精子との受精が起こらなければ、準備していた子宮内膜が剥がれ落ち生理が起きます。

＜採卵周期＞

体外受精に向けての採卵周期では、調節卵巣刺激（※）の方法を検討し、ベストな方法で採卵をします。この時、前周期に育った卵胞が残ってしまう場合があります。残った卵胞を遺残卵胞といい、これがあると採卵周期に良い卵子が得られないため、卵巣の状態をリセットするなどの必要が生じて、採卵がキャンセルされる事もあります。この遺残卵胞と刺激方法の対処・対応にも注意や配慮が必要です。

（※）調節卵巣刺激は、排卵誘発剤を投与して多くの卵子を育てるために卵巣を刺激すること。

2024年9月、渋谷院が開院。

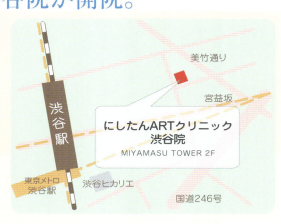

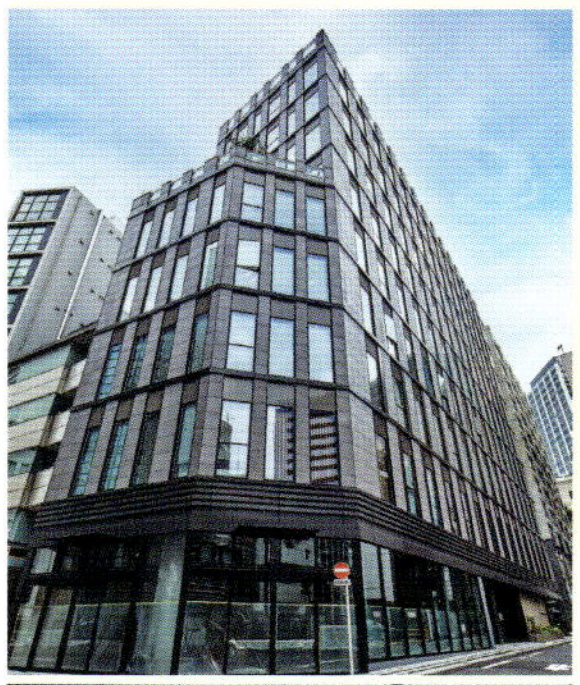

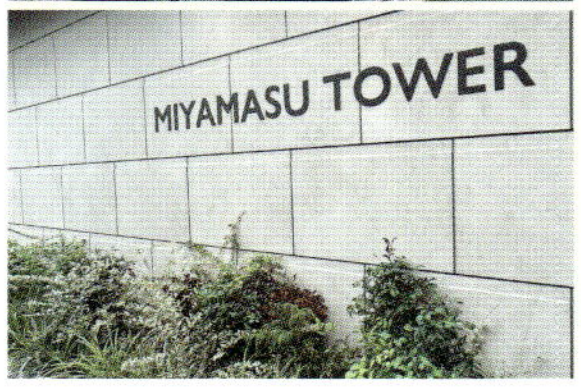

〒150-0002
東京都渋谷区渋谷1丁目10-9
MIYAMASU TOWER 2階。

詳しくは

CHECK!

治療のポイント

＜患者さんの身体の情報を医師が的確に掴み、治療判断をしていきます＞

●治療計画
カウンセラーからの情報を元に診療を進め、患者さまの理解を得ながら、治療計画を立ててまいります。

●カウンセリング
初めにカウンセラーが患者さまのご様子やご希望などをお聞きして、医師への情報としてまとめます。

● AMH 検査
AMH 値を測ることで、患者さまの治療の必要性などを早めに検査します。

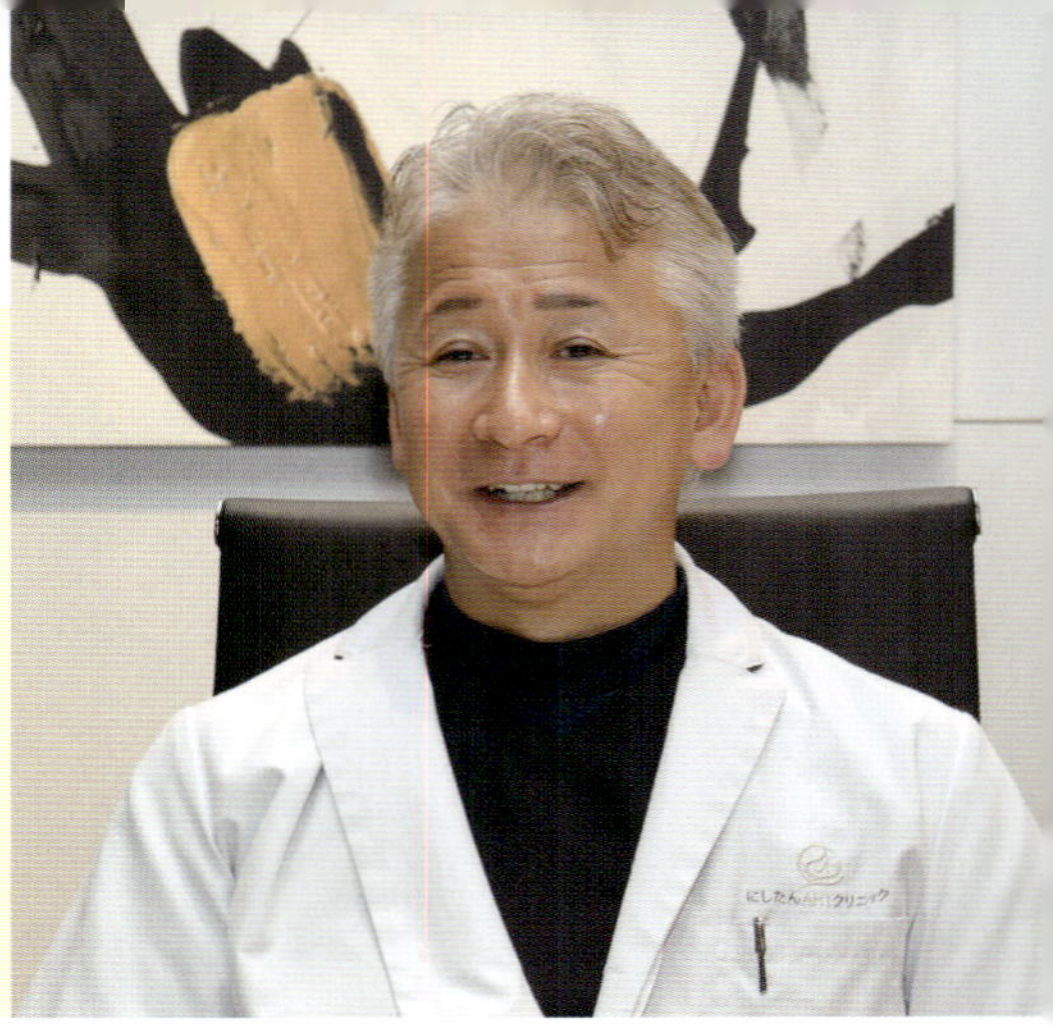

ることなのですが、それは卵巣に遺残卵胞がない状態で治療周期をはじめることです。遺残卵胞とは、前の月経周期での卵胞が卵巣に残っていることで、その症状があると、排卵誘発をしてもうまく卵胞は育たず、妊娠が成立しづらく、流産が起きやすくなってしまいます。そこで遺残卵胞があった場合には、薬を使って卵巣を調整する周期が必要になります。とくに年齢を重ねて卵巣機能が落ちてくると、遺残卵胞が残りやすくなります。年齢が心配な上、調整周期で治療期間が伸びるのは気が焦ることかと思いますが、遺残卵胞を消去することが、妊娠への近道と考える選択もあるのです。

そのようにして、自由診療で焦らずに、私たちを信じて治療を受けた方の（対患者さまあたり）妊娠率は、40歳を超える年齢で平均30％ありました。それよりも若い層での妊娠率は50％を越えていました。

今は保険診療も始まっていますから、一様にはいきませんが、患者さまにとってやさしく丁寧な診療を続け、とにかく遺残卵胞がない状態で治療周期をスタートすることは大切にしていきたいです。

そのことは、これからの患者さま皆様に知っておいて欲しいと思っています。

保険適用がすでに始まっているなか、とくに体外受精に関しては受けやすさも増しています。優先順位を間違え、どこかで治療スケジュールを甘く考えてしまったり、治療自体が甘くなってしまったら、それが原因で治療周期が無駄になり、妊娠が遠のいてしまいかねません。

時には、医療で伝わってくる自分自身の身体の情報をしっかり受け止め、その情報を第一にして他の予定を頑張って調整しなければならない時があるかもしれません。その結果優先される治療スケジュールをしっかりライフスタイルに取り入れることで、妊娠を実現する可能性はより高まるものと考えます。

それら全てが、ご夫婦、親族、そして、やがて出会えるお子さんとの新しい家族計画のためです。

グローバル化と渋谷院の今後

不妊治療の保険適用化で生殖補助医療自体が変わりつつあります。

院内風景

平日は22時まで診療。

土日祝日休まず診療している渋谷院は、カウンセラー常駐なのでいつでも相談できるクリニックです。

●カウンセリング

社会の変化に伴い、患者さまのライフスタイルもさまざまな時代です。働く女性も増え、仕事との調整などの相談もあります。夫婦の性生活での相談、妊活に対する意識の違いでの相談もあります。にしたん ART クリニックでは、必要性の高まるカウンセリングに力を注いでいます。

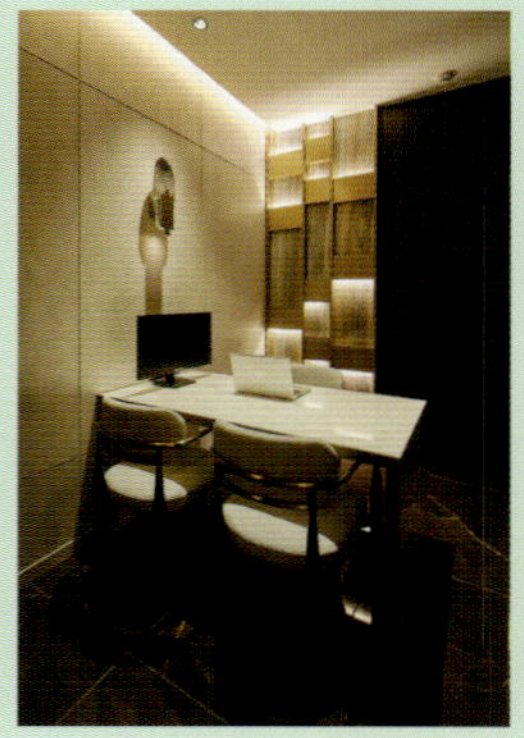

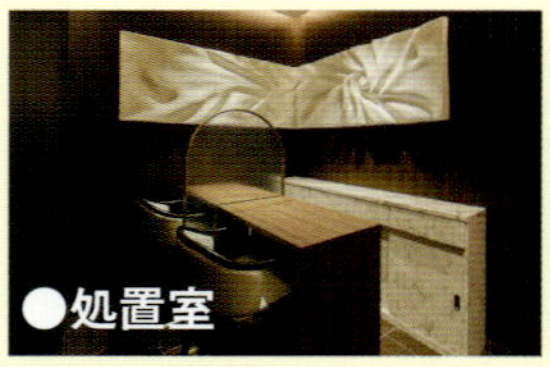
●処置室

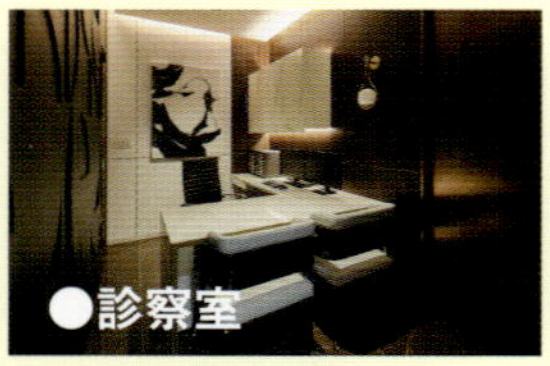
●診察室

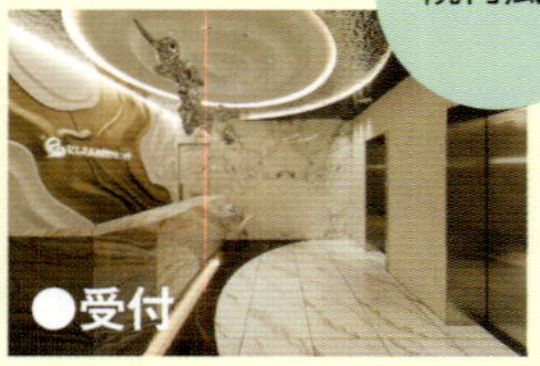
●受付

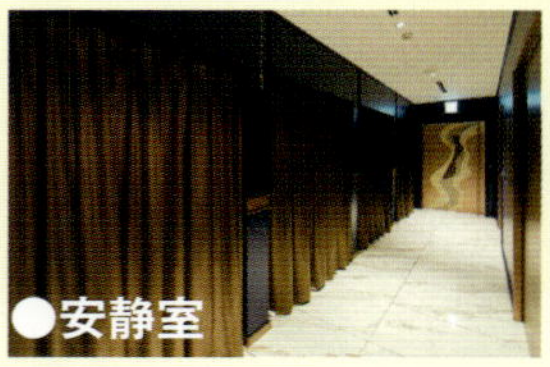
●安静室

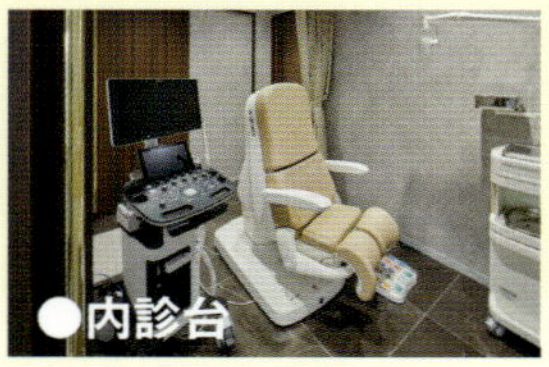
●内診台

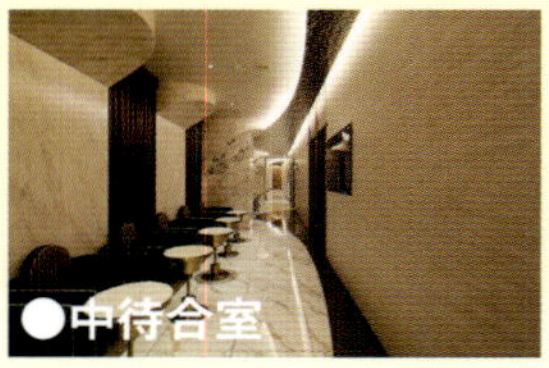
●中待合室

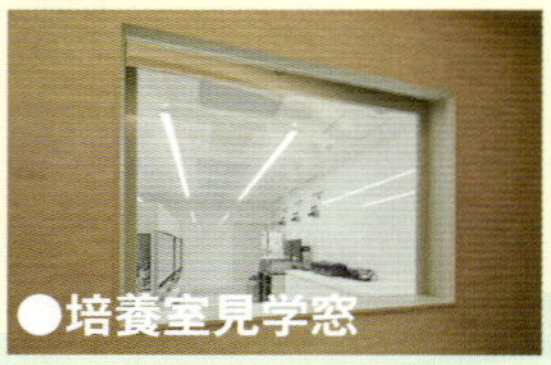
●培養室見学窓

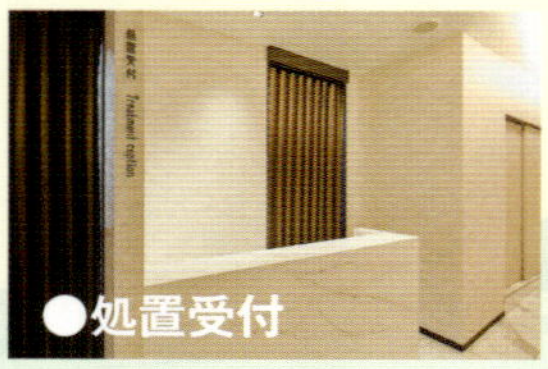
●処置受付

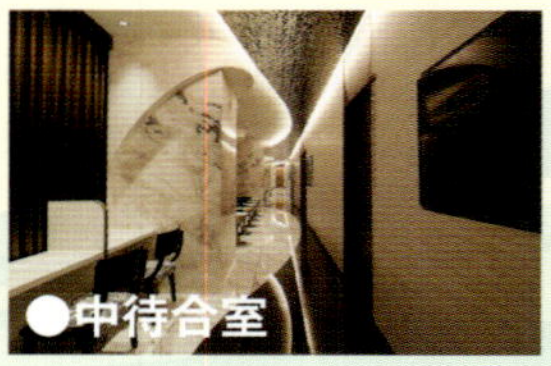
●中待合室

にしたんARTクリニック

渋谷院

〒150-0002 東京都渋谷区渋谷１丁目10 - 9
MIYAMASU TOWER 2 階
https://nishitan-art.jp/branch/shibuya/

電話番号．0120-542-202

品川院

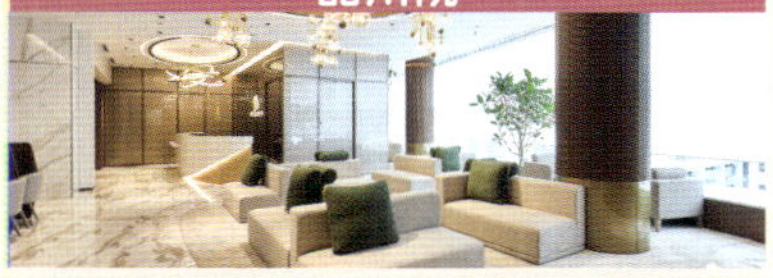

新宿院

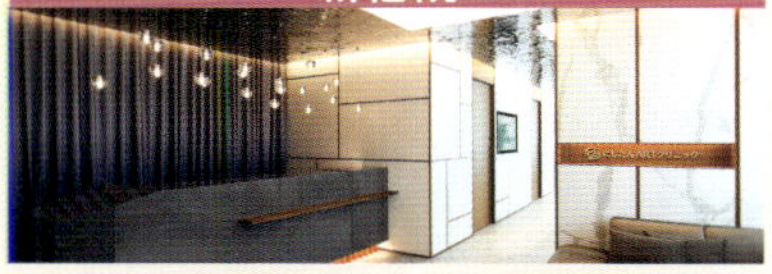

日本橋院

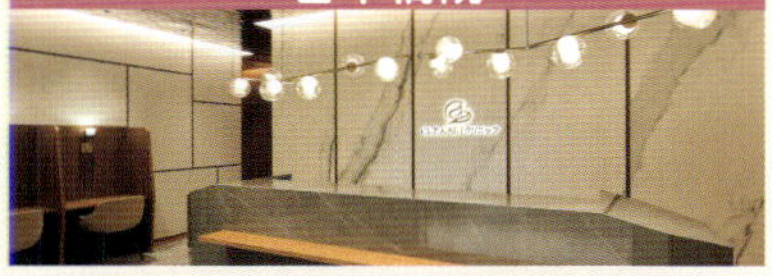

横浜院

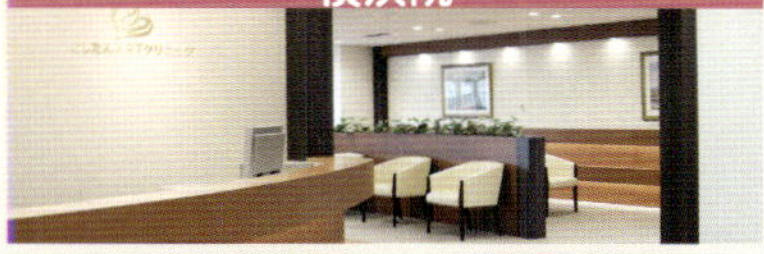

大阪院

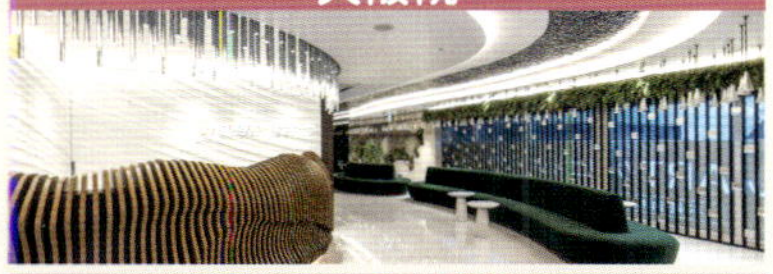

名古屋駅前院

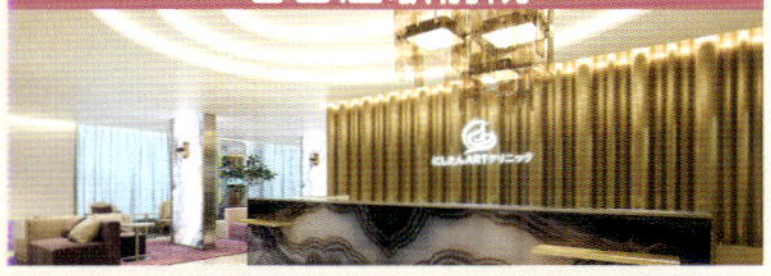

神戸三宮院

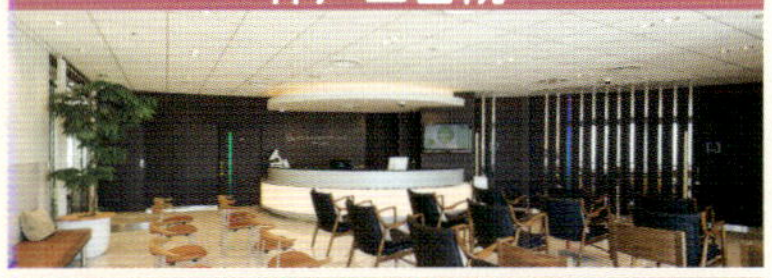

博多駅前院

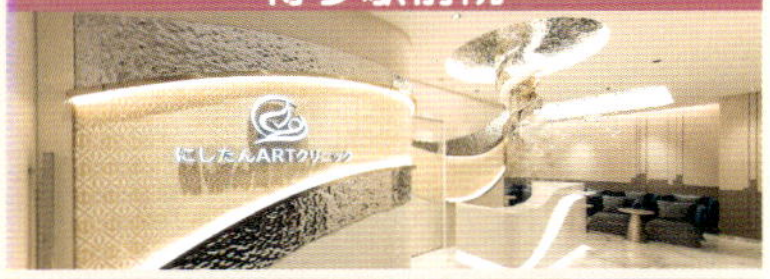

京都院

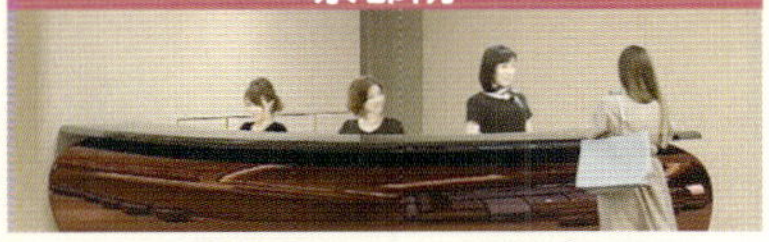

＜今後の開院予定＞

2025 年 1 月（仮）大阪うめきた院

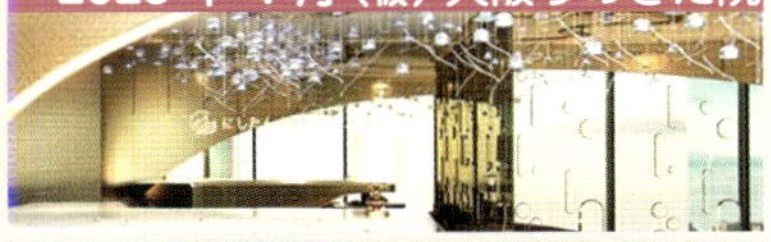

2025 年 4 月（仮）東京丸の内本院

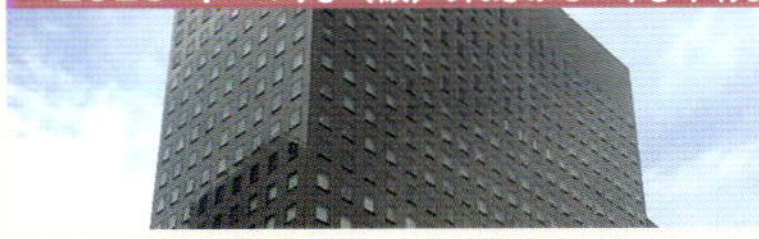

時を同じくして、にしたんARTグループのクリニックが開院をはじめました。今では全国に10医院を数えるほどです。

この2年間を考えても、にしたんARTグループは速いスピードでグローバル化を進め、質の向上を図りつつ、さらにデジタル化を進めています。

これは時代の流れでもあり、医療に新しい技術や機械が導入されるように、そこで働く人たちも変わり、何より患者さまが次の世代の人たちです。

今までの医療に加え、これからの社会の中で不妊治療全体がどうあるべきか、また生殖補助医療がどう発展していくのかを見据えての診療がさらに考えられていくかと思います。

その情報がグループ内で共有され、にしたんARTクリニック渋谷院にもアップデートされた診療スタイルが加わってくるかと思います。その時に、どのような患者さまに対しても手厚い診療が実現し、さらに多くの幸せに出会えるよう全力を尽くし、将来的には次の世代の医師にいい形でバトンタッチができるよう診療に励みたいと思っています。

生殖医療の要・培養室 院長とキャリアを積んだ胚培養士たち

体外受精（生殖補助医療）には、培養室と胚培養士が欠かせません。培養室の設計統一はグローバル化され、良い環境が整っています。

渋谷院はさらにソフトの部分で、院長とキャリアを共にしてきた胚培養士が従事しています。

その信頼関係は強く、良い仕事の提供が期待されます。

最新の培養室での培養業務。

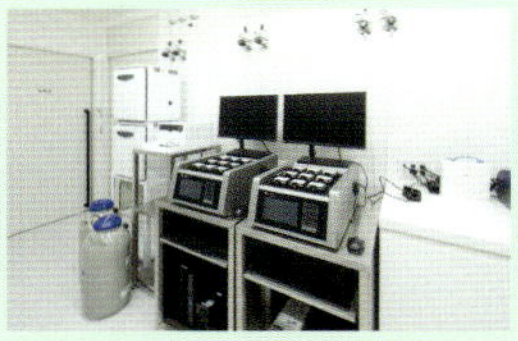

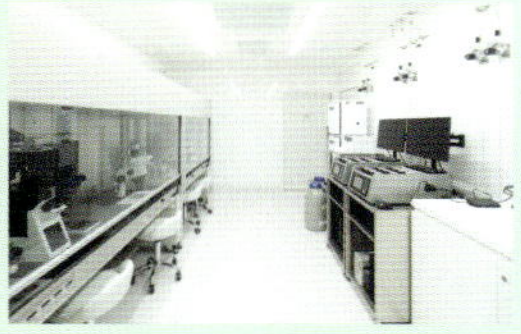

最新の設備と環境の培養室。胚培養士スタッフも院長とキャリアを共にしてきたスタッフですから、信頼関係も抜群です。

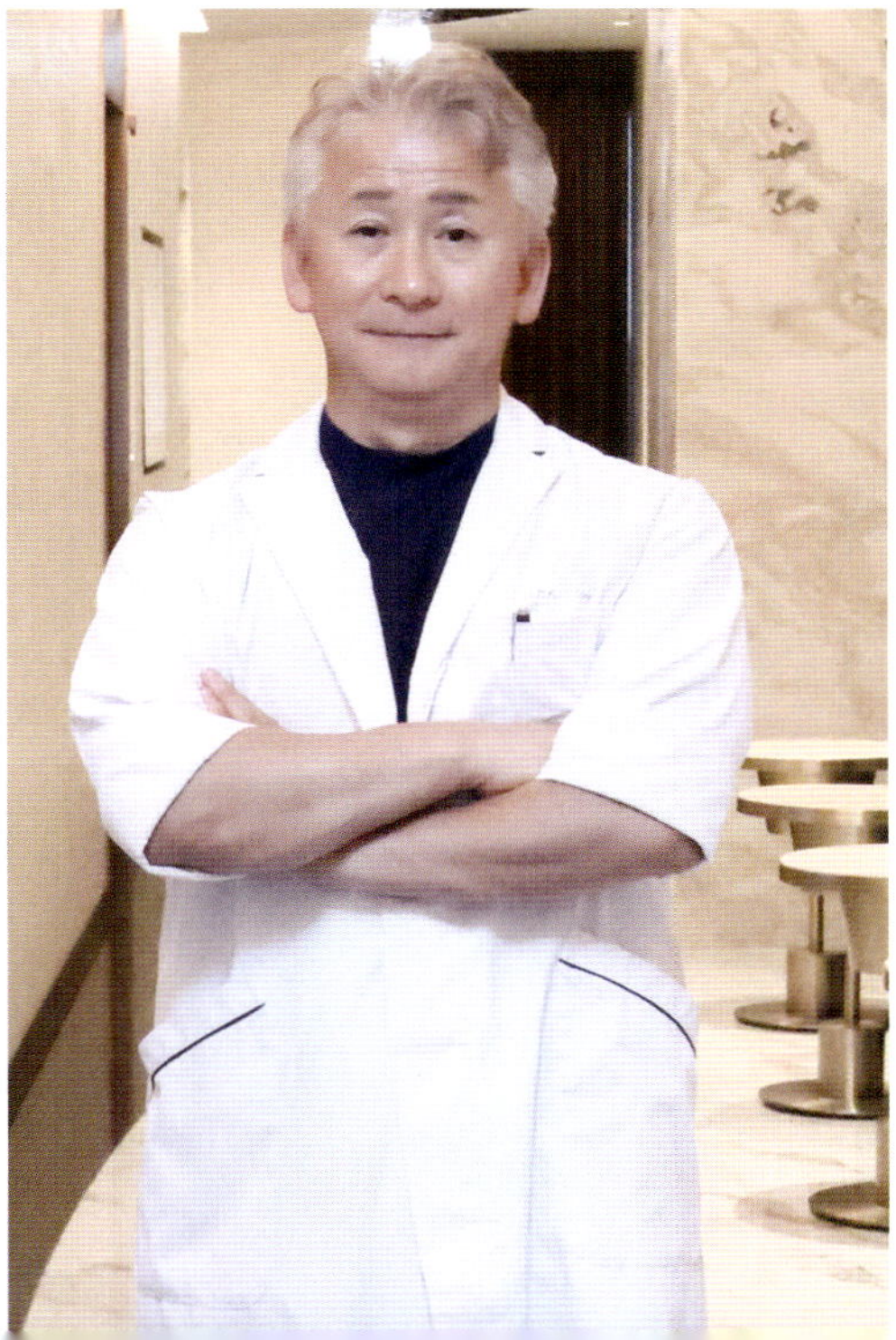

末吉 智博 先生

Profile

経歴

1993 年　3 月 千葉大学医学部 卒業
1993 年　4 月 千葉大学医学部小児外科学教室
1994 年　4 月 千葉県立こども病院外科
1995 年　4 月 千葉大学医学部産科婦人科学教室
1995 年 10 月 松戸市立病院産婦人科
1996 年 10 月 小見川総合病院産婦人科勤務 医長
1997 年　4 月 千葉大学医学部附属病院産科婦人科
2003 年　4 月 加藤レディスクリニック
2007 年　4 月 新橋夢クリニック 副院長
2012 年　4 月 Shinjuku ART clinic
2014 年 11 月 Clinique de l'Ange 開業
2024 年　3 月 にしたん ART クリニック 入職
2024 年　9 月 にしたん ART クリニック渋谷院 院長就任

資格

日本専門医機構認定産婦人科専門医

PRP療法に高まる期待

難治性不妊症への確かなアプローチへ

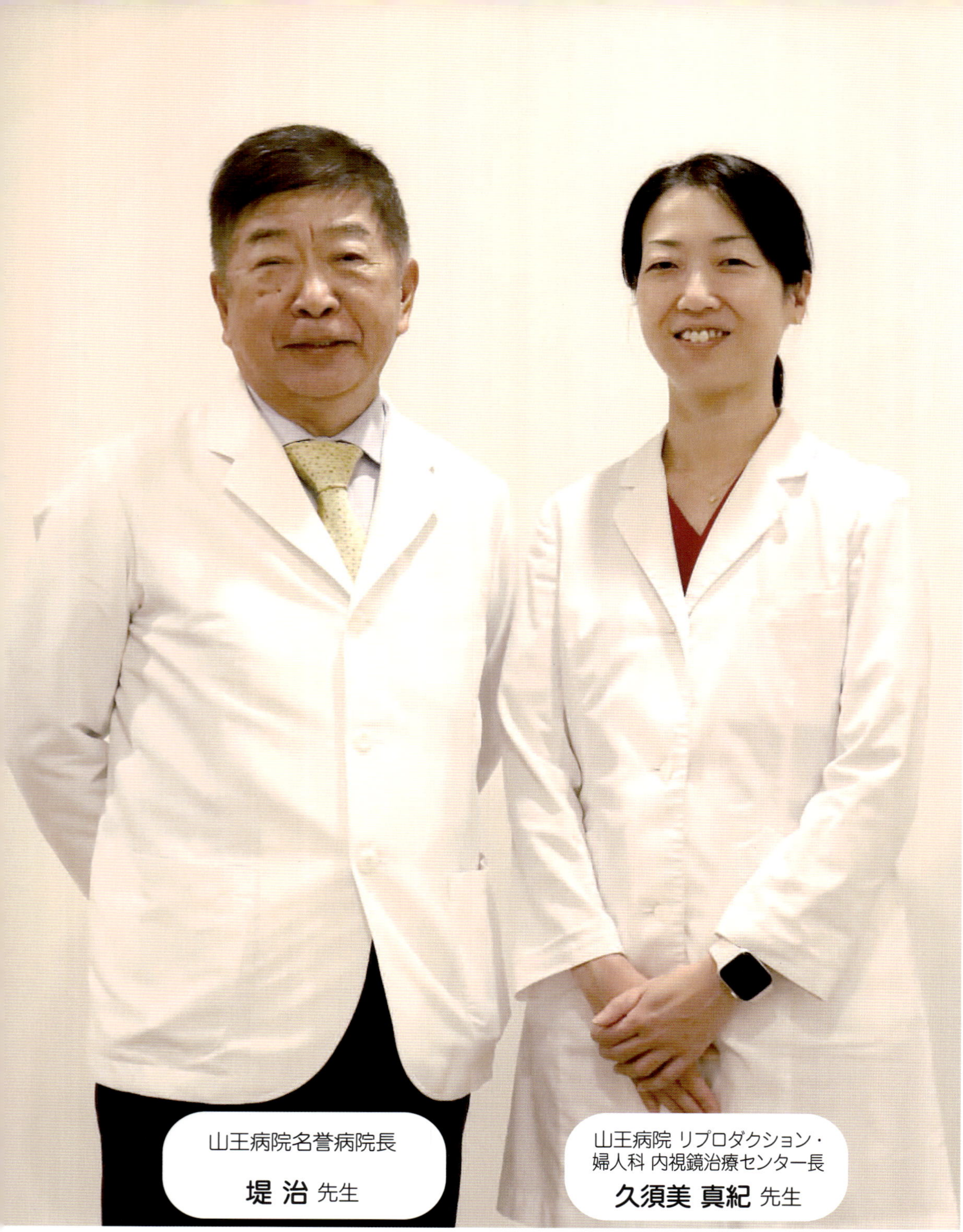

山王病院名誉病院長
堤 治 先生

山王病院 リプロダクション・婦人科 内視鏡治療センター長
久須美 真紀 先生

おふたりの先生が、専門性の高いお話を和かにお話してくださいました

東京都港区・
山王病院リプロダクション・
婦人科内視鏡治療センター

山王病院リプロダクション・婦人科内視鏡治療センターは山王病院内に不妊治療に特化した高度医療施設として1996年に開設され、「子どもを持ちたい」というカップルに寄り添いながら診療をしてきました。
本年５月に内装をリニューアルし、より快適なリラックスできる環境で患者さんをお迎えしています。総合病院としても名高く、産科だけなく、さまざまな診療科と連携しながら治療を受けられるのも大きな特長です。

ＰＲＰ療法は、再生医療のひとつとして不妊治療の分野でも新しい可能性を広げています。

メジャーリーガーの大谷翔平選手が２０１８年に受けたことから注目が高まったＰＲＰ療法は、当初は整形外科や美容外科での活用が主流でしたが、不妊治療にも導入されるようになりました。

日本でも同じ頃、歯科や整形外科、美容外科などでもＰＲＰ療法が行われるようになり、不妊治療への導入開始は２０１８年のことでした。

現在では、全国60以上の不妊治療専門施設で実施され、難治性不妊への有望な治療法とされています。このＰＲＰ治療を日本で初めて導入したのは山王病院リプロダクション・婦人科内視鏡治療センターです。導入開始から６年が過ぎ、多くの難治性不妊の治療に取り組んできました。

そこで同病院の堤治名誉病院長と久須美真紀センター長に、難治性不妊治療の現場でのＰＲＰ療法の効果や将来性についてお聞きしました。

難治性不妊症と卵巣機能低下 ＰＲＰ療法への期待

近年、不妊治療の現場で「ＰＲＰ療法」への期待が高まっています。この治療法は「難治性不妊症」に悩む女性たちに新たな希望をもたらすもので、患者さん自身の血液から抽出した多血小板血漿（Platelet-Rich Plasma）を、子宮内膜や卵巣に注入し、再生力を引き出す治療法です。これはＰＲＰに豊富に含まれる成長因子が、組織の回復や機能の向上へ働いていると考えられています。

日本での不妊治療へのＰＲＰ導入は２０１８年から始まり、先駆けとなった山王病院を中心に、現在では全国60以上の不妊治療専門施設が治療を提供しています。

ＰＲＰ子宮内注入は、薄い子宮内膜の厚みを改善し、妊娠しやすくする効果が、またＰＲＰ卵巣注入は卵胞数の増加や質の改善が期待される治療法です。それぞれ「再生医療等安全確保法」に基づいて慎重に進められています。

ＰＲＰ療法の導入と普及への道のり ～堤先生が語る

不妊治療の分野でＰＲＰ療法のパイオニアである堤先生は、「難治性不妊症」に対する治療法としてＰＲＰが期待できる理由を次のように説明します。

「２０２４年のデータによると、日本では約７万７千人もの子どもが体外受精によって生まれ、約10人に１人という割合になってきています。

しかし、すべての方が順調に妊娠できるわけではなく、『難治性不妊症』に悩んでいる方もいます。特に、着床がうまくいかなかったり、子宮内膜が薄いために胚移植ができなかったりする方々です。

『難治性不妊症』とは、体外受精で良い胚を３回以上、または合計４個以上胚移植しても妊娠に至らない場合をいいますが、ＰＲＰ療法が妊娠の可能性を高めると期待されています。

たとえば子宮内膜が７ミリ未満と薄い場合、胚が着床しにくいことがわかっていますが、ＰＲＰを子宮内に投与することにより子宮内膜が厚くなり、着床しやすくなることで、実際に妊娠例も増えています。

また、ＰＲＰを投与した周期の胚移植だけでなく、その後、数周期に渡って効果が持続しているのではないかと考えられるケースもあります。これには個人差もあるでしょうが、投与した周期では妊娠に至らなかった方が、翌周期の凍結融解胚移植周期で妊娠成立したというケースは、当院だけでなく、他の治療施設からも報告されています」

堤先生は、薄い子宮内膜にＰＲＰを注入することで、内膜の厚みが増し、胚が着床しやすくなる可能性があると説明しています。

実際に妊娠に至ったケースが増えている！

ＰＲＰ療法を受けたことで、妊娠や出産が実現したケースも増え、他の治療では着床、妊娠成立しなかった方たちが、赤ちゃんを授かるという希望を持てることにつながっています。

堤先生は、ＰＲＰ療法で妊娠に成功したデータが増えているなか、さらなるデータの積み重ねが必要だと話されています。

厚生労働省から研究費も提供され、東京大学と共同でＰＲＰ療法の研究が進められているといいます。これにより、ＰＲＰ療法の効果と一緒に着床のメカニズムに関する新しい知見が得られることも期待でき、不妊治療のさらなる発展につながるのではないかと話しています。

また久須美先生は、ＰＲＰ療法は、血流改善を促し、着床率を高める可能性があると話します。なぜなら、ＰＲＰを子宮内に投与した患者さんのなかには月経量が増える方がいるからです。血流改善が着床しやすさにも関係していると考えています。

海外でのＰＲＰ療法の広がり

ＰＲＰ療法は日本のみならず、世界でも注目されています。最近では

PRP 療法の方法

子宮内膜の場合

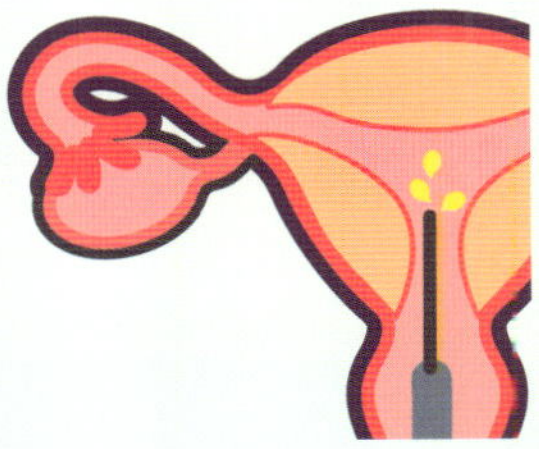

調製した PRP（約 1ml）を患者さんの子宮内に２回注入
1回目　月経 10 日目頃
2回目　月経 12 日目頃

卵巣の場合

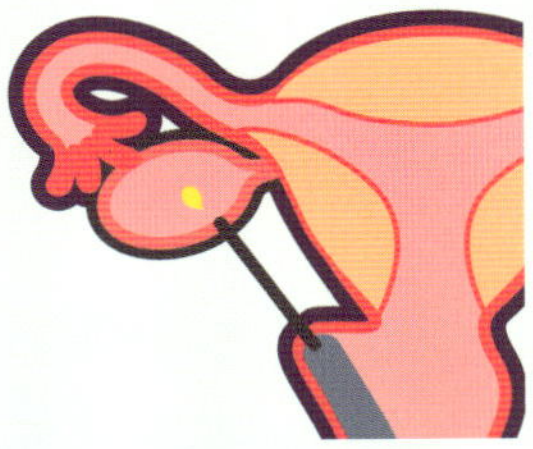

調製した PRP（約 0.5 ～ 1ml）を患者さんの卵巣内（両方もしくは片方）に注入。
個々の卵巣の状態などにより、注入するタイミングや回数、注入量に違いがある。

PRP の抽出方法

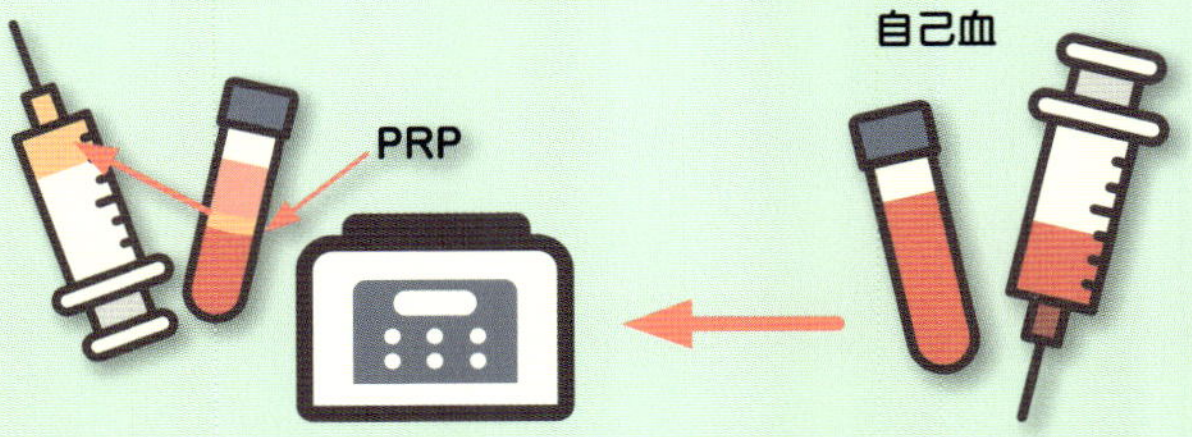

遠心分離機で血漿部分を抽出しPRP を採取します。

前腕から静脈血を 20ml採取します。

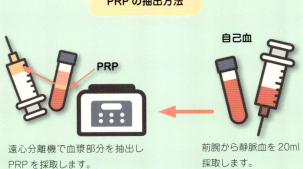

台湾やイランなどからも多くの臨床報告がされており、アジアを中心に広まっています。

堤先生は、「今やPRP療法はアジアや中東を中心に世界で活用され、多くのエビデンスが集まりつつあります。国際的にも不妊治療の選択肢として広がっていくでしょう」と話します。今後も世界規模で普及し、治療の選択肢のひとつとして提供されることが期待されています。

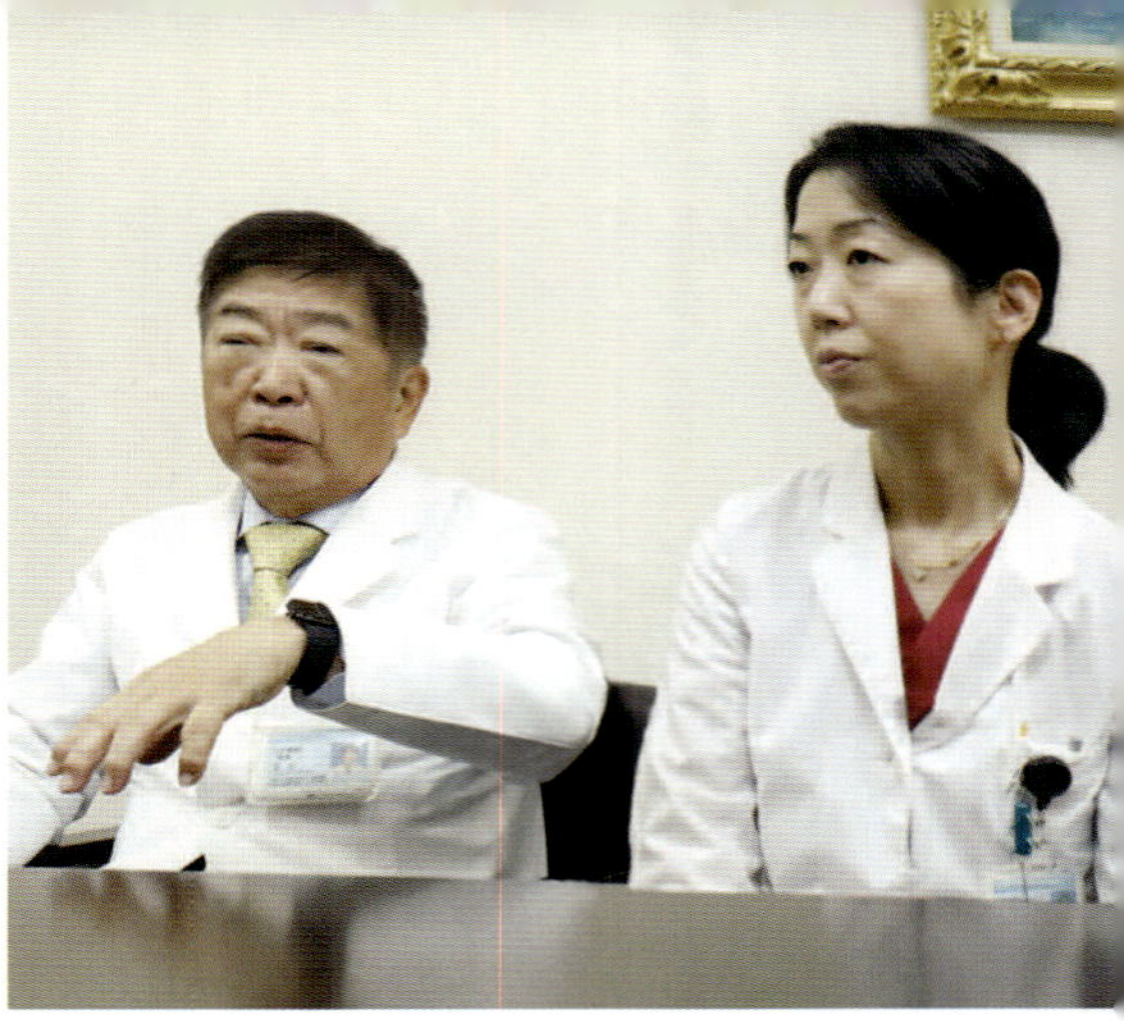

卵巣へのPRP注入法とは？ ～年齢が高い方への新たな希望

さらに堤先生は、日本で不妊治療を受ける患者さんの平均年齢が高いことに対しても、PRP療法が期待できると話します。

「日本では不妊治療を受ける方の平均年齢が高く、特に40歳前後が多いです。年齢が上がると卵子の数が減少し、質が低下する傾向にあるため、PRPを卵巣に注入することで、卵胞数の増加や質の向上が期待できます」

また、PRPを注入することで卵巣内での原始卵胞から排卵周期に入る卵胞へのリクルートが促され、採卵数の増加や質の改善が期待されています。特に、AMH（抗ミュラー管ホルモン）値の上昇は、PRP卵巣注入法を行う治療施設からも多数の報告があると話し、次のようにも語っています。

「当院では、PRPの卵巣投与に関して特にAMHの数値基準を設けているわけではありませんが、ご希望の患者さんには、十分な説明をして治療を受けていただいています。

実際に採卵数が増え、AMH値が高くなったケースや、胚盤胞に到達するものが増えることから、採れる卵の質が良くなったと感じるケースもあります。ただし、これはまだ十分なエビデンスがとれていないので、今後さらに臨床データを重ねて検証していく必要があります」

PRP注入法の効果はどれくらい続く？

PRP療法の効果がどれくらい続くかも気になるところです。

堤先生の説明では、PRP注入の効果がすぐに現れるわけではなく、注入後数カ月を経てから卵巣環境の改善が見られることが多いといいます。このため、治療計画は数ヵ月後の採卵を見据えて立てられます。

効果が現れるまでに時間がかかることから、計画的に取り組むことが重要だと話しています。

卵胞数の増加と妊娠率の向上 ～治療現場で

久須美先生も、PRP療法の効果について「卵巣に注入することで実際に卵胞数が増加したケースがある」と実例を話されました。

「4月からPRPの卵巣投与を開始しましたが、注入後3カ月で卵胞数が増えるケースがありました。これまでほとんど見えなかった周期が多かった人でも、卵胞が1個見えるようになったり、1個が2個、3個が6個になったりと、期待ができると考えています」

このような変化は、卵子の確保が難しかった方たちにとって大きな希望となるでしょう。

また、卵胞ホルモン（エストロゲン）が高い卵胞期での注入や、その際にエコー検査で卵胞が確認できるようなら卵胞へ注入するのも良いのではないかと語っています。

PRP療法の効果と今後の課題

PRP療法は、子宮内膜が薄くなっ

PRP を卵巣に投与すると？

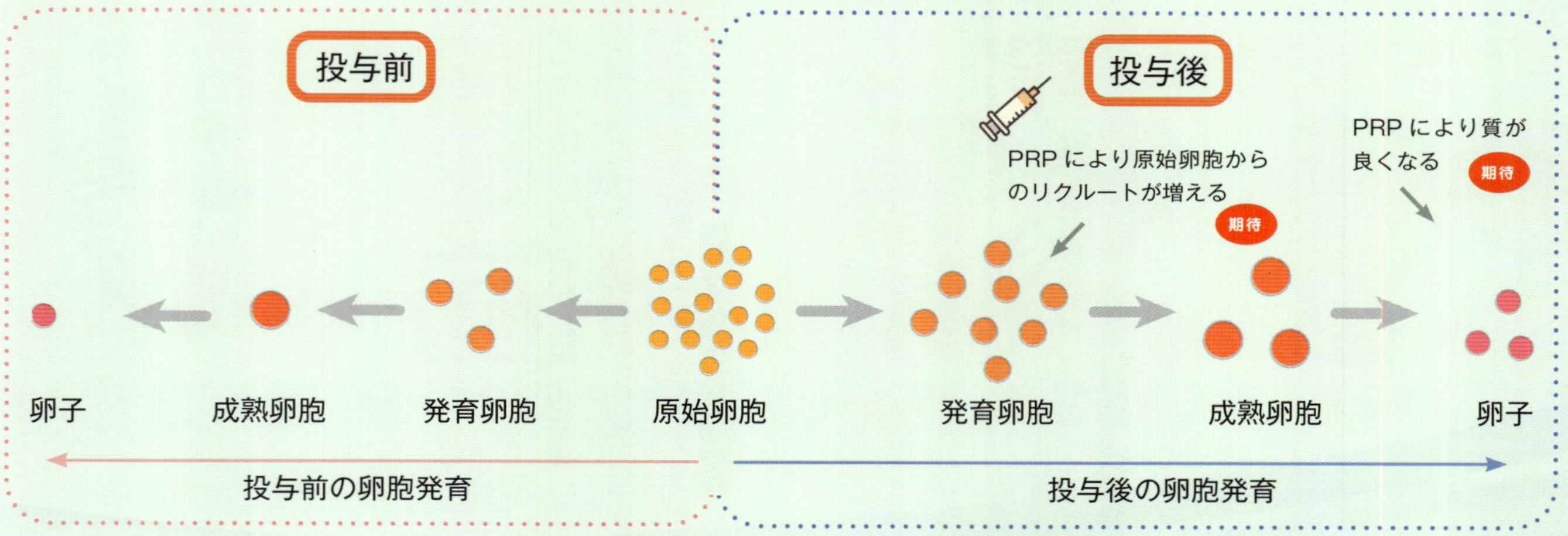

PRP 卵巣投与により、原始卵胞からリクルートされる卵胞が増加。AMH 値も改善され、卵巣の機能が向上する可能性が期待されます。

たり卵巣機能が低下したりする30～40代の女性にとって、再生医療のひとつとして期待できる治療法です。しかし、現在は保険診療ではなく、また先進医療でもないため、自由診療での治療となります。そのため、患者さんが負担する治療費が高額になるのが課題となっています。

その点、PRP療法が自由診療ではなく保険診療や先進医療として認可されるよう、さらなる研究と臨床データの積み重ねが必要であると、堤先生は強調します。

「患者さんにとって経済的な負担が大きいことが課題です。PRP療法が保険診療として認められれば、より多くの方が治療を受けやすくなりますが、まずは先進医療で認可されることが重要だと考えています。

そのため、今は先進医療に向けて、さまざまな先生たちが努力しています。そして、厚生労働省へのアピールや、さらなる臨床研究を進めることが重要となっています」

PRP療法を検討する際のポイント

不妊治療を受ける際、患者さん自身で理解しておくべき点もいくつかあります。

PRP療法は、保険診療による体外受精と組み合わせることができず、体外受精治療周期そのものが自由診療になるため費用がかかります。また、PRP療法の効果には個人差があるため、先生と十分に相談しながら治療計画を立てることが大切です。

気をつけたい「月経周期の変化」～堤先生からのアドバイス

妊娠を望むすべての女性がまず気をつけたいのは、自分の体の変化にあると堤先生は話します。

「特に月経周期や量の変化は、子宮内膜や卵巣の状態に影響されることがあります。

以前に比べ月経周期が短くなったり、月経量が減ったりしているのは、卵巣機能が衰えてきているからかもしれません。

こうしたサインに早く気づくことで、早期の対策を立てることができるでしょう」

PRP療法がもたらす未来の可能性

難治性不妊症や卵巣機能低下などへアプローチするPRP療法は、子宮内膜や卵巣の改善に効果をもたらすことが期待されています。

今後はさらなる研究とエビデンスの蓄積によって、より広く知られるようになり、妊娠を望む多くの女性たちにとっての新たな選択肢となることでしょう。

体の変化に気づこう 月経周期と量のチェックポイント

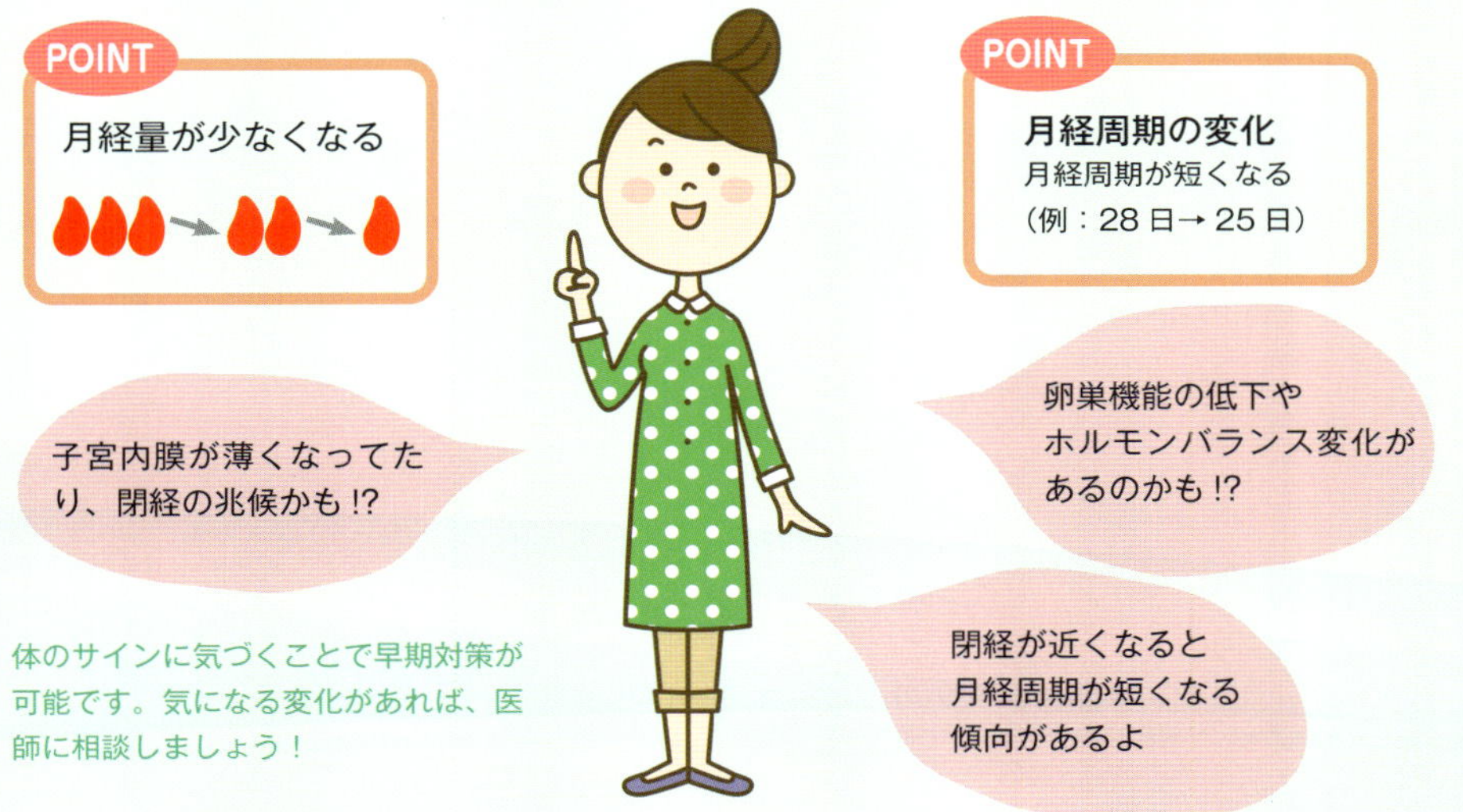
POINT
月経量が少なくなる
POINT
月経周期の変化
月経周期が短くなる
（例：28日→25日）
子宮内膜が薄くなってたり、閉経の兆候かも!?
卵巣機能の低下やホルモンバランス変化があるのかも!?
体のサインに気づくことで早期対策が可能です。気になる変化があれば、医師に相談しましょう！
閉経が近くなると月経周期が短くなる傾向があるよ

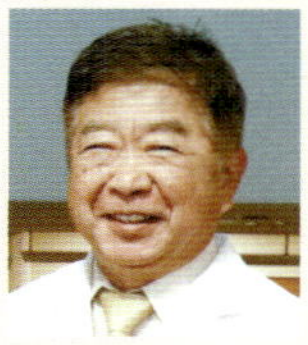

堤 治 先生

Profile

経歴

東京大学卒、医学博士
山王病院名誉病院長
国際医療福祉大学大学院教授（生殖補助医療胚培養分野）
前山王病院病院長
元東京大学医学部産婦人科教室教授
元東宮職御用掛
日本受精着床学会・前理事長
産婦人科 PRP 研究会代表世話人
中日友好病院（北京）名誉教授

資格

日本専門医機構認定産婦人科専門医
日本生殖医学会認定生殖医療専門医
母体保護法指定医師

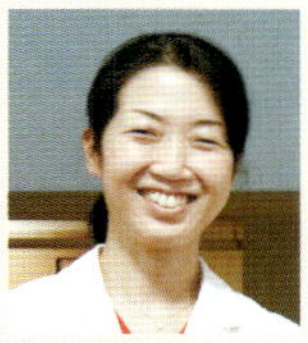

久須美 真紀 先生

Profile

経歴

東京大学卒、医学博士
山王病院リプロダクション・婦人科内視鏡治療センター長
国際医療福祉大学 臨床医学研究センター准教授
産婦人科 PRP 研究会幹事長

資格

日本専門医機構認定産婦人科専門医
日本生殖医学会認定生殖医療専門医
日本人類遺伝学会認定臨床遺伝専門医

医療法人財団 順和会
山王病院　リプロダクション・婦人科内視鏡治療センター

東京都港区赤坂 8-10-16
https://www.sannoclc.or.jp/hospital/repro/

電話番号．03-3402-3151

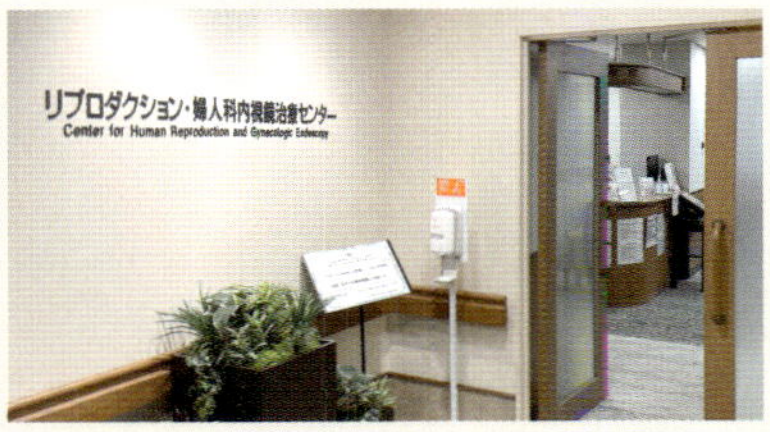
リプロダクション・婦人科内視鏡治療センター

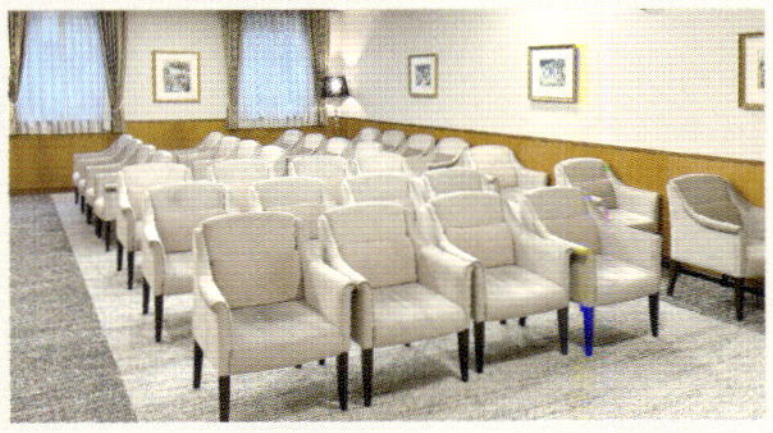

出産を見続けている産婦人科医院での不妊治療。真島クリニックの生殖補助医療部門が移転とともに新しくなりました。

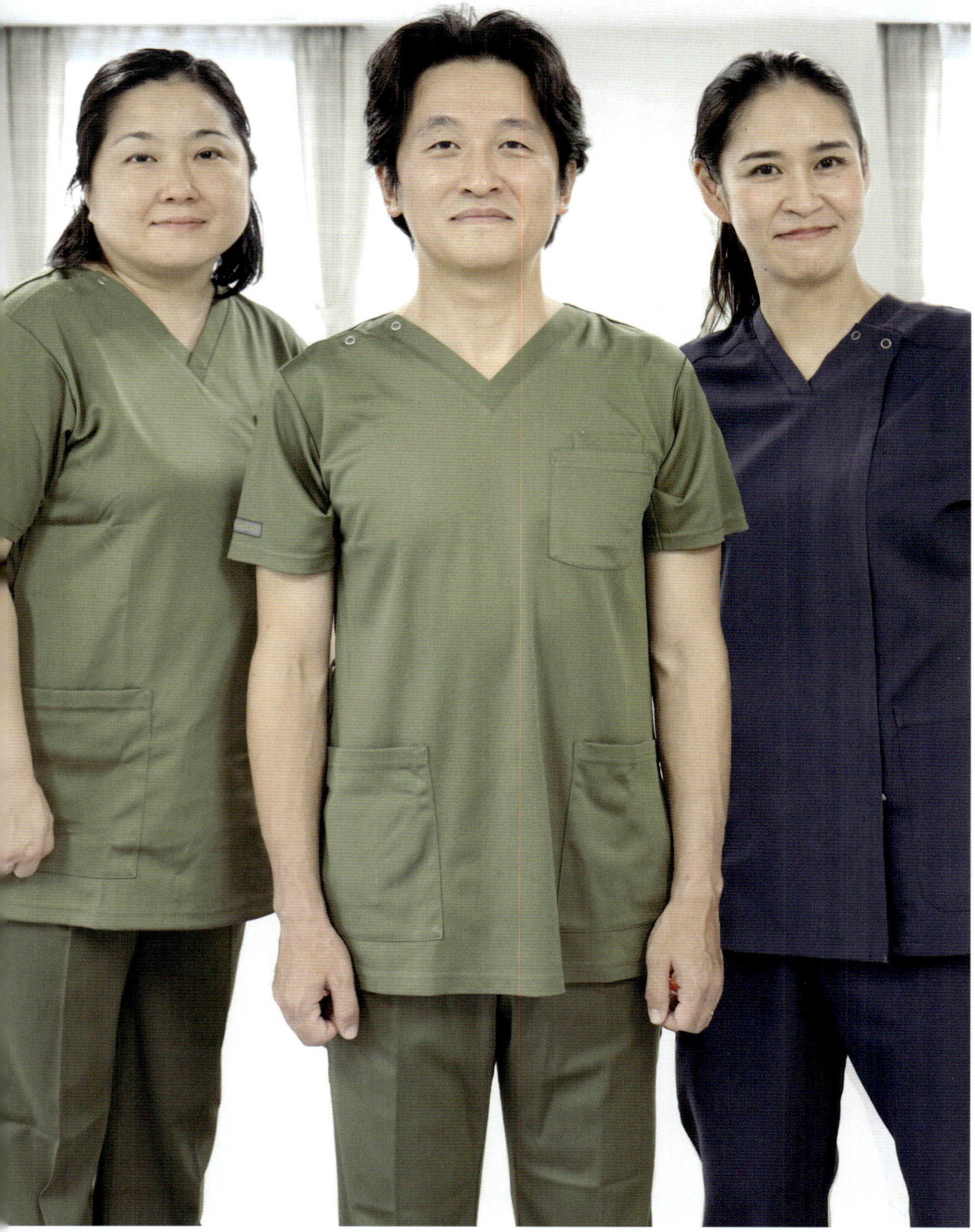

堀内 洋子 副院長　真島 実 理事長・院長　猪鼻 宏美 培養室主任

東京足立区・真島クリニック

院長 **真島 実**

住みやすい街づくり計画が進む足立区関原にあり、産婦人科として地元で親しまれている真島クリニック。お産の歴史は長く、先々代が助産師として働き始めた頃から数えて75年が経ちます。それを引き継ぎ、真島クリニックとしての開業は1980年。

そして2023年にすぐ近くに新築移転しました。不妊治療から出産まで近隣の方にさらに愛されるクリニックとして幅広く診療を行っています。

一般婦人科をはじめ、不妊治療から分娩まで地域の方々の様々なニーズに対応し、足立区の地域医療に貢献してきた真島クリニックが、２０２３年９月に新築移転しました。

新しいクリニックは大通りに面しており、１階はピロティ形式の駐車場となっているため、雨の日も濡れずに通院できます。近隣にも多くのパーキングがあるため、車を利用される患者さまにとっては通院しやすい立地となっています。公共交通機関を利用される場合は、複数路線が乗り入れる北千住駅からバスで10分、あるいは東武スカイツリーラインの西新井駅からバスで8分、最寄りのバス停からは徒歩3分で到着します。周辺は住宅街となっており、昔から残る下町の雰囲気の中にも、次々と新しい建物が建ち、開発されつつあるエリアです。このため、昔から通院されている患者さまにも新規の患者さまにも親しまれ、信頼される産婦人科として活躍が期待されています。

今回は、病院の移転と共にリニューアルした培養室の取材見学のため、設計などを協力したアステックの担当者とともに伺いました。

不妊治療から出産まで幅広く診療できるのが当院の特徴です

最初に、真島クリニックの院長、真島実先生にお話を伺いました。

真島クリニックでは、診療の多くを私の父である真島靖重、姉である堀内洋子とともに3人で行っています。それぞれに専門分野が異なり、その3人が連携することで、女性の一生に寄り添うような診療を行う事を目指しています。

生理が始まる若い世代の頃からお付き合いがはじまり、プレコンセプションケア、ご結婚されてからは不妊治療、妊娠・出産、お年を召されてからは、更年期のお悩みや加齢に伴う様々な症状にも対応しております。生殖補助医療、無痛分娩、腹腔鏡下手術、子宮鏡下手術、遺伝診療など、専門性の高いニーズにも幅広く対応が可能です。

父は長年「不妊治療からお産まで」をライフワークとして、薬剤師・臨床検査技師・胚培養士・体外受精コーディネーターである母、真島久子と共に患者さまに寄り添ってきました。父は、不妊治療の黎明期である1999年から体外受精や顕微授精などの生

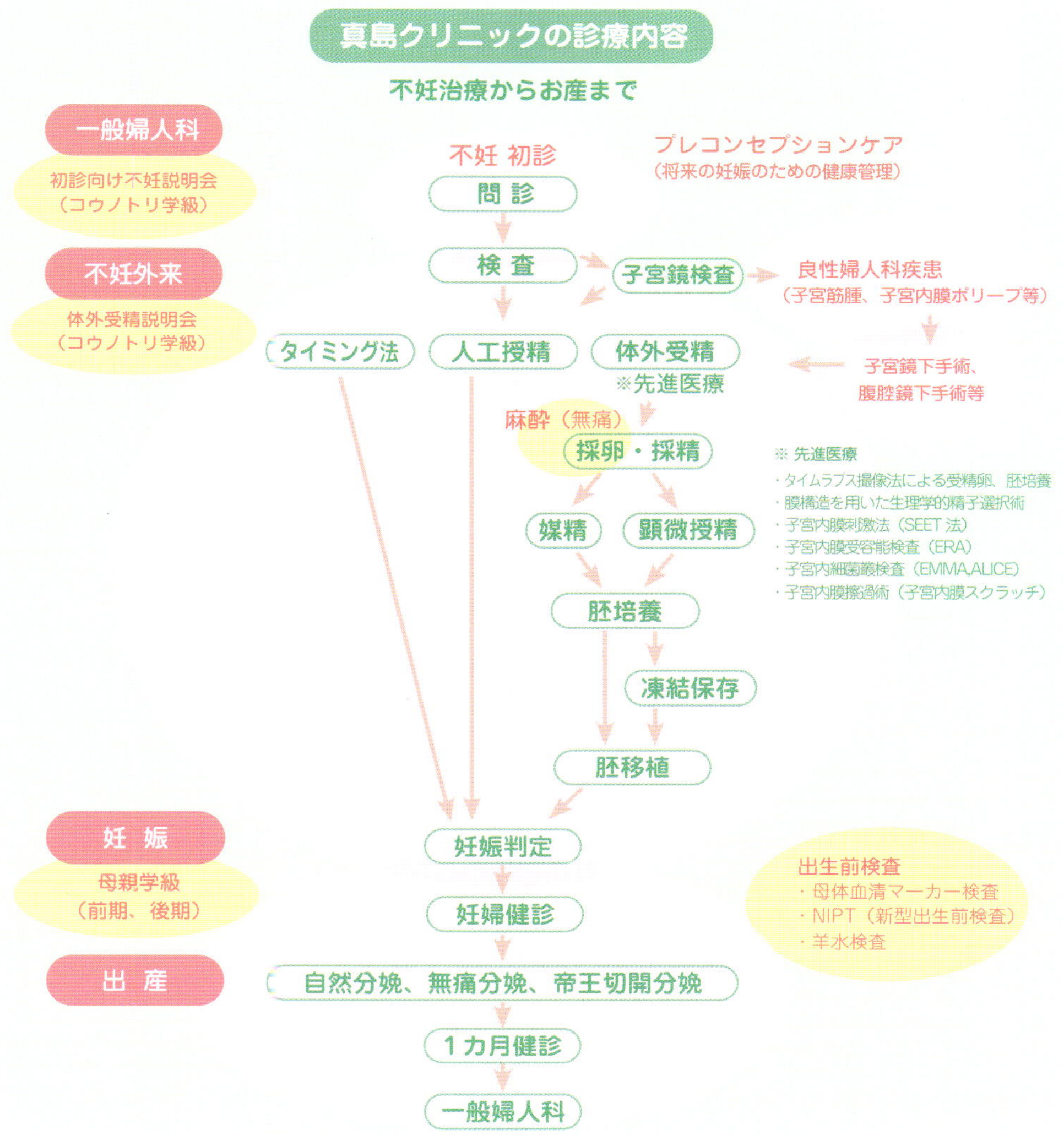

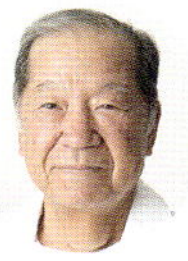

真島靖重 名誉理事長（産婦人科医、麻酔科医）
1969年東邦大学医学部卒業。1978年 医学博士取得。1980年 真島クリニック開業。1992年（医療法人）真島クリニック開設。2019年 真島クリニック名誉理事長に就任。（日本産科婦人科学会認定産婦人科専門医、母体保護法指定医）

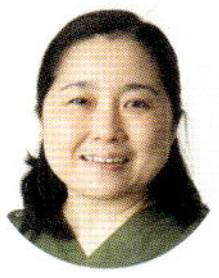

堀内洋子 副院長（産婦人科医）
日本大学医学部卒業。聖路加国際病院勤務。2010年 医学博士取得。2015年 真島クリニック勤務。2019年真島クリニック 副院長に就任。（日本産科婦人科学会認定産婦人科専門医、日本生殖医学会認定生殖医療専門医、日本人類遺伝学会認定 臨床遺伝専門医）

院内風景&スタッフ

都会の中でアットホームな雰囲気を大切にしています。

不妊治療から出産まで、馴染みあるスタッフが対応します。アットホームな雰囲気で安心して診療を受けることができます。

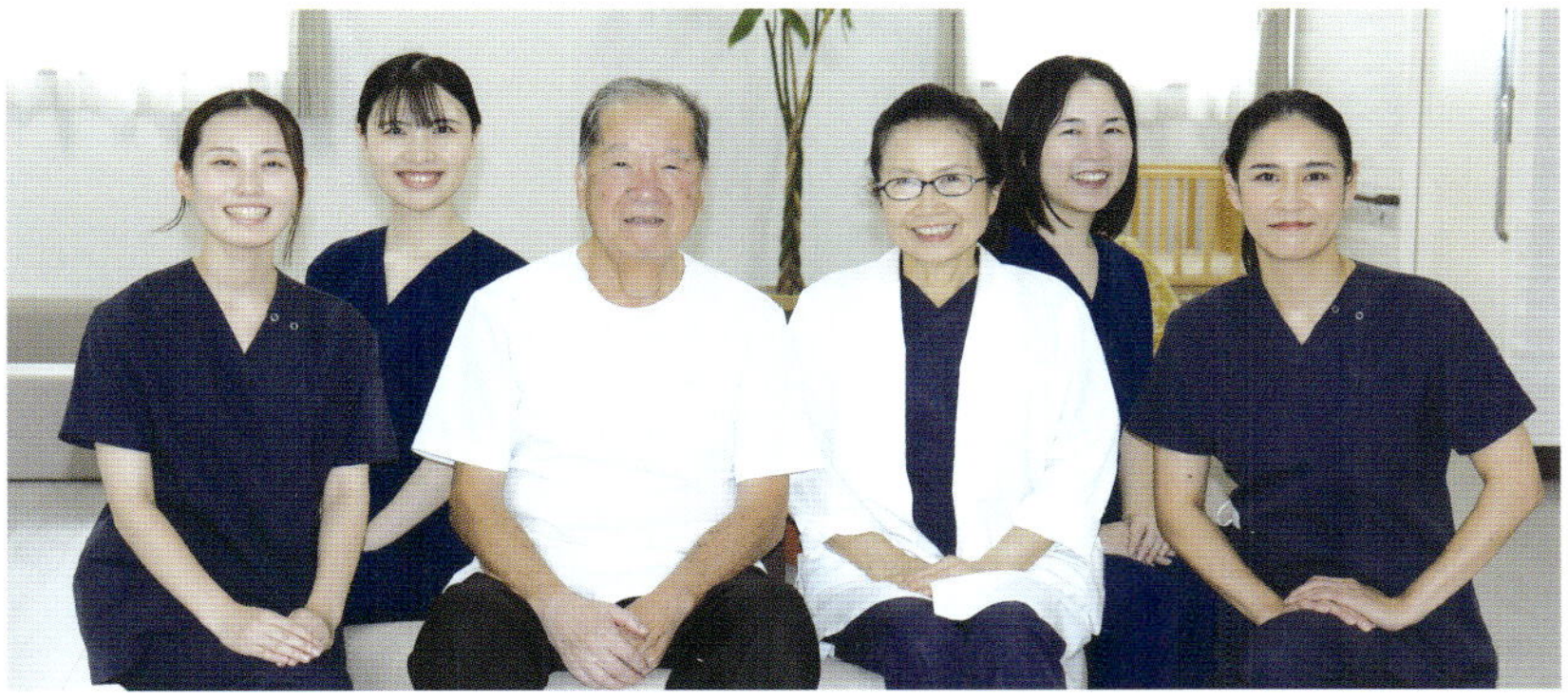

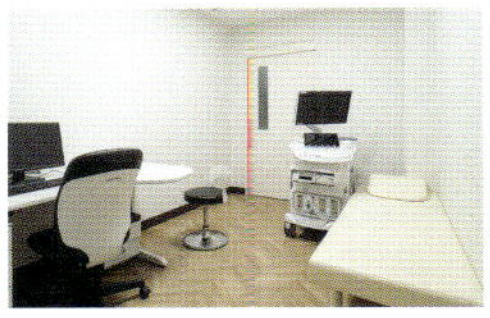

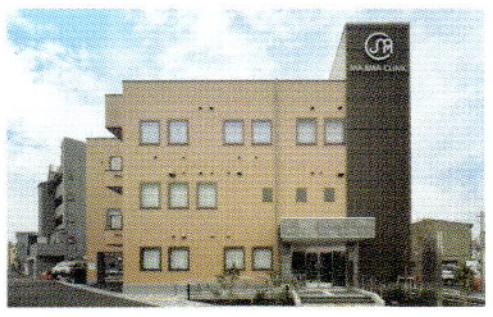

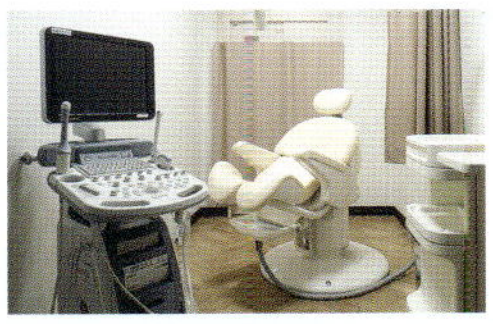

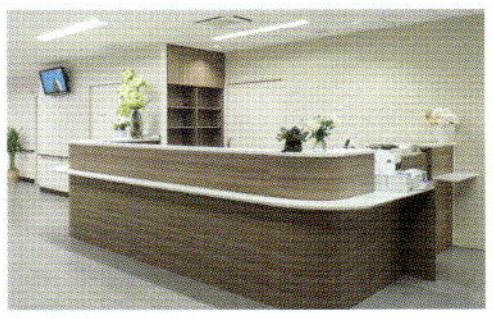

不妊治療は、様々な意味でご夫婦にとって負担がかかります。当院では、1つの施設内で、不妊治療・婦人科内視鏡手術・無痛分娩など、妊娠から出産までをトータルにサポートさせていただく事ができます。これにより、身体的・精神的・経済的に、ご夫婦にかかるご負担を極力少なくする事ができると考えております。
妊娠から出産・育児まで、全てのライフステージでのお悩みを取り払えるよう、スタッフ一同全力で対応させていただきます。

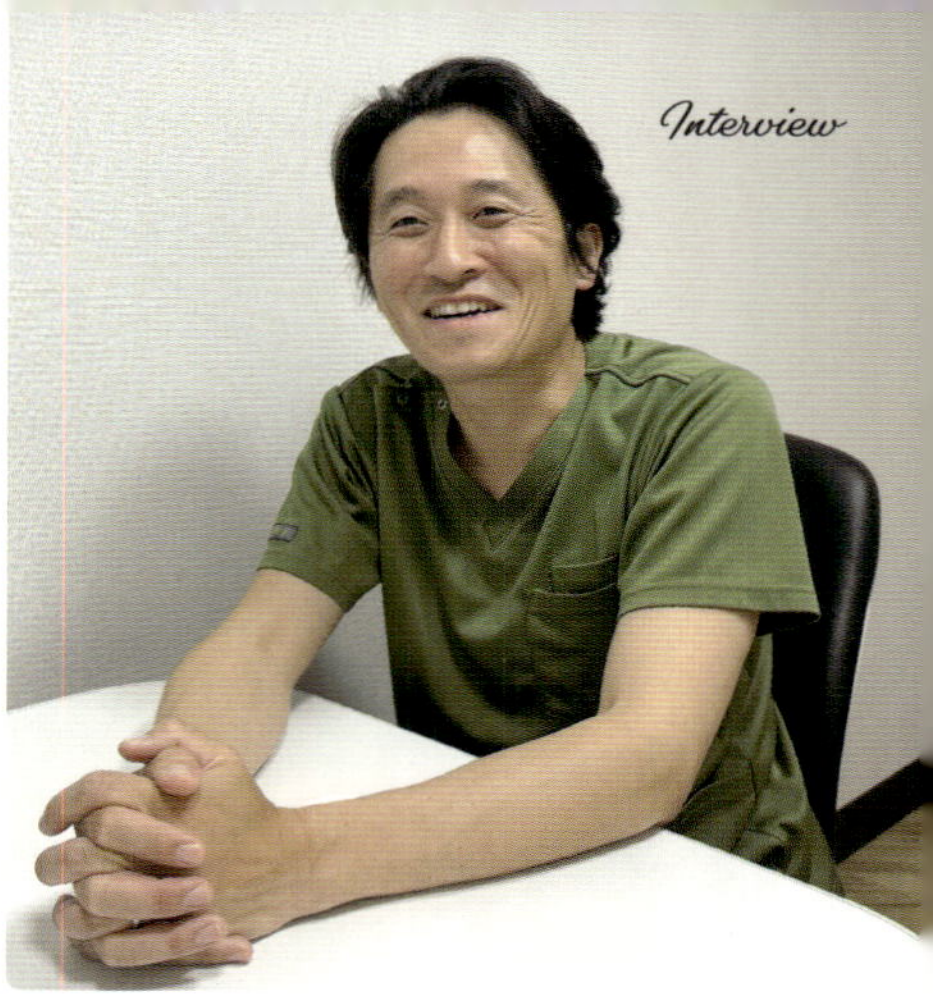

殖補助医療を始めました。現在では、生殖医療専門医である姉も一緒に不妊治療にあたっています。

妊娠率を高めるため、もしくは妊娠した後に無事出産までこぎつけるために手術治療が必要な場合には、婦人科内視鏡技術認定医の私が、腹腔鏡下手術や子宮鏡下手術による低侵襲手術を行っております。

不妊治療専門の施設とは異なり、無事ご妊娠された後にはそのまま我々が妊婦健診を行います。転院の必要もなく、同じスタッフが対応しておりますので、不妊治療で妊娠した患者さま特有の悩みや不安にも寄り添うことができると考えています。ご希望の患者さまには、麻酔科標榜医の私が無痛分娩による快適な分娩を提供しております。また、出生前診断をご希望の患者さまには、臨床遺伝専門医の姉が豊富な知識で対応しております。

現代の医療では、それぞれの診療科の中でも領域ごとに専門分野が細分化されており、それぞれの分野で認定資格が求められるようになってきました。ひとりの医師がそれら全ての認定資格を維持するのは非常に困難です。そのため当院では、私や父、姉が分担して認定資格や専門分野を持つ事で、患者さまに必要とされる様々なニーズにお応えすることを可能としております。クリニックの良さは、気心の知れた医師に気軽に相談ができる事だと考えています。かかりつけのクリニックで、これだけ幅広く、一貫して診療を受ける事ができるのは、大きなメリットなのではないかと自負しております。

また、当院では不妊カウンセリング、説明会などにも力を入れています。不妊治療の説明会（コウノトリ学級）では、初診向け不妊説明会と体外受精説明会を開催しており、治療前には体外受精コーディネーターがご夫婦に個別でカウンセリングを行っています。

当院の胚培養士は、患者さまからのご質問やご相談にも対応しております。医師には言い出せなかったことや聞きそびれてしまったことも、どうぞお気軽にご相談ください。

生殖医療の要、培養室も新施設移転でより良い培養環境になりました

続いて、猪鼻培養室主任にお話をお聞きしました。

培養室は命のもととなる卵子や精子をお預かりするところです。

体外受精で妊娠につながる良好胚を育てるためには、胚培養士の技術はもちろんのこと、最適な培養環境が不可欠です。胚に与えるストレスはできる限り減らしたいので、新しく培養室を立ち上げる時には、インキュベーターと顕微鏡の位置や採卵室とクリーンベンチの位置関係にこだわり、スムーズな作業動線が得られるように何度もシミュレーションをしました。試行錯誤の末、安全で効率的な作業ができる、最高の環境を作り上げることができました。

私がこの培養室で特に気に入っているところは、前室と培養室の間の大きな窓です。

もともとは胚培養士同士がお互いの状況を把握して作業を円滑に進めるために設けたものでしたが、外部から中の様子がよく見える「開かれた培養室」になった事で、予想外の効果がありました。

それは、中が見えることで、他部署のスタッフも胚培養士の業務を身近に感じてくれるようになったことです。胚培養士同士だけではなく、部署間のコミュニケーションもとりやすくなりました。院内スタッフの一体感がより一層強まったと感じています。

企業との連携で理想の培養

私たちの培養室

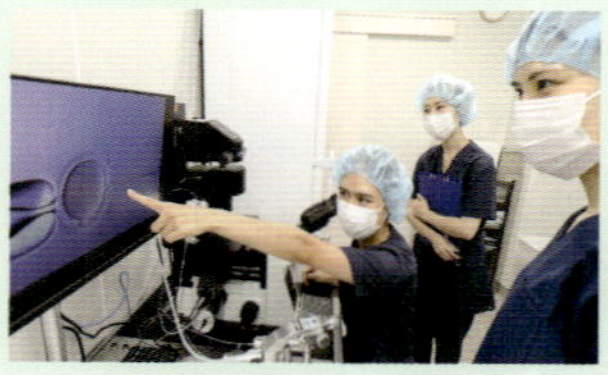

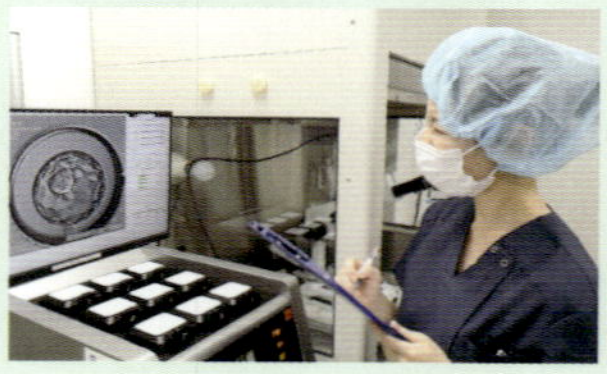

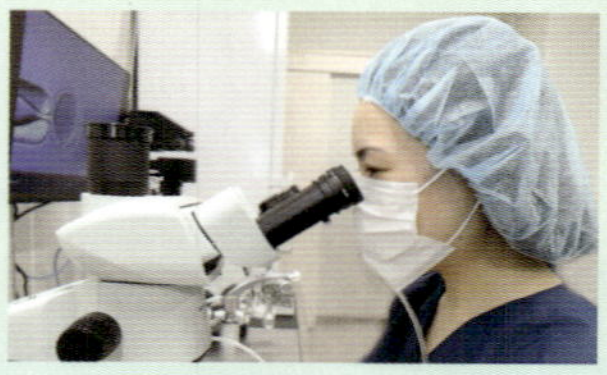

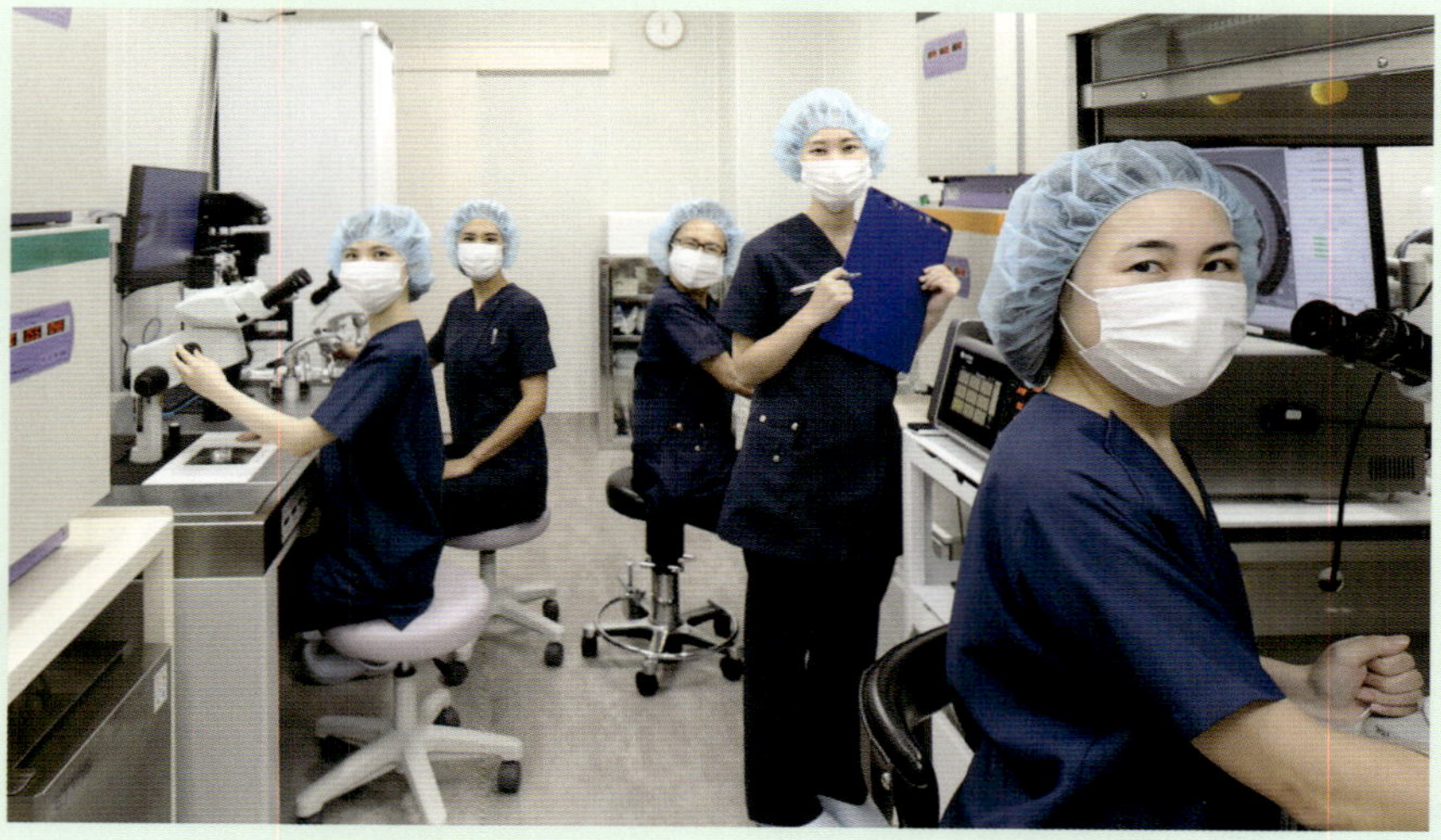

当院は産科も併設しているため、不妊治療を受けて妊娠され、そのまま当院で無事にご出産される患者さまも多くおられます。病室へ伺い赤ちゃんやお母さんにお会いするたびに、患者さんと共に歩んできた時間を思い返し、大きな喜びを感じております。

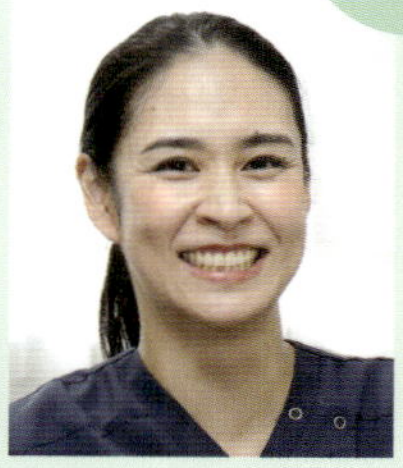

猪鼻宏美 培養室主任
体外受精コーディネーター
胚培養士

患者さまが大切な胚を安心して預けられるような胚培養士でありたいと思っています。
不妊治療を続けていくなかで、わからないことや困ったことがあれば何でも相談してください。

室を実現

今回の移転の際にどのような培養室にしたいかを考えたとき、私たち胚培養士が重要視したのは、日々スムーズに作業できる環境の整備でした。この作業環境を実現するためには専門的な知識が欠かせないため、培養室の立ち上げや移転のご経験が豊富なアステックの伊藤さんに相談させていただきました。

例えば新しいクリーンベンチの導入では、当初は外側がガラスで囲まれている一般的なものを検討していました。しかし、天井に設置するHEPAフィルターで培養室内の清浄度を維持できることに加え、エアシャワーにより培養室内に入り込むほこりや髪の毛などの異物の持ち込みは最小限に抑えられることを考慮すると、外側の囲いはいらないのではないかとご提案いただき、それを特注でお願いしました。これが本当に大正解で、決して広くはない培養室ですが、囲いが無いことで視界が開けて圧迫感のない空間にすることができましたし、隣に設置したインキュベーターとの間に壁がないので、胚を移動させる際なども安全に作業できています。

そのほかにも培養室内の配管や機器類の選定だけではなく、地震の際の転倒防止対策やコンセントの位置といった細かなことまで相談に乗ってくださいました。旧施設から新施設への移設の段取りや、新規に購入した機器類の納品日の調整など、様々な業者さんとの仲介役にもなってくださいました。

また、タイムラプスインキュベーターも増設しました。アステックさんのタイムラプスは、十分な機能を備えながらもコンパクトで、操作も直感的で分かりやすいところが導入の決め手となりました。より良い環境で培養できるようになったため、培養室の成績は好調です。胚を観察する時間を調整できるようになったので、患者さまとお話しできる時間もとりやすくなりました。今ではタイムラプスなしでの仕事は考えられません。

患者さまとのつながり　変わらぬ思いを大切に―

新しい培養室になり設備も充実したことで、患者さまにとってより良い環境が提供できるようになりました。しかし、私たちが大切にしているのは設備の充実だけではありません。これまでも私は体外受精コーディネーターとして患者さまとお話しする時間を大切にしてきました。この思いは、新しい施設に移転しても変わることはありません。これからも安心して治療を受けていただけるよう、「顔の見える胚培養士」として、患者さま1人ひとりに寄り添った関わりを続けていきたいです。

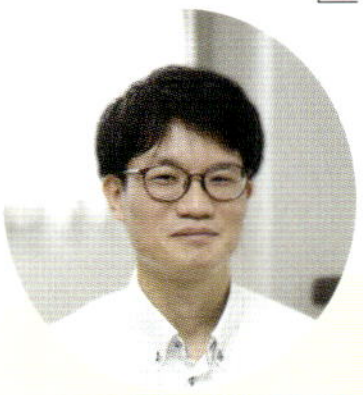

設計、設備を任されて　(株) アステック 東京営業所 主任　伊藤卓也

企業との連携がますます必要な時が今なのかもしれません。細やかに、ニーズに合わせて設計のお手伝いができるのが私たちアステックの自慢です。

弊社は胚培養士さんが仕事をしやすい最高の環境を提供するために、培養室の使いやすさ、見え方、安全性などをトータル的にご提案致します。培養室内の導線に限らず、先生・各スタッフさんとの連携、業者さんの出入りのための導線まで配慮するようにしています。

弊社の強みとして、担当者がご提案からアフターサポートまでを統括して対応できる点です。クリニック稼働後も最善のご提案を続け、胚培養士さんや先生だけではなく、その先の患者さままでを見据えた安心・安全をご提供できるよう活動しております。

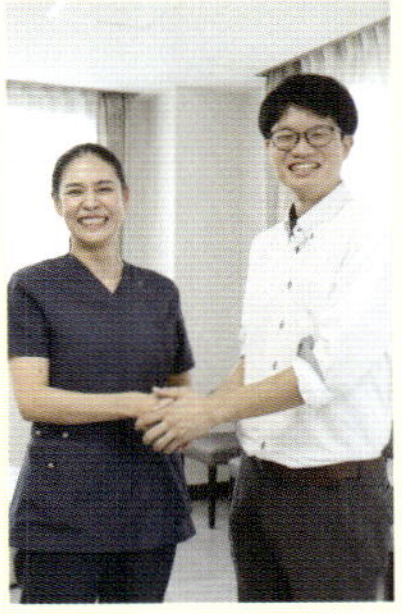

今後のメンテナンスもしっかり行っていきます！

培養室の設計には、アステックの協力がありました。

製品紹介&新しい取り組み

Life Whisperer
A.I. Enhanced Fertility
AI解析による非侵襲性の胚評価ツール
Life Whisperer

AI 解析による非侵襲性の胚評価ツール Life Whisperer

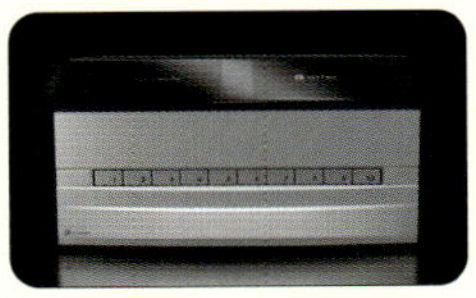

2025 年春発売予定アステック最新タイムラプスインキュベーター CCM-Chronos

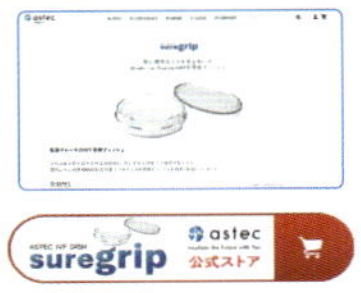

補充品の注文はネットでできるサービスを展開。
(アステック 公式ストア)

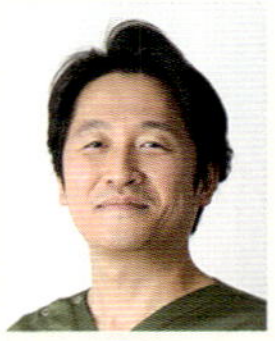

真島 実 院長

Profile

経歴

日本大学医学部卒業
聖路加国際病院 研修
聖路加国際病院
都立大塚病院
真島クリニック
真島クリニック院長

所属・資格

日本専門医機構認定 産婦人科専門医
日本麻酔科学会認定 麻酔科標榜医
母体保護法指定医

真島クリニック
Majima Clinic

東京都足立区関原 1-14-11
https://www.majima-cl.jp/

電話番号. 03-3849-4127

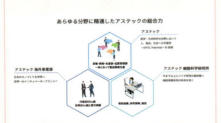

プレコンセプションケアの推進で精子検査の需要が高まる中

SQAシリーズが、一般泌尿器科や内科などの施設にも広がっています。

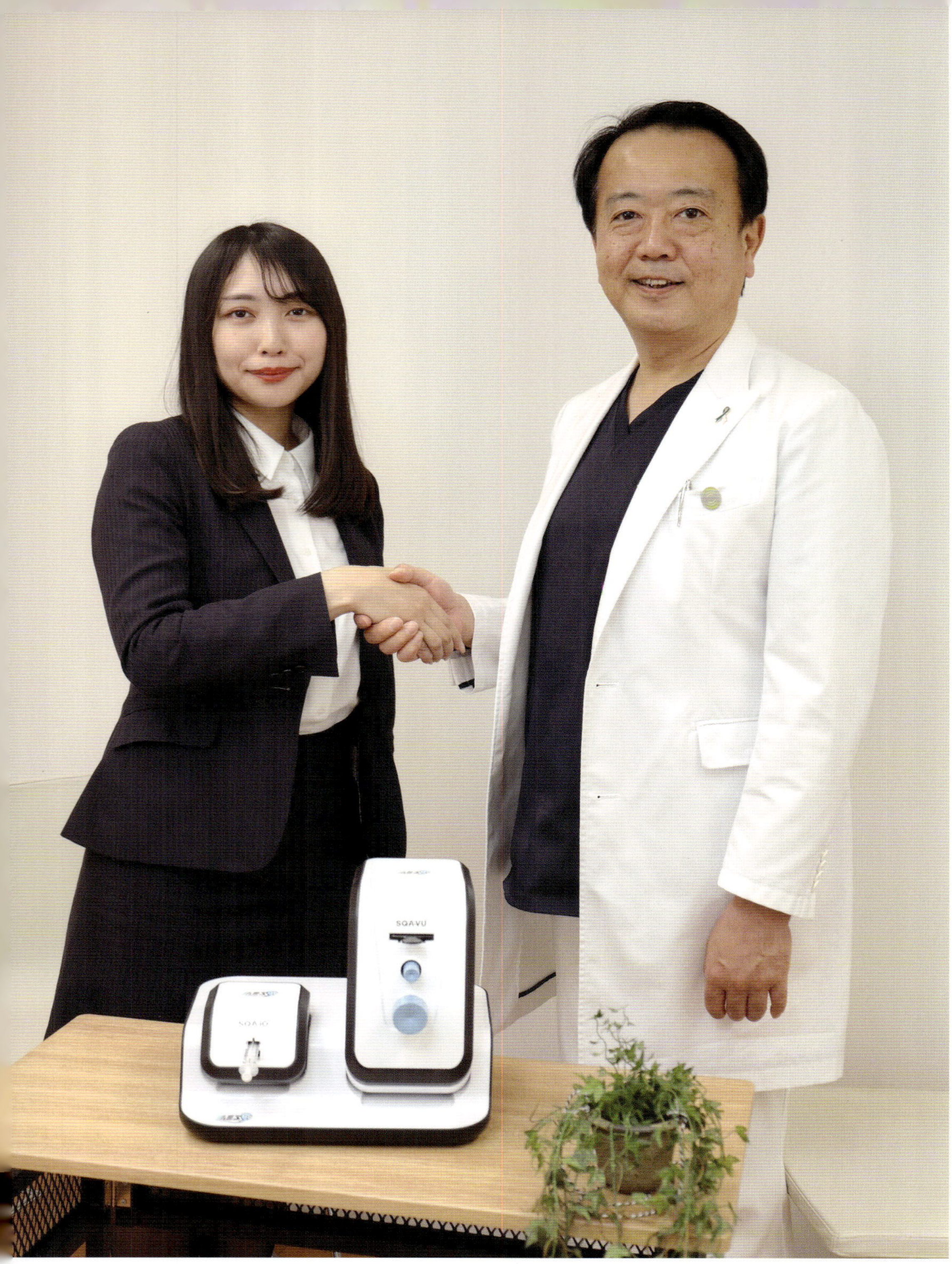

「桜井先生、率直なご意見をありがとうございます」とジャフコ担当の水岡さん

産婦人科クリニックさくら 院長
桜井 明弘 先生

「カラダに優しく、妊娠後にも優しく、こころに優しく」をコンセプトとし、ウィメンズヘルスケアと生殖医療(不妊治療)の二本柱で診療を行っています。生殖医療においては、最新の検査や治療法を取り入れながら、妊娠後のリスクを避けるために単一胚移植を一貫して行っています。

そして、これからも思春期から更年期以降まで、女性のライフステージに寄り添った診療を進めてまいります。

妊娠して元気な赤ちゃんが生まれるのも、はじまりは女性の持つ卵子と男性の持つ精子が一緒になることからです。

そこに何らかの原因があり、不妊治療が必要になった場合、不妊治療ではそれらの質との戦いにもなってきます。

質を見るためには検査があります。

本日は、この検査の部門で精子の検査に活躍している企業（ジャフコ）の機器と、ユーザークリニック（産婦人科クリニックさくら）桜井院長との対談の様子を紹介します。

検査機器は、最近のプレコンセプションケアやブライダルチェックの進展から需要が高まっている精子特性分析機器SQAシリーズの最新版-iO、VUです。

桜井院長は、「カラダに優しく、妊娠後にも優しく、こころに優しく」をコンセプトに、生殖医療だけでなく広く産婦人科医療に携わっている医師です。

医療現場で活躍する機器には、何よりもユーザーの意見が大切です。企業はその意見を反映することで、より良い製品を現場に投入できるのです。

ジャフコ：現在、東京都は少子化対策の1つとして従来の不妊治療に対する支援だけではなく、プレコンセプションケアを積極的に展開し、妊活支援を広めるために取り組むとの発表をしました。

　今、その話が私たち精子の検査を行っている企業の間でも話題になっています。

　精液検査を受けるのに、既婚者に限らず18歳から39歳の独身男性でも、条件をクリアすれば今までの助成金を受けることができるとニュースで取り上げられたからです。このニュースの影響で、これまでは不妊治療施設からの引き合いが多かったSQAシリーズの販売が、最近、一般の泌尿器科や内科での需要として広がってきている状況です。

　桜井先生のところは生殖医療ということで、以前からSQAシリーズをお使いいただいておりますが、このようなプレコンセプションケア、あるいはブライダルチェックのメニューで行う精液検査についてはどのように思われますか？

　また、SQAシリーズの新機能についてはいかがでしょう？

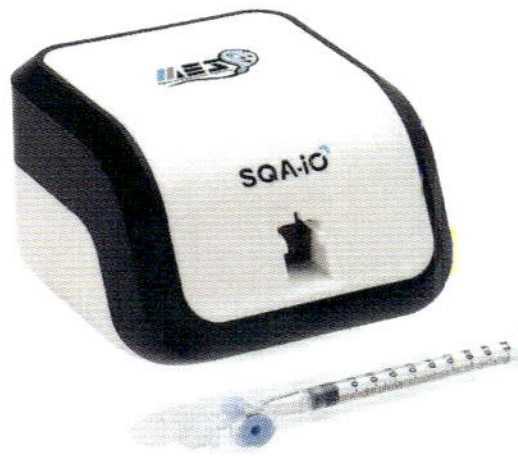

超小型クラウド型精子分析装置

SQA-IO 本体とキャピラリー
コンパクトな本体は、10cm の立方体に収まるほどの大きさで、手のひらにすっぽり乗るサイズ。

男性も女性と同様に子どものいる将来を描いて意識を高めることは大切だと思います。

先生：最近、男性にとってのブライダルチェックとかプレコンセプションケアといった言葉が社会に浸透してきていますね。

　ブライダルチェック自体はかなり前から使われている言葉ですが、一般的には女性がこれから結婚して、その後子どもを産んで育児をしていくことを予測して、今の自分に病気がないかを見るためのものです。

　男性の場合は、将来、子どもを持つことに関する生殖のためにという意味では、診療メニューのように診るものはなかったように思います。当院が開業したのは10年以上前の頃になりますが、その頃から、そろそろ結婚をするので精液検査をしてほしいと言って来院する男性の方もいましたが、その方たちは、先輩や知人、親族などから精液検査があることを知らされていた方たちかと思います。

　自分に精子が少なかったり無かったりしたときに、これから結婚する奥さんに苦労や迷惑をかけてしまわないかどうかをあらかじめ知っておきたいという人です。

　一般的な精液検査というのは、不妊治療での検査となり、定義からすれば、ご夫婦が子どもを望んで避妊をせずに1年間性生活を送ったが妊娠しない、という時に初めて不妊症と考え検査を受ける時となります。

　それらの状況を考えれば、以前から自分の将来の事まで見据え、精子を調べておきたいと考える男性はいたわけです。東京都が推進を考えるプレコンセプションケアは、そのような方により身近に検査の機会を与えるとともに、男性に日頃から精子にとってよくない習慣を見直す啓発の意味でもとても良いことだと思います。

　例えば、「タバコを吸わない」とか「お酒を減らす」あるいは「感染症」などです。

　これら良くないことは男性にとっても女性にとっても同じです。

　プレコンセプションケアは、それらの情報を提供し、早めの検査にも結びつきます。

　そこで男性の場合は精液検査になりますので、これはかなり広まってくれるとありがたいと思っています。

ジャフコ：私たちにとっては、機械の

SMI
(Sperm Motility Index) とは？

　まっすぐ前に向かって運動している前進運動精子濃度と平均精子速度を組み合わせて数値化した SQA 独自の指数です。

　同じ精子濃度と同じ運動率の精子でも、まっすぐ速く進む精子が多い方が SMI は高くなります。

　生殖医療を行う施設では、治療方針を決める際にこの SMI や高速前進運動精子濃度をひとつの指標にして判断するケースが増えています。

　SMI 値は 80 以下：低、80-160：中、160 以上：高、に分類されます。

　3 回ほど再検査をしても SMI が 80 以下のケースでは、体外受精などの高度生殖医療へのステップアップをお勧めするクリニックが多いです。

News！

すでに多くの医療機関（産婦人科や泌尿器科）に導入されている精子特性分析機器・SQAシリーズ新型。

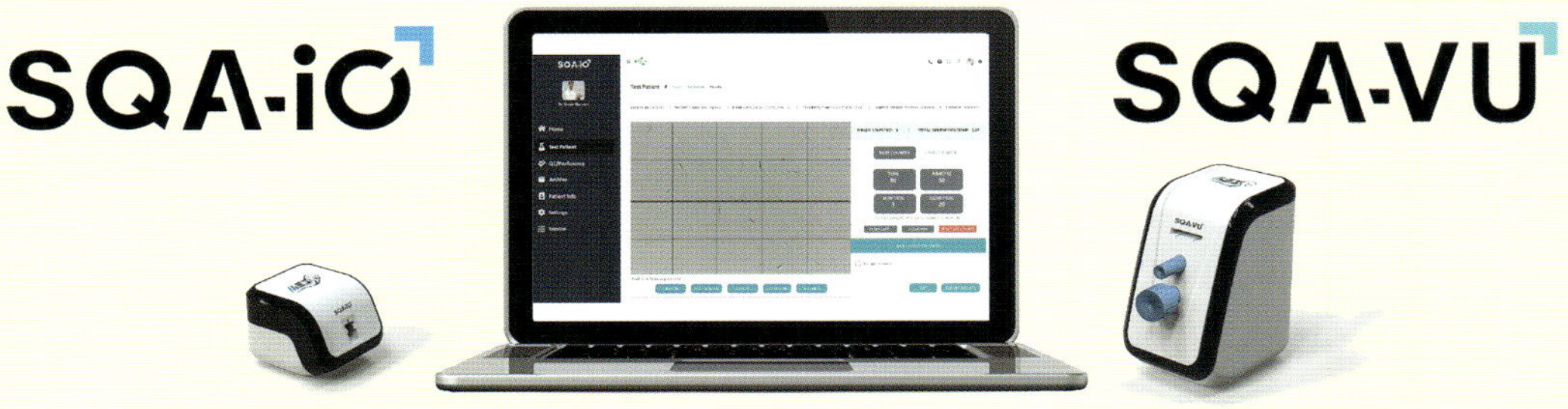

■不妊治療及び医療機器先進国イスラエルの MES 社で開発された商品です。
■どなたでも手を汚さず清潔・簡単・正確に測定可能です。
■ SQA-VU は、SQA-iO 専用のデジタル顕微鏡システムで、形態観察やレポートに画像や動画を追加出来るオプションツールです。

需要が高まり、検査現場で有効に使っていただけることをありがたく思います。

　実際に産婦人科や不妊治療の現場だけでなく、一般の泌尿器科や内科や検診センターで、健康診断のオプション項目に入れたいといった需要が増えています。

　先生のところでは、このSQAシリーズを前のモデルから使っていただいていますが、今のモデルではさらに進化しています。

　以前は一般的に顕微鏡でカウントした精子濃度と運動率、形態観察を中心に精子の判定をしていましたが、SQAでは前進運動精子濃度と平均精子速度を考慮したSMI値を出せるようになりました。

　SMIの測定と治療の方針の関連性などについて、現場ではどのように使われているのかお聞かせください。

先生：SMIは、確かに御社の機械の売りになる部分ですね。当初のモデルを初めてプロモートしていただいた時に、すごい数値だと思いましたし、それを重視していました。

　どこかの学会発表で、SMI300以上はとても良い治療成績が望めるという発表があり、当院でもSMI300という数値をとにかく絶対値として見るようにしていて、それを超えている人は心配ないですよという説明をしています。そして、当院も学会で発表したことがありますが、SQAシリーズでは高速前進運動精子を測れるのが最大のメリットで、今までは培養士や医師の目で運動率はもちろんカウントするけれども、運動性の良さというのはざっくり見て、この人は結構いいねとか結構スピードが遅いねとか評価していたのが、可視化されたというか数値化されているため、治療検査としては重要なデータになると思っています。

　当院では高速前進運動精子が精液全体の中で2000万個を超えているか超えてないかで治療成績が変わると判断しているため、今は主にその数値を重視しています。

　要するに高速前進運動精子がたっぷりいたほうが良くて、そこがやはり妊娠には大きく関係してくるものと考えます。

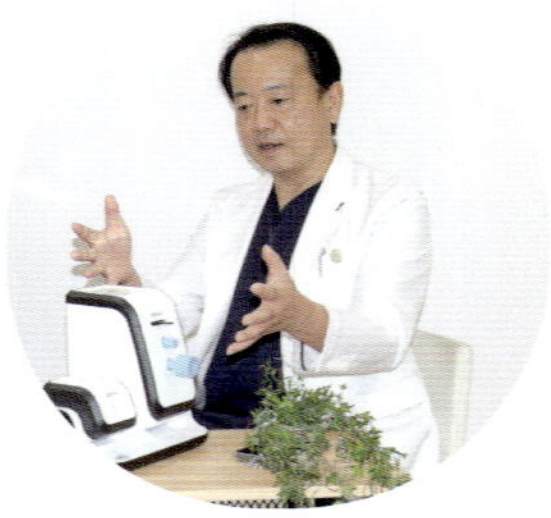

卵子側との関係もあり、精子側の評価だけで妊娠に結びつくわけではない

ジャフコ：ユーザーの皆さまからよく言われることとして、いくら精子の運動性が良くても女性側の卵子との相性やその質の問題のことがあります。

　結局のところ、精子がいくら良いからといっても妊娠との直接的な相関評価ができない、そこにつながらない部分があるということも関係しているようです。

　逆に卵子の質が良くて精子の質がどうかという時にこそ、この精液検査があるのですが、これで妊娠できますよと言えれば1番良いのでしょうが、あくまでも精子の検査をするものです。

　以前のSQA-VからSQA-iOになったことで、便利になったポイントで、先生が感じたことを教えてください。先生はどう思われますか?

先生：とにかく小スペースですね。Vのほうは立派な機械でしたが、デバイスを小さくできたというのは非常に良いことだと思います。

　どの様な工夫をされているのでしょう?

CHECK !

自動精子分析器 SQA-iO　SQA-VU　その特徴と詳細

詳細（データ保存）

- データ保存は、セキュリティー万全なクラウドにて運用
- ソフトウェアは、常に最新バージョンアップ。更にとても分かりやすい日本語対応
- 場所を選ばず、使い捨てキャピラリーを使用するため、手に触れず安心して測定可能
- 75 秒で迅速に測定完了
- オプションのデジタル顕微鏡 SQA-VU を使って、精子の画像や動画のレポート追加が可能

商品の特徴

- クラウド上で簡単データ管理
- 高精度（SQA ハイグレード機種同等）
- どこでも簡単操作測定
- 超小型・軽量
- WHO 第 6 版準拠
- 見やすい日本語ソフトウェア＆レポート他、各種言語対応

ジャフコ：iOの場合、本体は光を出すシステムとそれをキャッチするセンサー部分だけで、それを解析するコンピュータはクラウド上にあります。

SQAは、光を出す部分とその光をキャッチする部分の間に検査用キットを置き、精子の通り具合で遮られる光の量に違いがでることを応用しています。遮る精子が多ければ多いほど上に通る光が少なくなるという原理です。

その原理は同じでも、操作に使うスイッチや液晶モニター、解析用のコンピュータなどの部品を全て本体から出してPCを使い、クラウド上で行うことで、ここまで小さくして、壊れる部分もなくなったうえに価格も従来品より安くすることが出来ました。

先生：発想の転換というか、今の時代ならではのデバイスですね。

ジャフコ：以前は医療機器はインターネットに繋ぐのは情報セキュリティの問題で難しいという面もあったのですが、アメリカなどではインターネットに繋ぐシステムが増えてきたため、FDA（アメリカ食品医薬品局）が整備をしっかりして、このように検体を扱う情報の管理に対して規制が厳しくなっています。

SQA-iOは、そこもクリアしているので、機器に関してはインターネットに繋いで検査情報のやりとりをしても安全という考え方ができるようになってきました。

このSQAのインターネット化につながったこともコンパクト化に寄与しています。

先生：これから先、血液検査の機械なども追随するようなものができてもおかしくないですね。

ジャフコ：すでにアメリカではインターネット化した新しい仕組みも出現しています。

精液検査は運動性が重要になるため、採取してから1時間以内に測定する必要があります。アメリカでは大手の検査会社が精液検査の依頼があるとSQAを持ってクリニックを訪れてその場で測定し、インターネットを介してデータを中央に戻し、病院様のシステムに結果を送るという使い方もしているそうです。

それから今回は専用の顕微鏡シ

当院でも治療方針に役立っている精液検査

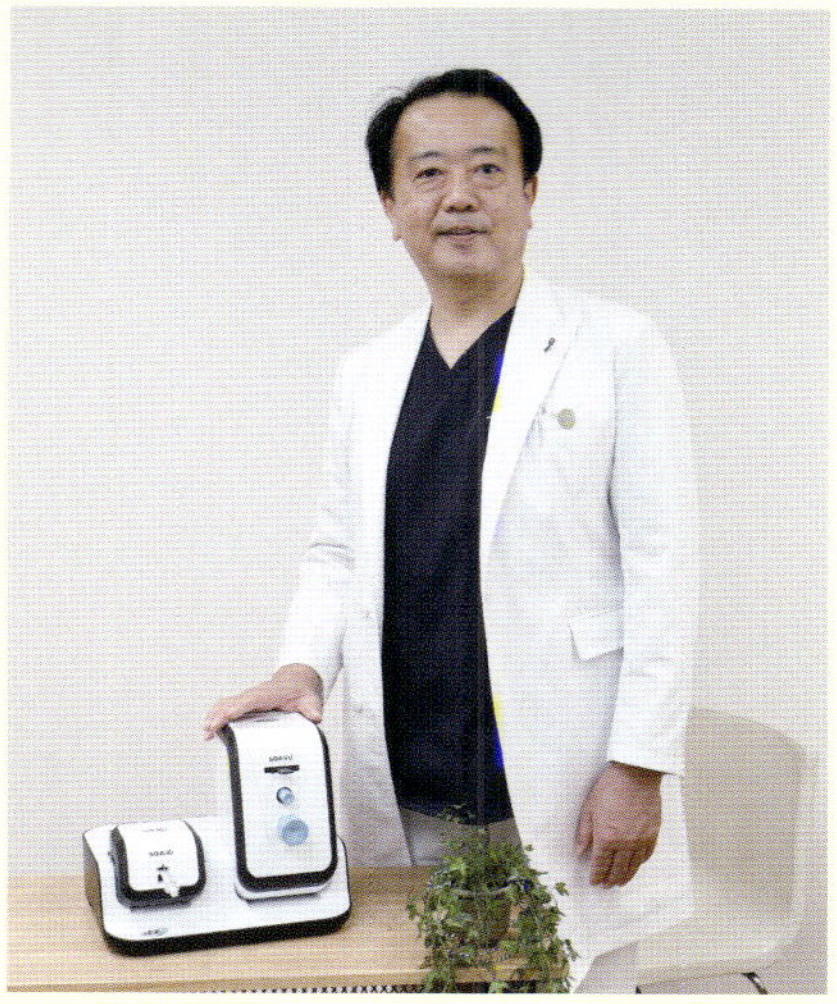

当院での男性の不妊スクリーニング検査でほとんど唯一と言っていいのが精液検査です。

産婦人科クリニックさくらでは専用機器、SQA-iO を用いて精液検査を行っています。通常の顕微鏡で精子濃度、運動率だけをみる精液検査に比べると格段に詳細な検査ができます。

例えば、「高速直進運動精子」の比率です。運動精子には、まっすぐ速く運動している良好な精子から、動いてはいるもののあまり進みがよくないもの、動いているがその場でくねくねとほとんど進まないものなどがあります。妊娠にあずかるのは、この「まっすぐ速く」運動する精子なのです。

これまでの顕微鏡での観察では、どれくらいを速いとするか、検査を担当する人によって若干異なることがあり、施設内、施設間での成績や治療方針に差が生じていました。SQA のような分析装置でカウントすることは、人間の不得手な客観的な評価を可能にし、また多くの精子を同時に解析できる点が大きなメリットです。

当院で行う新しい精液検査は、この機器を用いるため、通常の保険診療で行うよりも詳細な結果が得られ、治療方針に役立たせることができます。

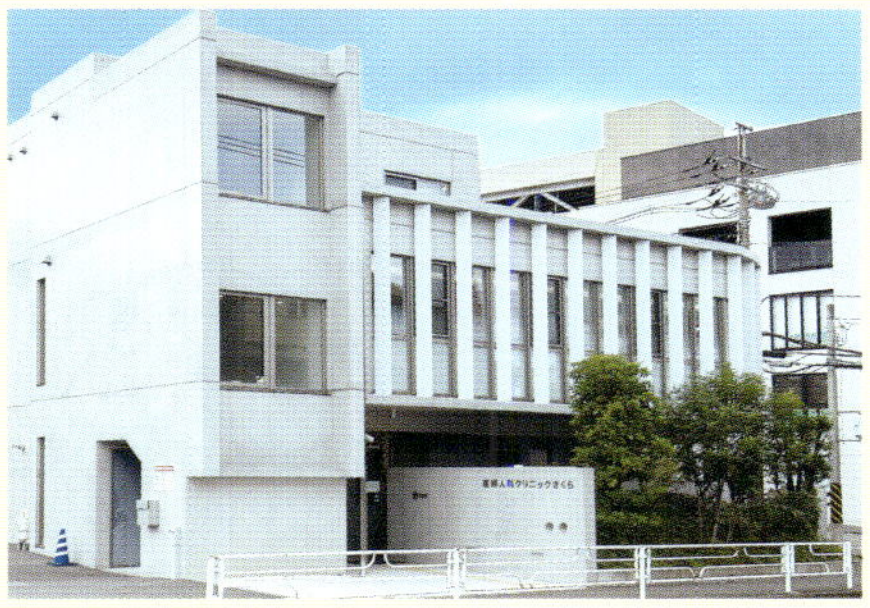

自動精子分析器 SQA-iO SQA-VU検査項目

1. 精子濃度
2. 運動率 全精子/前進/高速前進/不動 他
3. 運動精子濃度
4. 前進運動精子濃度
5. 高速前進運動精子濃度
6. 正常形態率
7. ※SMI（Sperm Motility Index）

ステムVUとSQA-i-Oをセットできるドッキングステーションが発売されました。本来ならそれぞれをUSBで接続するところを、ひとつにまとめてデザインの統一感を演出するだけでなく、不安定になりがちなUSB給電も安定させる一石二鳥のシステムです。

今ご覧いただいているように、かなりクリアな画像に撮れます。昔のSQA-Vは解像度がちょっと粗かったのですが、今回は1188倍の倍率で高解像度になっているため、学会の展示会場で見られる先生方や顕微鏡をのぞいている胚培養士の方からも、綺麗ですねと言っていただいております。

そしてもう1つは、ラボのSQA-i-Oで検体を測定した結果のレポートとVUで撮影した精子の画像や動画が診察室のパソコンのモニターでリアルタイムにチェックできて、患者さんにもその場で見てもらうことができます。

特に高度生殖医療の現場では、胚培養士が出入りする度に着替えなどがあるため、胚培養士さんたちがラボ内にいながら、診察室の先生はリアルタイムで得られる検査結果だけでなく精子の画像も患者さんに見せられると言う特徴が加わりました。

画像データも動画と静止画それぞれ10個ずつ保存できるようになりました。

そこで今後さらに、どのように使われ、応用されるのがよいかなども少しお伺いしたいです。

先生：こちらとしても、精子の状況を動画にして患者さんにお見せすればすごく理解も深まると考えます。

実際のところ、それを見たところで良いのか悪いのかもわからないと思いますが、やはり患者さんは自分の精子を見たことがないため、見ることですごく納得感を得られると思います。この検査をやって良かったとの満足感を感じる時です。

以前、私はSQAを自分の診察室において精液検査をその場でご主人にお見せしていました。SQAのあの小さなモニターで見ていただきながら説明していたのですが、皆さん、自分の精子を見たことがないのですから、そのモニターを食い入るように見ます。

さっきも申し上げたように、精子を見たからといってなんてことはないのですが、（数字は大事なのですが）、患者さんはやっぱり何でも自分のものというのは、見ることですごく大事な納得感を得られると思いますので、すごく意味あることだと思います。

客観性を持って評価できるというのは、SQAシリーズの最大の功績です。

ジャフコ：あともう1つ、今度のSQA-i-Oでは、患者さん情報の中にデブリ評価を追加することができます。顕微鏡で見た精子に細胞片などのデブリが多い場合に、デブリの多さを四段階に分けて入力することで、濃度カウントに補正が加わってより正確な精子濃度を得られることができるようになりました。

精子を機械で測る時の弱点だった「精子と同じ大きさの細胞片やゴミ」をカウントして、実際よりも精子濃度が多く出てしまうといった問題を減らすことができるようになりました。それについては何か感じられそうですね。

先生：経験のある胚培養士さんにも有用だと思いますが、逆にあまり精液検査に慣れていない方にも良さそうですね。

自動精子分析器SQAシリーズ　SQA-VISION

CHECK !

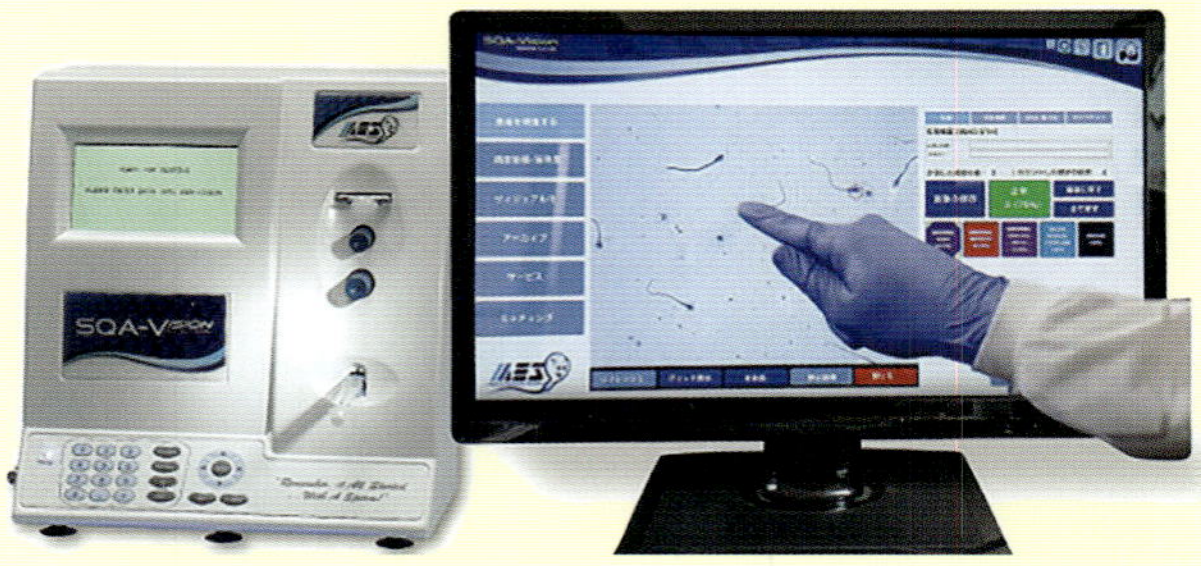

SQA シリーズの最上位機種

タッチパネル搭載の PC や高倍率の顕微鏡を搭載。
生殖関連の学会で話題の DNA 断片化テストや習熟度テストなど、今精子検査に求められる様々なニーズに対応できるハイエンドモデル。

▶主要スペック

検査分析 13 項目・日本語対応・高精細顕微鏡内蔵
タッチパネル搭載 PC・サイズ：32 × 30 × 24cm 重量：7kg

▶「QwikCheck® DFI キット」（DNA 断片化キット）

SCD 法（精子クロマチン分散試験）を採用
通常 50 分以上かかる従来の分析に比べ、25 ～ 30 分程度で検査可能
SQA-Vision に限らず、目視の検査でも使用可能。

20年以上にわたり精子自動分析機の分野で世界をリードしてきたイスラエルの「MES(メディカルエレクトロニックシステムズ)社」の技術を結集したSQAシリーズ最高峰モデル／タッチパネル搭載のPCや高倍率の顕微鏡を搭載し、生殖関連の学会で話題のDNA断片化テストや習熟度テストなど、今精子検査に求められる様々なニーズに対応できるハイエンドモデル

検査項目　●精子濃度。●運動率。●前進運動率。●＊高速前進運動率。●＊低速前進運動率。●非前進運動率。●精子不動率。●正常形態率。●運動精子濃度。●前進運動精子濃度。●高速前進運動精子濃度。●低速前進運動精子濃度。● SMI（精子運動性能指数）。●平均精子速度。●他に 1 射精あたりの各精子数等も算出。● DNA 断片化試験にも対応

それこそさきほど、一般内科とか一般の泌尿器科でも扱ってくれているということですから、先生も精液自体をあまり見た経験がないでしょうし、その他の職種の方が検査に携わることもあると思いますからとても有用だと思います。

ジャフコ：専門家がいらっしゃるところだけデブリ評価のチェックを入れて、より精度の高い結果を出すというシステムが追加になったことをお伝えして、こちらからお聞きしたかったことは一通り聞けたのですが、他に何かトータルして先生の方からSQAに対して感想なり要望なりございますでしょうか？

先生：そうですね。もう16〜17年、ほぼ開業した頃からお世話になっています。

かつては全部目視でカウントをしていましたが、目視も培養士さんのスキルによっては、同じ検体を見せても数が違う場合が生じます。そういうところが客観性を持って評価ができるというのは、SQAシリーズの最大の功績だと思います。それがさらに使いやすく進化しているというのは、とても評価したいところです。

　このロゴもとても可愛いですね。医療機器ではSQA-Vも無骨な感じでしたが、この精子のイラストのデザインが丸みを帯びてスタッフに好評です。やはりこういう新しいものを入れたデザイン性の良いものが、イタリアとか北欧じゃないですけど、身の回りに置いてあるのはいいことですよね。ですので、トータルでとても良い機器だと思って使わせてもらってます。

ジャフコ：ありがとうございます。それから、ここに日本の国旗が描いてあるのですが、そこをクリックすると10カ国語で表示できます。外国人の患者さんが来られた時に、例えば最近ですとベトナムの方とか、ブラジルの方とかが来た時に、アーカイブから母国語でレポートをプリントしてあげると、患者さんの理解が深まってとても喜ばれるそうですよ。

先生：それは活用したいですね。ありがとうございます。

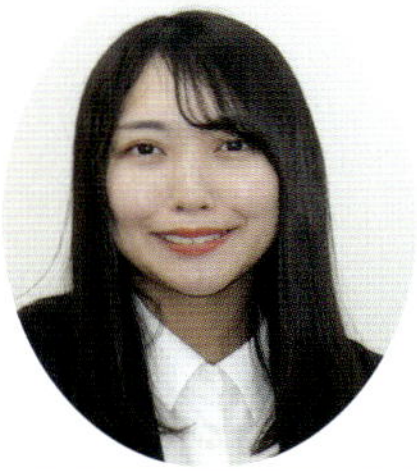

患者さま、そして病院さまのために　（株）ジャフコ 営業部　水岡　茜

SQA-iOのコンパクトさが、男性の精子検査を加速させ、病院、そして不妊治療の現場でさらにお役に立つことを願い、私たちは頑張っていきます。

　不妊に悩む方々に寄り添い、最初の一歩を踏み出すきっかけを提供するのがSQA-iOです。非常にコンパクトで操作も簡単なため、どなたでも安心して検査を行うことができます。

　私たちは、導入施設さまが検査をよりスムーズに行えるようサポートするとともに、患者さまが前向きに治療へ取り組める環境づくりにも力を尽くしています。

　1組でも多くのご夫婦が新たな命と出会える未来のため、これからも皆様に寄り添い続けていきます。

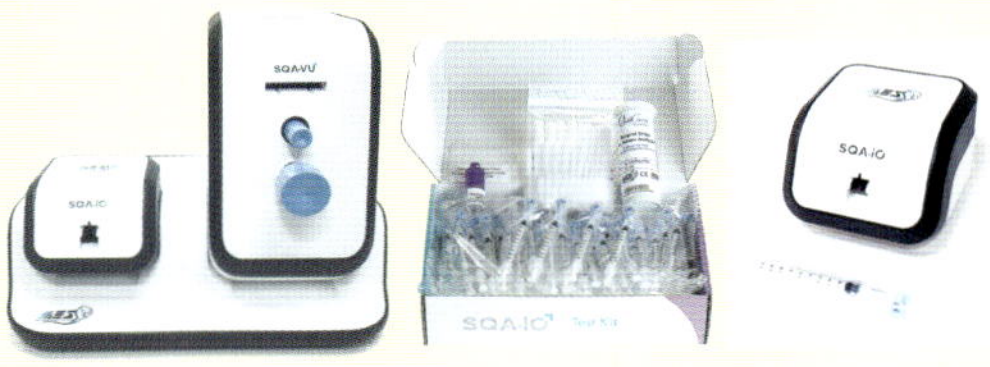

SQA-iO の特徴

●ソフトウェアは日本語選択で操作もレポートも簡便に使用可能。●PCで専用アプリを起動してメニューを選ぶだけの簡単テスト。●WHO精子分析ラボマニュアル第5版に準拠。●使い捨てのSQAキャピラリーで簡単かつ安全に検査が可能。●迅速に（75秒）結果がでる。●カスタマイズ可能な検査報告書。

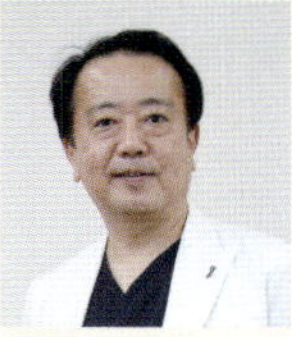

桜井 明弘 先生

Profile

経歴

順天堂大学を卒業後、同大学産婦人科教室に入局。不妊・内分泌、腹腔鏡下手術を専門。

同大学院在籍中に、東京女子医科大学第2生理学教室に国内留学し、精子由来の卵活性化因子を研究、同研究で日本受精着床学会より「世界体外受精会議記念賞」を受賞。

平成13年　東京都より地域周産期センターの指定を受けている賛育会病院の産婦人科管理医長として勤務。不妊診療のみならず、妊娠・分娩の管理を行う周産期医療、婦人科悪性腫瘍などの研鑽を積みました。

・医療法人産婦人科クリニックさくら理事長・院長

・一般社団法人横浜市青葉区医師会理事

所属・資格

日本産科婦人科学会 認定産婦人科専門医

産婦人科クリニック さくら

電話番号．045-911-9936

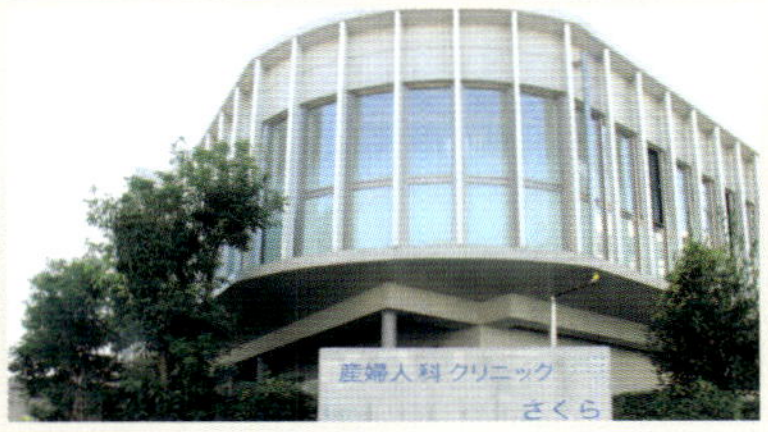

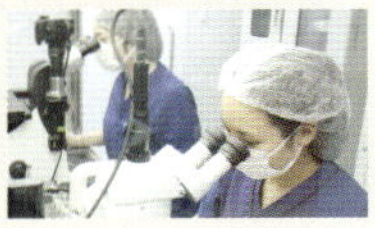

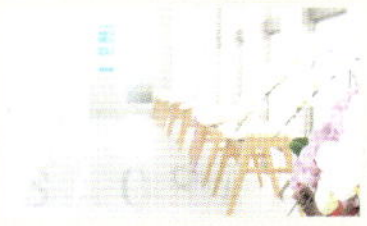

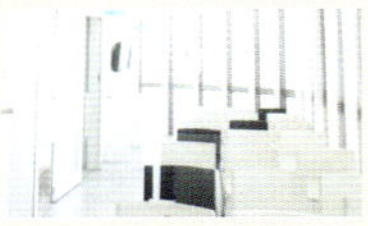

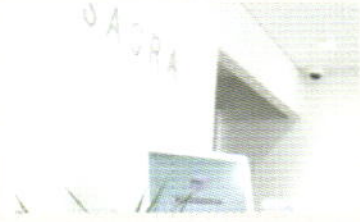

神奈川県横浜市青葉区新石川2-9-3

https://www.cl-sacra.com

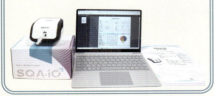

このコーナーでは、全国の不妊治療・体外受精専門クリニックで行われている不妊セミナー（勉強会や説明会）の情報を紹介しています。

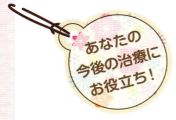

あなたの今後の治療にお役立ち！

Seminar information

病院やクリニックで行われている勉強会・説明会では、医師が日頃から患者さんに伝えたい治療方針や内容など、参加者にとても丁寧に、正確で最新、最適な情報を提供しています。病院選びをするときには、いくつかの勉強会に参加してみるのがおススメです。自分たち夫婦に合った医師選び、病院選びがきっとできるでしょう。

ぜひ、ご夫婦一緒に参加してみてくださいね！

（P.93の全国の不妊治療病院＆クリニックも、ぜひご活用ください）

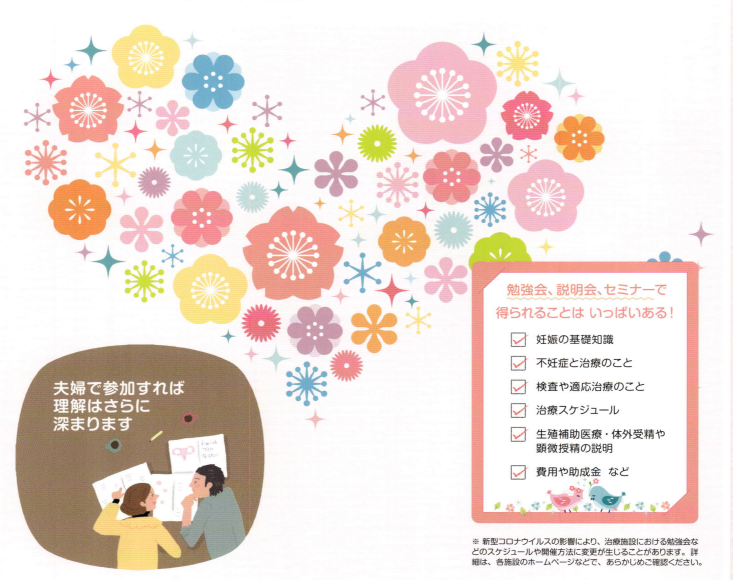

勉強会、説明会、セミナーで得られることは いっぱいある！

- 妊娠の基礎知識
- 不妊症と治療のこと
- 検査や適応治療のこと
- 治療スケジュール
- 生殖補助医療・体外受精や顕微授精の説明
- 費用や助成金　など

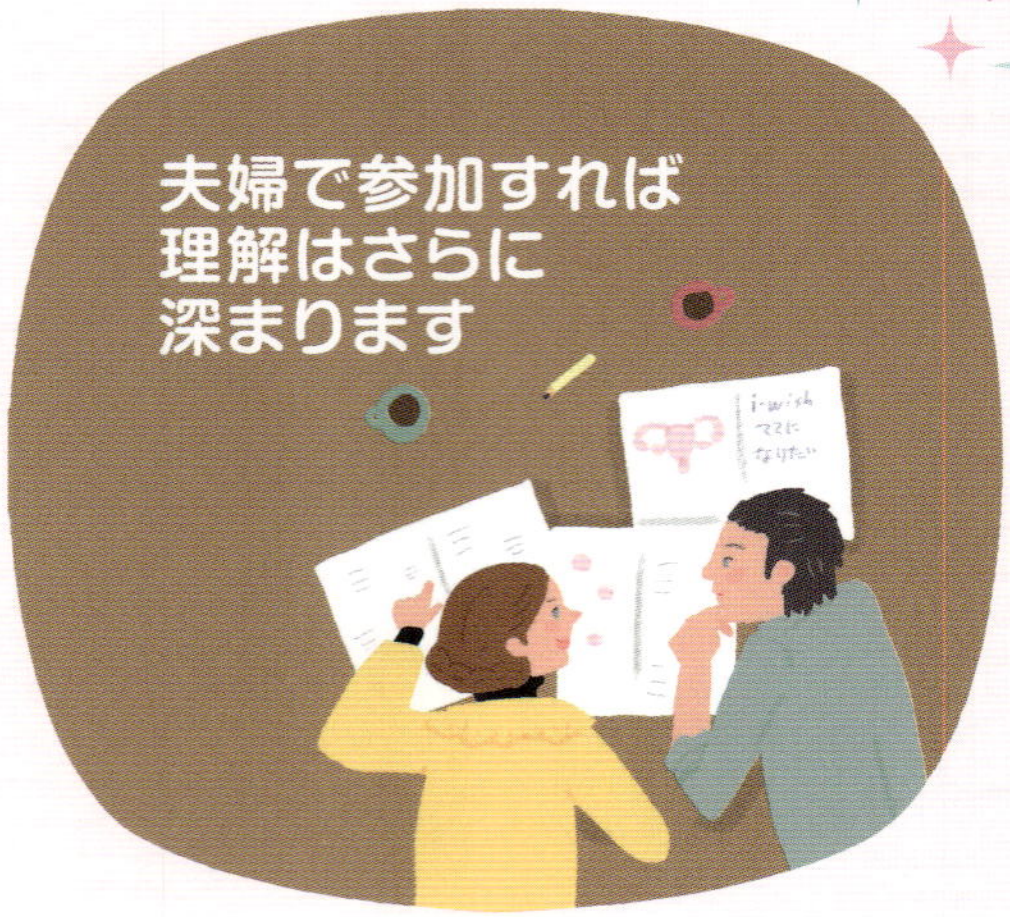

※ 新型コロナウイルスの影響により、治療施設における勉強会などのスケジュールや開催方法に変更が生じることがあります。詳細は、各施設のホームページなどで、あらかじめご確認ください。

Hokkaido　Access　地下鉄大通駅から徒歩２分／地下歩行空間 12 番出口からすぐ

金山生殖医療クリニック

北海道札幌市中央区北１条西４丁目 1-1 三甲大通公園ビル２階
TEL : 011-200-1122

https://www.kaneyama-clinic.jp/

参加予約▶ ホームページの申込みフォームより

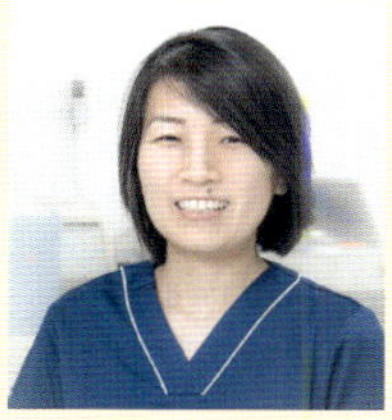

金山 昌代　医師

- ■名称…………今後妊娠したい方のための勉強会
- ■日程…………随時開催
- ■開催場所……クリニック内
- ■予約…………必要
- ■参加費用……無料
- ■参加…………他院の患者様OK
- ■個別相談……無し

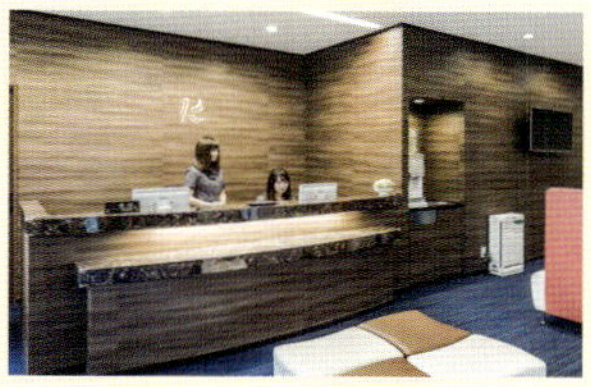

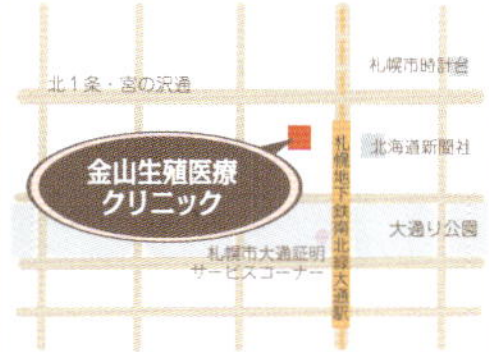

●「これから不妊治療をはじめたい方」を対象に勉強会を開催いたします。
はじめての方にもわかりやすい内容や、妊娠をお考えの皆様に役立つ情報、料金についても詳しく説明しております。無料の勉強会となっておりますので、お気軽にご参加ください。皆さまのご参加をお待ちしております。(途中退席可)

Tokyo　Access　JR 品川駅高輪口 徒歩５分

京野アートクリニック高輪

東京都港区高輪 3-13-1 高輪コート 5F
TEL : 03-6408-4124

https://ivf-kyono.com

参加予約▶ ホームページの申込みフォームより

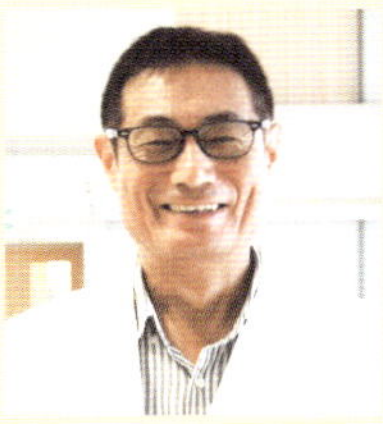

京野 廣一 医師

- ■名称…………ARTセミナー / 卵子凍結セミナー
- ■日程…………各月１回 (平日の夕方)
- ■開催場所……オンライン
- ■予約…………必要
- ■参加費用……無料
- ■参加…………他院の患者様OK
- ■個別相談……無し

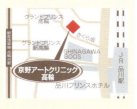

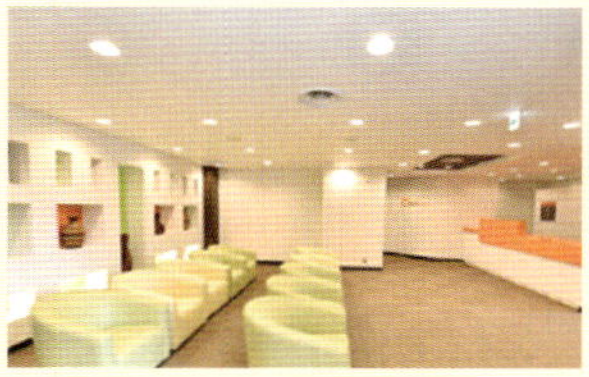

● 当院の妊活セミナーは、不妊治療の全般（一般不妊治療から高度生殖医療まで）について、また、無精子症も含めた男性不妊、卵管鏡下卵管形成術、未熟卵体外成熟培養など、当院の治療方法・方針をご説明いたします。また、卵子凍結についてのセミナーも始めました。どちらもオンラインで開催しています。HP よりお申し込みください。

Tokyo　Access　JR、京王、東急、東京メトロ　各線、渋谷駅 徒歩３分

田中レディスクリニック渋谷

渋谷区宇田川町 20-11　渋谷三葉ビル 4F
TEL : 03-5458-2117

https://tanakaladies.com/

参加予約▶ TEL : 03-5458-2117

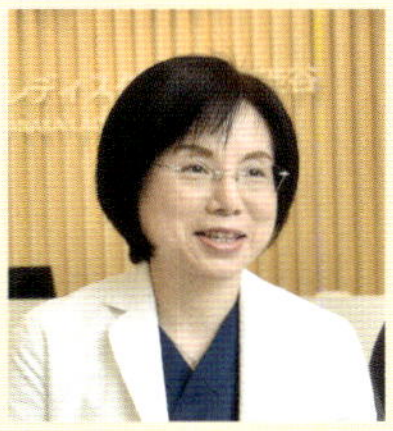

田中 慧 医師

- ■名称…………不妊治療セミナー（これから治療を始める方へ）
- ■日程…………毎月１回
- ■開催場所……クリニック内
- ■予約…………必要
- ■参加費用……無料
- ■参加…………他院の患者様OK
- ■個別相談……有り

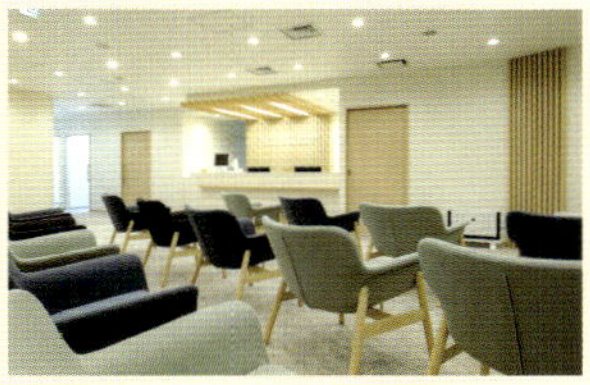

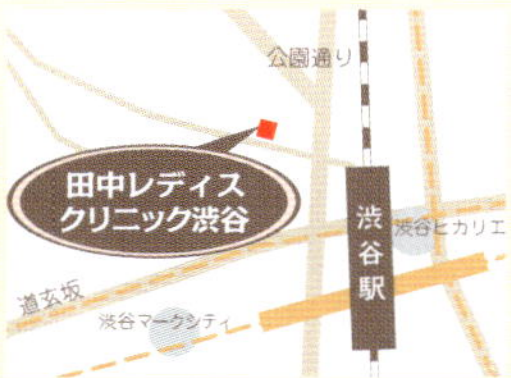

● 当院ではこれから妊活を始める方や、不妊治療をお考えの方に向けたセミナーを毎月開催しております。そもそも不妊症とは？ 不妊治療とは？ 正しい知識を知り、不安やお悩みを解消していただく機会になります。ぜひご夫婦でご参加ください。

Tokyo　Access　JR、都営大江戸線 代々木駅 徒歩5分、JR 千駄ヶ谷駅 徒歩5分、副都心線 北参道駅 徒歩5分

はらメディカルクリニック

東京都渋谷区千駄ヶ谷 5-8-10
TEL : 03-3356-4211

https://www.haramedical.or.jp/support/briefing

参加予約▶　ホームページの
申込みフォームより

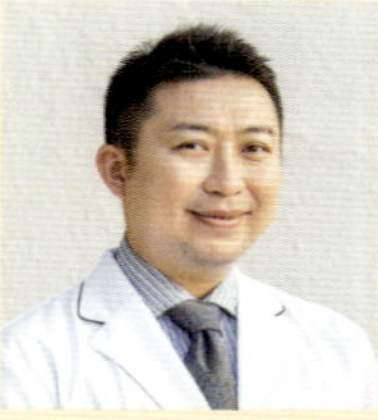

宮﨑 薫 医師

- 名称…………体外受精説明会
- 日程…………1ヶ月に1回
- 開催場所……SYD ホール又は動画配信
- 予約…………必要
- 参加費用……無料
- 参加…………他院の患者様OK
- 個別相談……有り

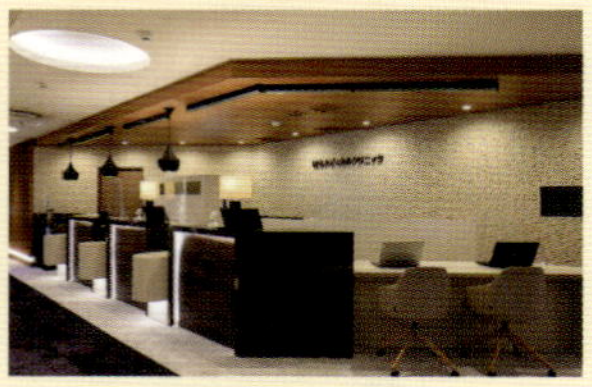

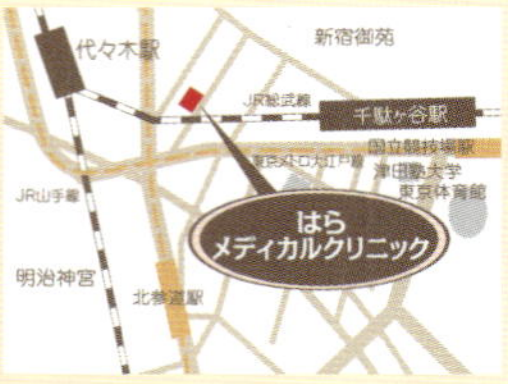

● 説明会・勉強会：はらメディカルクリニックでは、①体外受精説明会／月 1 回　②不妊治療の終活を一緒に考える会／年 1 回
③卵子凍結説明会／月 1 回を開催しています。
それぞれの開催日程やお申込は HP をご覧ください。

Tokyo　Access　東急東横線・大井町線 自由が丘駅 徒歩30秒

峯レディースクリニック

東京都目黒区自由が丘 2-10-4 ミルシェ自由が丘 4F
TEL : 03-5731-8161

https://www.mine-lc.jp/

お問合せ▶　TEL : 03-5731-8161

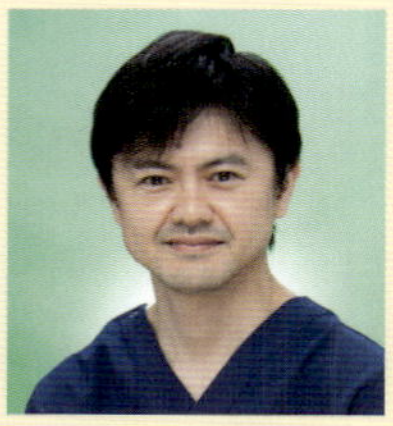

峯 克也 医師

- 名称…………体外受精動画説明 (web)
- 日程…………web 閲覧のため随時
- 予約…………不要
- 参加費用……無料
- 参加…………当院通院中の方
- 個別相談……オンラインによる体外受精の個別相談説明も行っております。(有料)

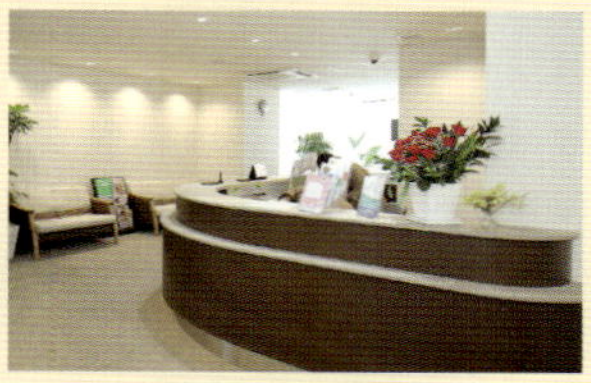

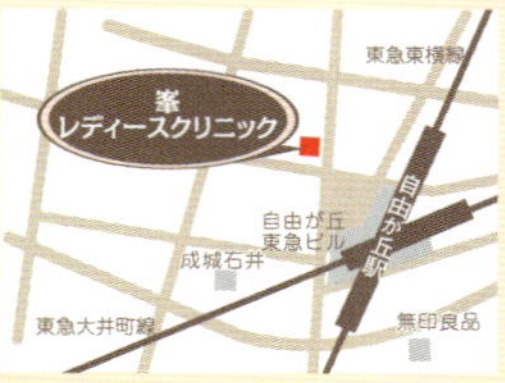

● 当院での体外受精の治療方法やスケジュールを分かりやすく動画で説明します。
体外受精をお考えのご夫婦。体外受精について知りたいご夫婦。ぜひ、ご夫婦でご覧ください。
※プライバシーの保護と新型コロナウイルス感染対策のため、動画での説明会を実施しています。ご希望の方は診察時に医師にお申し出ください。資料をお渡しします。

Tokyo　Access　東急田園都市線 三軒茶屋駅 徒歩3分、東急世田谷線 三軒茶屋駅 徒歩4分

三軒茶屋ウィメンズクリニック

東京都世田谷区太子堂1-12-34- 2F
TEL: 03-5779-7155

https://www.sangenjaya-wcl.com

参加予約▶　TEL : 03-5779-7155

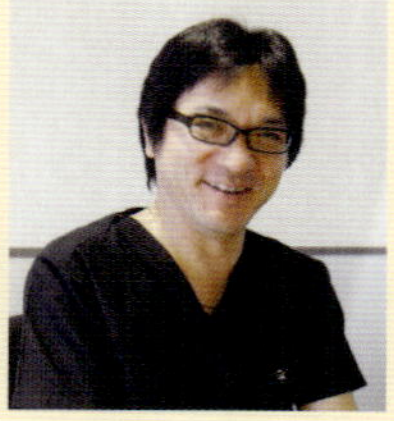

保坂 猛 医師

- 名称…………体外受精勉強会
- 日程…………毎月開催
- 開催場所……クリニック内
- 予約…………必要
- 参加費用……無料
- 参加…………他院の患者様OK
- 個別相談……有り

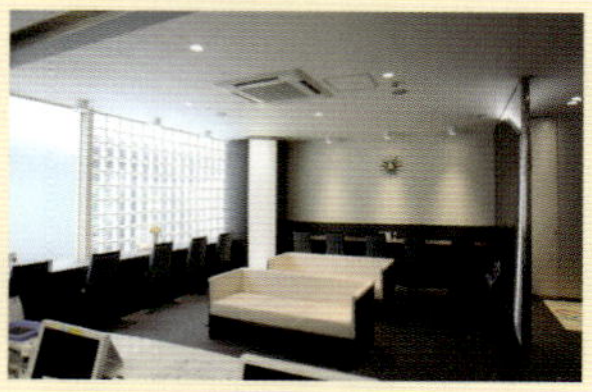

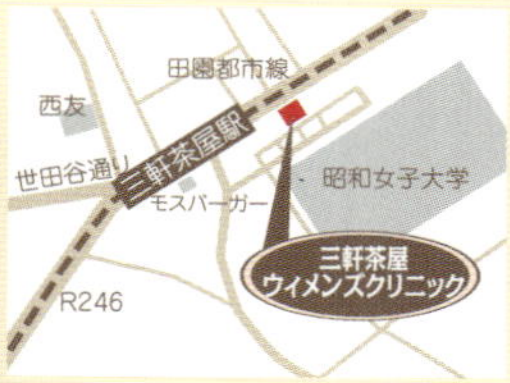

● 体外受精説明会をはじめ、胚培養士や不妊症認定看護師による相談会なども実施しております。
また、妊活セミナーも随時実施しておりますので、詳しくはホームページをご覧ください。

Tokyo　Access　JR・京王線・小田急線 新宿駅東口 徒歩 1 分、都営地下鉄・丸ノ内線 新宿、新宿 3 丁目駅直結

にしたん ART クリニック 新宿院

東京都新宿区新宿 3-25-1 ヒューリック新宿ビル 10F
TEL: 0120-542-202

https://nishitan-art.jp/branch/shinjuku/

参加予約▶ ホームページの WEB 予約より

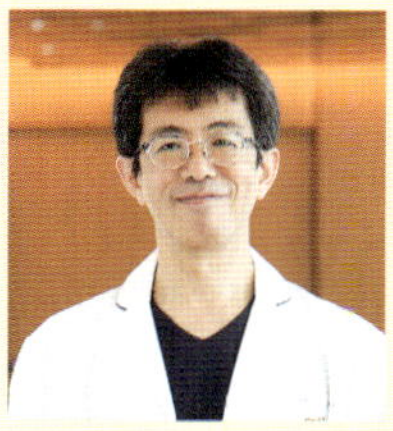

松原 直樹 医師

- ■名称…………見学会
- ■日程…………随時
- ■開催場所……クリニック内
- ■予約…………必要
- ■参加費用……無料
- ■参加…………他院の患者さま OK
- ■個別相談……有り

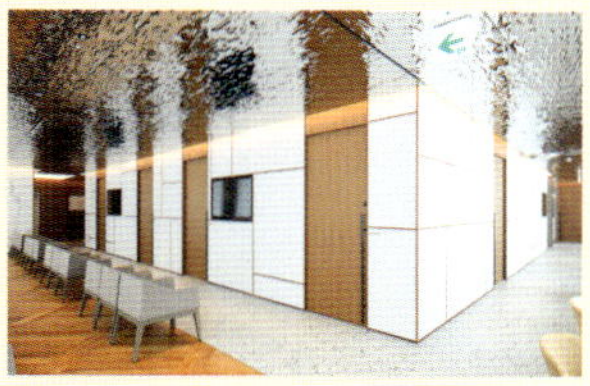

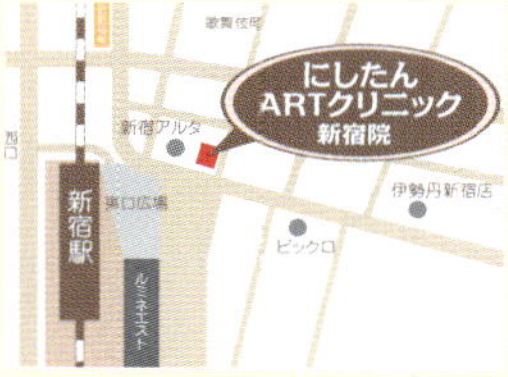

●当院では、クリニックの特長を知っていただけるよう、ラグジュアリーな内装、見える化された培養室、駅直結というアクセスの良さを皆さまに実感していただける見学会を、最短 15 分で行っております。治療をご検討されている方はもちろん、雰囲気が知りたいという方の参加も大歓迎。お気軽にご参加ください。

Tokyo　Access　東京メトロ丸ノ内線　西新宿駅 2 番出口 徒歩 3 分、都営大江戸線　都庁前駅 C 8 番出口より徒歩 3 分、JR 新宿駅西口 徒歩 10 分

Shinjuku　ART Clinic

東京都新宿区西新宿 6-8-1　住友不動産新宿オークタワー 3F
TEL : 03-5324-5577

https://www.shinjukuart.com/sac_session/

参加予約▶ ホームページの 申込みページより

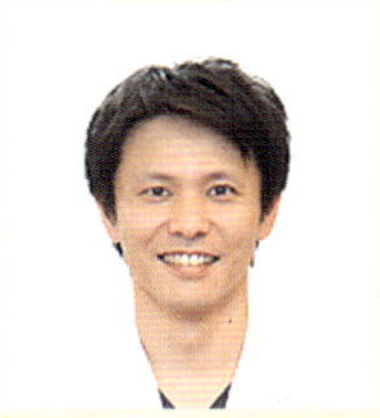

阿部 崇 医師

- ■名称…………個別相談会・WEB 治療説明会
- ■日程…………土曜日・クリニック内
- ■予約…………必要
- ■参加費用……無料
- ■参加…………他院の患者様 OK
- ■個別相談……有り
- ■オンラインカウンセリング…有り

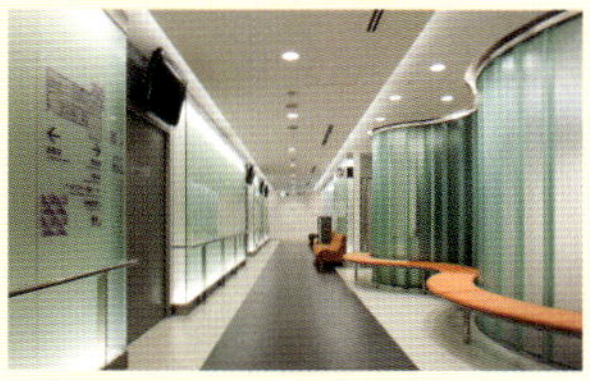

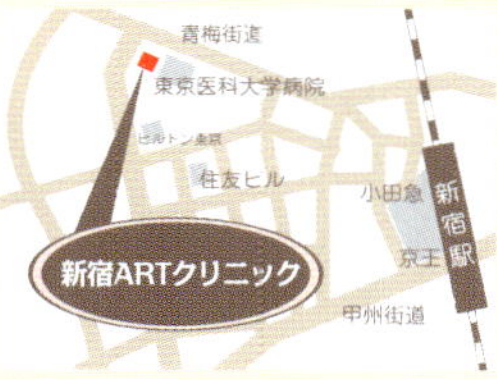

● 個別相談会では、一般不妊治療から体外受精・顕微授精や卵子凍結、当院の自然低刺激周期治療や検査に関する質問や不安な点などをご相談していただけます。サイトから登録後、説明会受付を行ってください。また、当院の体外受精を中心とした治療方法・方針をわかりやすくご説明した、WEB 動画説明会もあります。ご視聴には、ID・パスワードが必要となります。まずはご希望の旨をメールでお送りください。

Tokyo　Access　JR・丸ノ内線・有楽町線・副都心線・東武東上線・西武池袋線 池袋駅 東口北 徒歩 3 分

松本レディース IVF クリニック

東京都豊島区東池袋 1-13-6 ロクマルゲートビル IKEBUKURO 5F･6F
TEL : 03-5958-5633

https://www.matsumoto-ladies.com

参加予約▶ TEL : 03-5958-5633

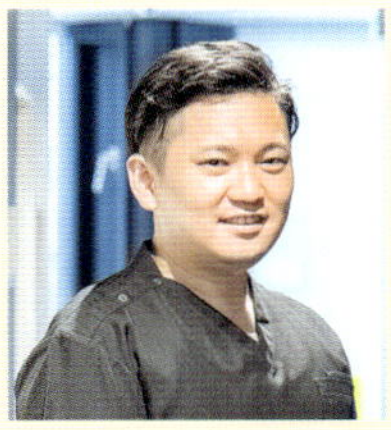

松本 玲央奈 医師

- ■名称…………妊活応援セミナー
- ■日程…………不定期
- ■開催場所……HP でご確認ください (院内または貸会議室)
- ■予約…………必要
- ■参加費用……無料
- ■参加…………他院の患者様 OK
- ■個別相談……有り

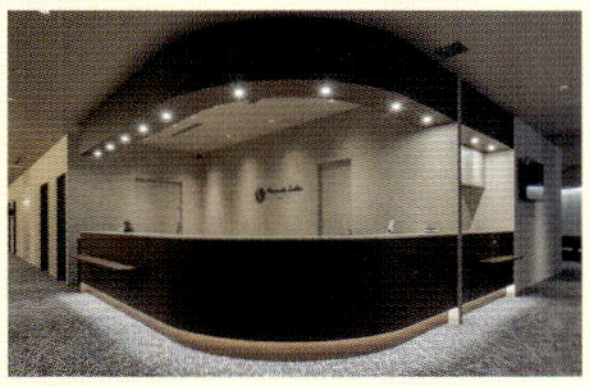

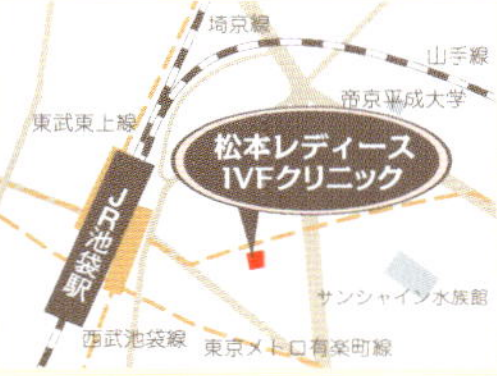

● 妊活には興味があるけど、不妊クリニックに受診するべきなのかどうか不安な方、まずは知識を得たい方など、気軽にご連絡ください。最新鋭の機器、日本トップレベルのドクターがそろっています。
日程・場所に関することなどは、当院のホームページをご確認ください。

Kanagawa　Access　みなとみらい線 みなとみらい駅 4番出口すぐ

みなとみらい夢クリニック

神奈川県横浜市西区みなとみらい3-6-3 MMパークビル2F･3F（受付）
TEL：045-228-3131

https://mm-yumeclinic.com/session/

参加予約▶ ホームページの申込みフォームより

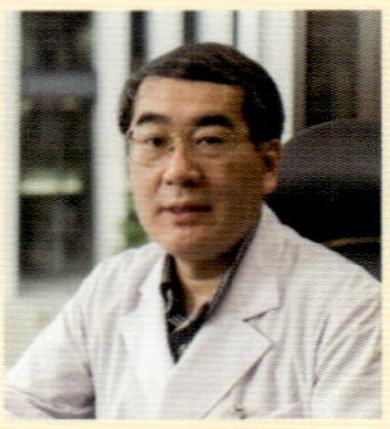

貝嶋 弘恒 医師

■名称…………不妊治療セミナー
■日程…………各月定期開催※
■開催場所……MMパークビル 2F
■予約…………必要
■参加費用……無料
■参加…………他院の患者様OK
■個別相談……有り

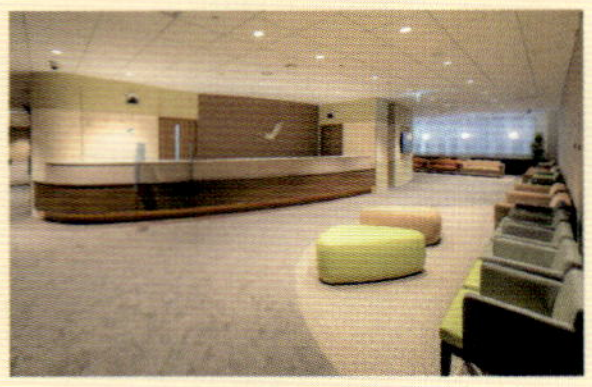

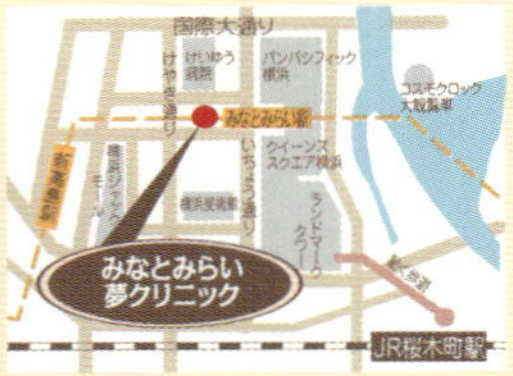

● 一般の方（現在不妊症でお悩みの方、不妊治療中の方）向けセミナーを開催しております。 当院の体外受精を中心とした治療方法･方針（保険･自費での治療含む）をスライドやアニメーションを使ってわかりやすく説明し、終了後は個別に質問にもお答えしております。※セミナー（録画）はウェブよりいつでもご覧いただけます。詳細はホームページよりご確認下さい。

Kanagawa　Access　JR 関内駅北口 徒歩 5 分、横浜市営地下鉄 関内駅9番出口 徒歩2分、みなとみらい線 馬車道駅 徒歩2分

馬車道レディスクリニック

神奈川県横浜市中区相生町 4-65-3 馬車道メディカルスクエア 5F
TEL: 045-228-1680

https://www.bashamichi-lc.com

参加予約▶ TEL：045-228-1680

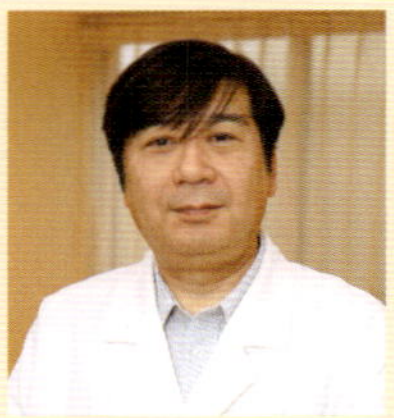

池永 秀幸 医師

■名称…………不妊学級
■日程…………WEB でいつでも
■開催場所……オンライン
■予約…………不要
■参加費用……無料
■参加…………他院の患者様OK
■個別相談……有り

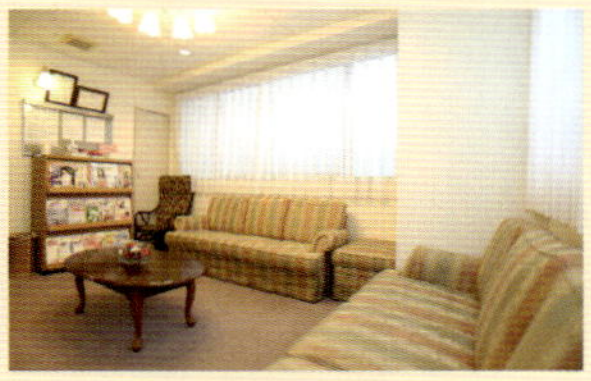

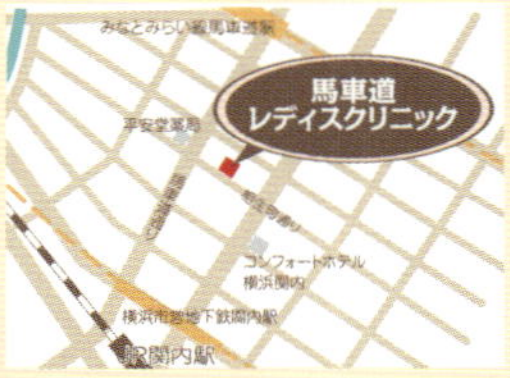

● 当院では初診時に面談をし、個々の意向をお伺いした上で治療を進めています。ART 希望の方にはご夫婦で「不妊学級」をご覧いただき、院長から直接、実際当院で行っている ART の流れや方法･院長の考えなどを聞いていただいています。
詳しい話やご相談希望がある方は、院長の「個別相談」または看護師･培養士による「面談」の時間を設けています。

Osaka　Access　堺筋線･京阪本線 北浜駅 タワー直結 / 南改札口4番出口

レディースクリニック北浜

大阪府大阪市中央区高麗橋1-7-3 ザ･北浜プラザ3F
TEL：06-6202-8739

https://www.lc-kitahama.jp

参加予約▶ TEL：06-6202-8739

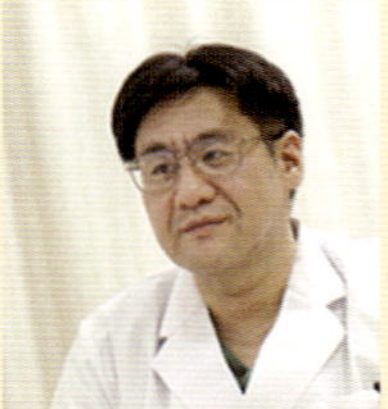

奥 裕嗣 医師

■名称…………体外受精（IVF）無料セミナー
■日程…………毎月第2土曜 15：00 ～17：00
■開催場所……クリニック内
■予約…………必要
■参加費用……無料
■参加…………他院の患者様OK
■個別相談……有り

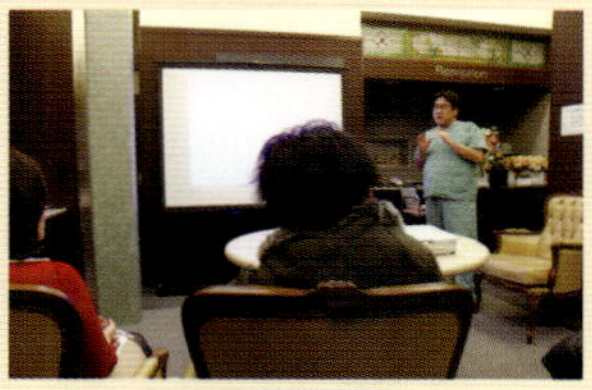

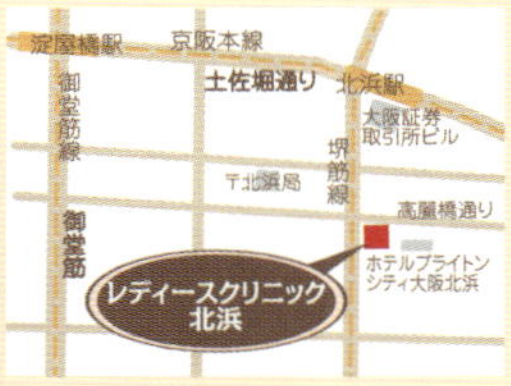

● 毎月第2土曜日に体外受精教室を開き、医師はじめ胚培養士、看護師による当院の治療説明を行っています。会場は院内で、参加は予約制です。他院に通院中の方で体外受精へのステップアップを考えられている患者さんの参加も歓迎しています。ぜひ、テーラーメイドでフレンドリーな体外受精の説明をお聞きになって、基本的なことを知っていってください。

Osaka　Access　四つ橋線 玉出駅 徒歩０分、南海本線 岸里玉出駅 徒歩10分

オーク住吉産婦人科

大阪府大阪市西成区玉出西2-7-9

TEL：0120-009-345

https://www.oakclinic-group.com

視聴▶ https://www.oakclinic-group.com/on-doga/

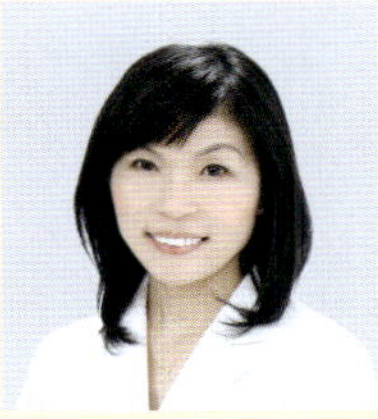

田口 早桐 医師

- ■名称…………オーク会セミナー動画 / オンラインセミナー
- ■日程…………HP にてご確認ください
- ■開催場所……HP 内オンライン動画 /Zoom
- ■予約…………なし /web
- ■参加費用……無料
- ■参加…………他院の患者様OK
- ■個別相談……メールにて

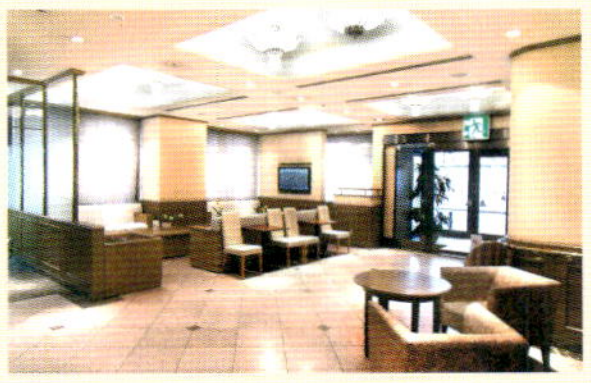

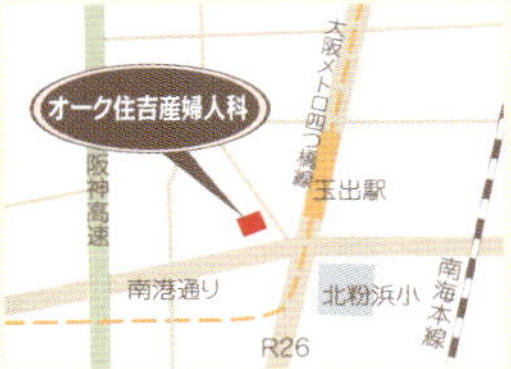

● オンライン上でセミナー動画を配信しています。医師が妊娠成立の仕組みと妊娠が成立しない原因について考えられること、さらに、体外受精による治療がどういうものなのかを詳しくお伝えしています（右上の QR コードからもご覧いただけます）。オンライン診療にも力を入れており、来院回数をできるだけ減らした治療を選択することが可能です。

Hyogo　Access　海岸線 旧居留地・大丸前駅 徒歩1分、JR・阪神本線 元町駅 徒歩3分、JR 三宮駅 徒歩8分

神戸元町夢クリニック

兵庫県神戸市中央区明石町44 神戸御幸ビル3F

TEL：078-325-2121

https://www.yumeclinic.or.jp

視聴▶ 当院 YouTube チャンネルより

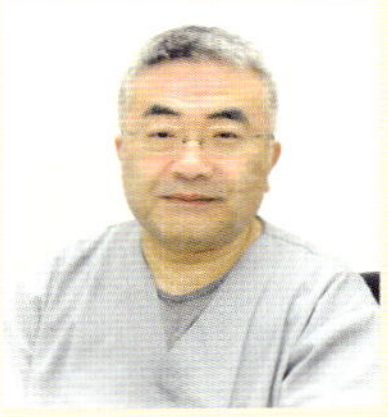

河内谷 敏 医師

- ■名称…………体外受精説明会（動画）
- ■日程…………随時
- ■開催場所……当院 YouTubeチャンネルより
- ■予約…………不要
- ■参加費用……無料
- ■参加…………他院の患者様OK
- ■個別相談……動画閲覧の場合はなし

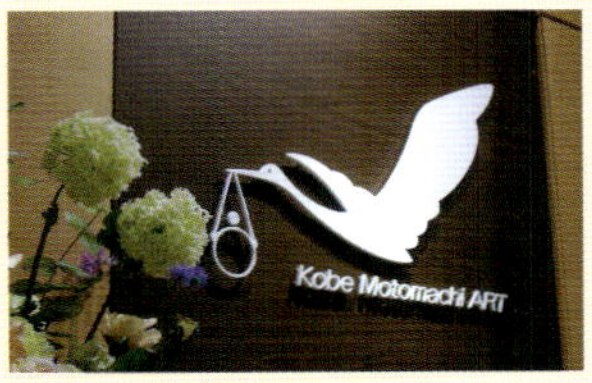

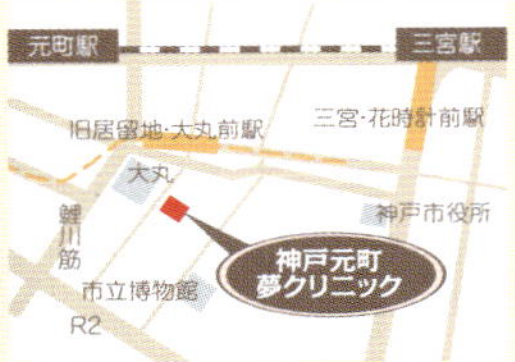

● 新型コロナウイルス感染症（COVID-19）の影響を考慮し、当面の間説明会は中止しております。代わりに、当院の説明会でお話しする内容を動画形式にし、当院 YouTube チャンネルでご覧いただけます。当院ホームページ説明会のページにリンクがございますので、そちらからご覧ください。（右上の QR コードからもご覧いただけます）

ふたりで勉強会に参加するメリットは？

★ 妊娠や出産、不妊治療に関する知識を一緒に深めることができます。
★ 不妊治療を進めるうえで、情報を共有しやすくなります。
★ ふたりが協力しあって治療に取り組みやすくなり、治療にかかるストレスの軽減につながります。

赤ちゃんがほしい！ ママ&パパになりたい！

見つけよう！ 私たちにあった クリニック

なかなか妊娠しないなぁ。どうしてだろう？

心配になってクリニックへ相談へ行こうと思っても、「たくさんあるクリニックから、どう選べばいいの？」と悩むこともあるかもしれませんね。

ここでは、クリニックからのメッセージと合わせて基本的な情報を紹介しています。

お住いの近く、職場の近く、ちょっと遠いけど気になるクリニックが見つかったら、ぜひ、問い合わせてみてください。 (P.95 の全国の不妊治療病院＆クリニックも、ぜひご活用ください)

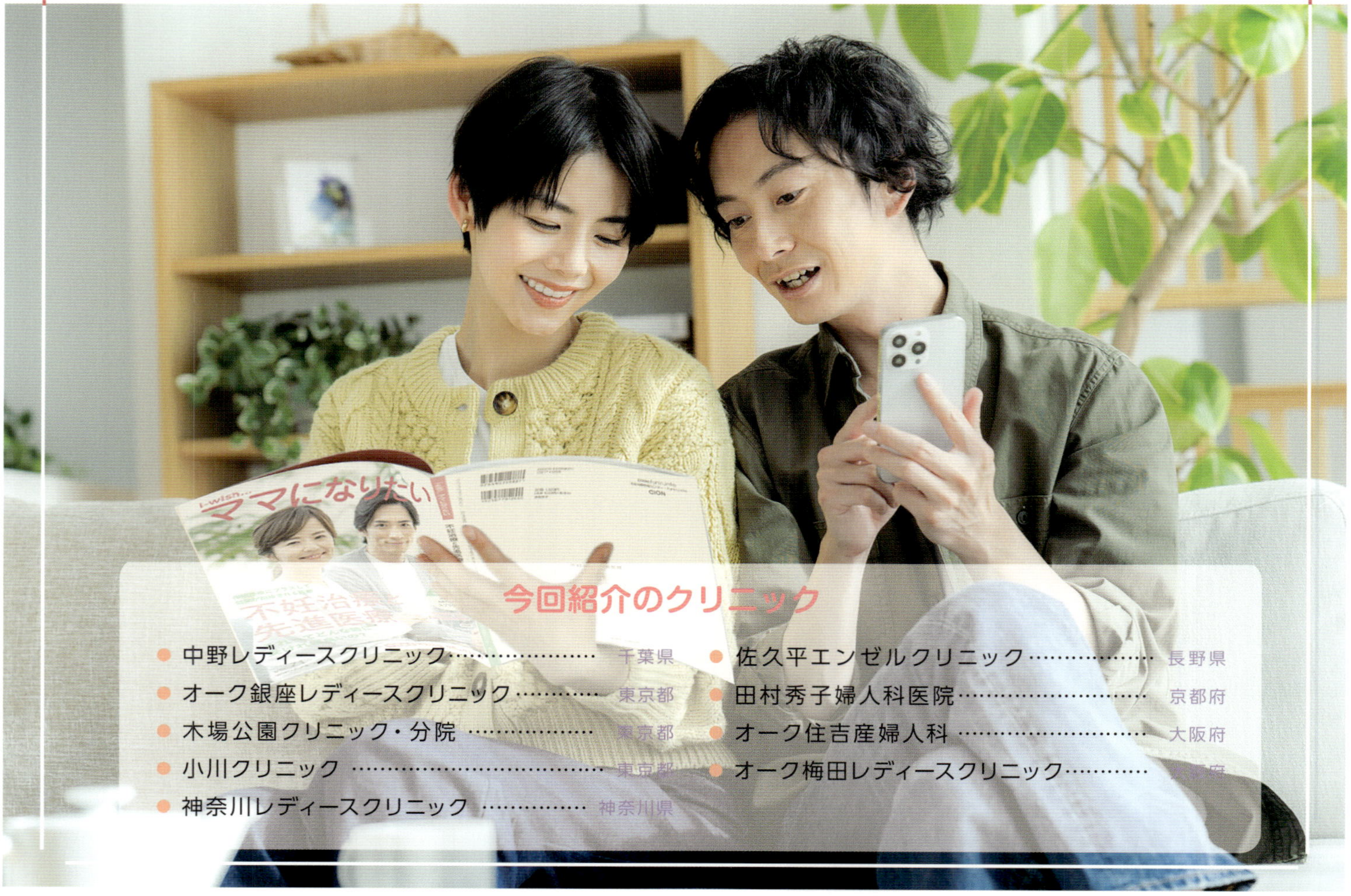

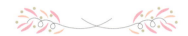

今回紹介のクリニック

- 中野レディースクリニック………………… 千葉県
- オーク銀座レディースクリニック………… 東京都
- 木場公園クリニック・分院 ……………… 東京都
- 小川クリニック ……………………………… 東京都
- 神奈川レディースクリニック …………… 神奈川県
- 佐久平エンゼルクリニック……………… 長野県
- 田村秀子婦人科医院…………………… 京都府
- オーク住吉産婦人科 …………………… 大阪府
- オーク梅田レディースクリニック………… 大阪府

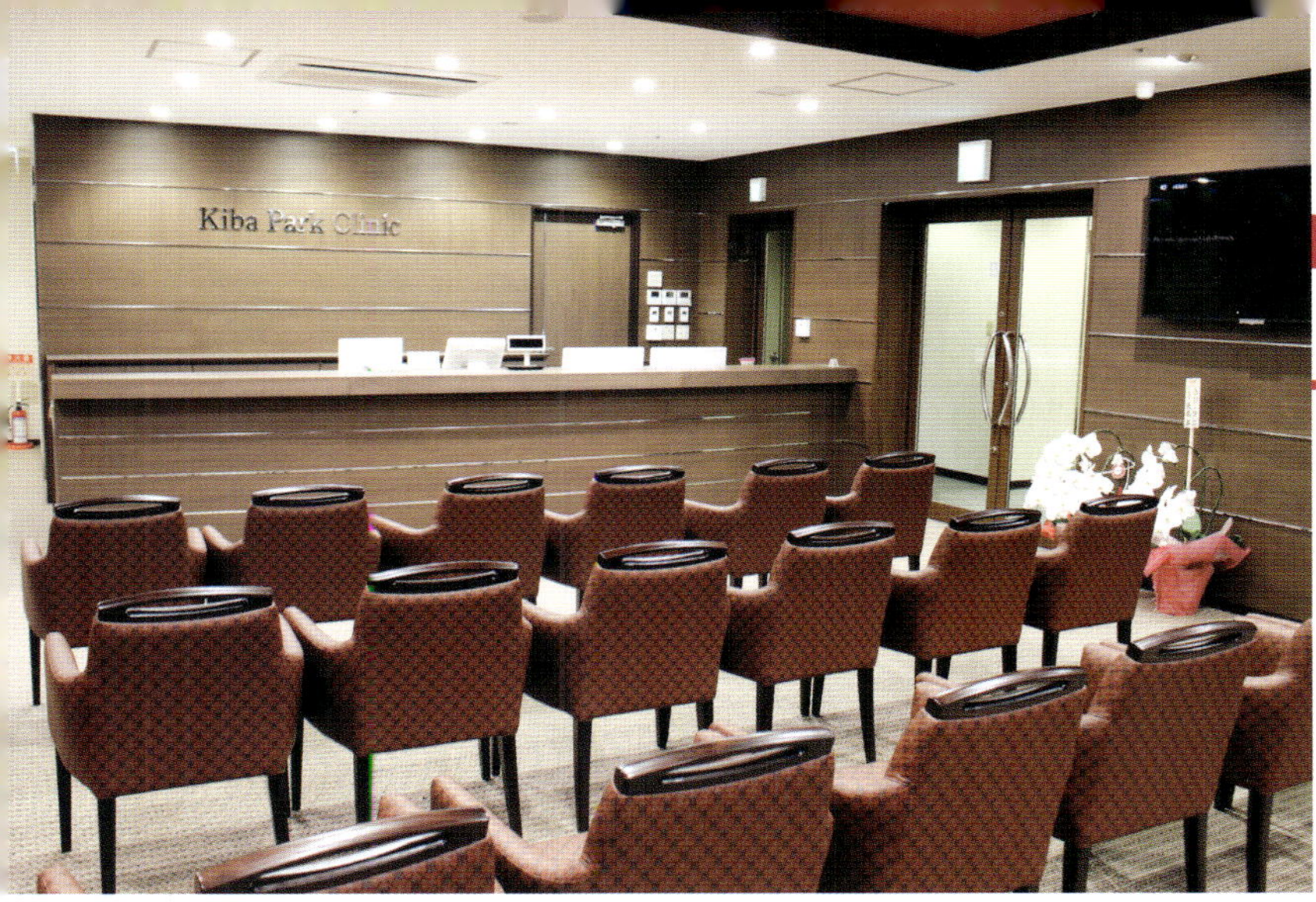

一般不妊症・体外受精・顕微授精・不育症　東京都・江東区

木場公園クリニック・分院

TEL. 03-5245-4122　URL. https://www.kiba-park.jp

世界トップレベルの医療を提供しています。

不妊症の治療は時間を要することもあり、治療方針や将来に不安を抱く方も少なくありません。

そこで私たちクリニックでは、心のケアを大事に考え、心理カウンセラーや臨床遺伝専門医が患者さまの心の悩みをバックアップしています。

医療面では、一般不妊治療から生殖補助医療（体外受精、顕微授精）まで、生殖医療専門医による大学レベルの高品位な技術を提供し、世界トップレベルの医療と欧米スタイルでご夫婦の立場に立った、心の通った女性・男性不妊症の診察・検査・治療を行っておりますので、どうぞご夫婦でご相談にいらしてください。

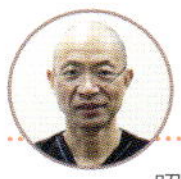

Profile.　吉田 淳 理事長

JISART 認定 2021-2024

昭和61年愛媛大学医学部卒業。同年5月より東京警察病院産婦人科に勤務。平成3年より池下チャイルドレディースクリニックに勤務。平成4年日本産科婦人科学会産婦人科専門医を取得。その後、女性不妊症・男性不妊症の診療・治療・研究を行う。平成9年日本不妊学会賞受賞。平成11年1月木場公園クリニックを開業。「不妊症はカップルの問題」と提唱し、日本で数少ない女性不妊症・男性不妊症の両方を診察・治療できるリプロダクション専門医である。

◯ 診療時間 (8:30〜12:00、13:30〜16:30)

	月	火	水	木	金	土	日
午前	○	○	○	○	○	○※	ー
午後	○	●	○	●	○	○※	ー

● 6Fのみ火曜日と木曜日の午後13:30〜18:30
※土曜日 午前9:00〜14:00、午後14:30〜16:00
　祝日の午前は8:30〜13:00

東京都江東区木場 2-17-13 亀井ビル

◯東京メトロ東西線木場駅 3番出口より徒歩2分

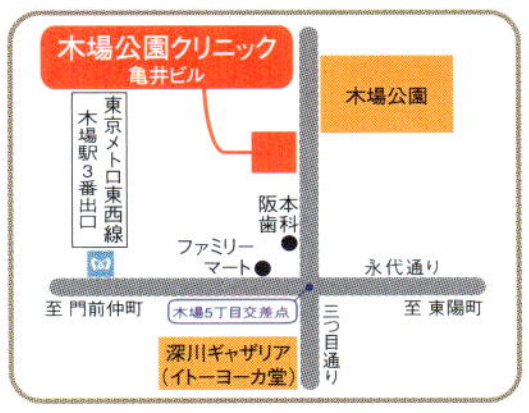

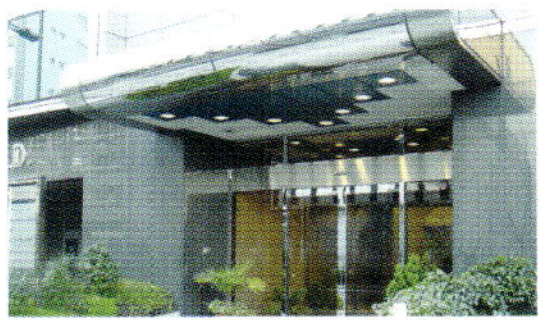

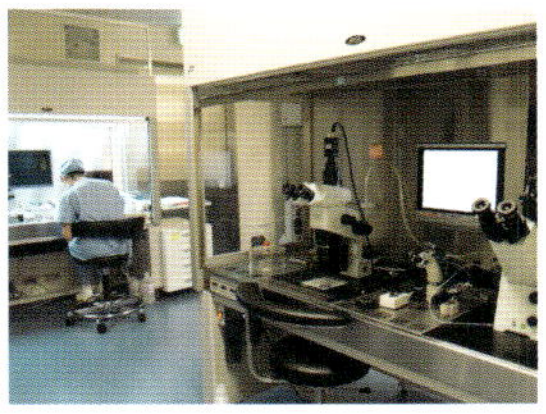

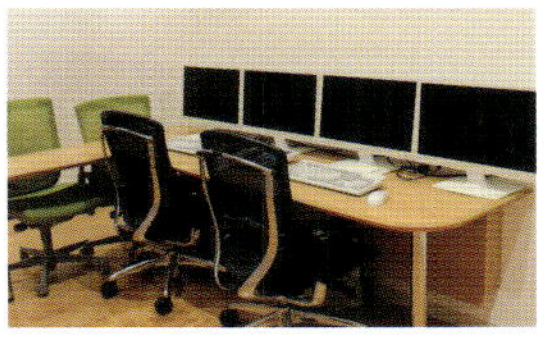

「不妊症はカップルの病気」

木場公園クリニック・分院は、カップルで受診しやすいクリニックを目指して、設計・運営しています。カップルで診察を待つ人が多いので、待合室に男性がいてもなんの違和感もありません。7階には子連れ専用フロアを開設させていただきました。月に2回 Web セミナーを行っています。

●人工授精 ●体外受精 ●顕微授精 ●凍結保存 ●男性不妊 ●カウンセリング ●女性医師

体外受精・顕微授精・不妊症　東京都・中央区

オーク銀座レディースクリニック

TEL. 0120-009-345　URL. https://www.oakclinic-group.com/

お子様を迎えるという目標に向かって、高度生殖補助医療による治療を提供しています。

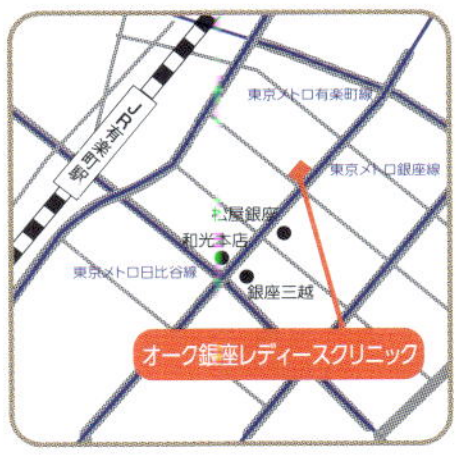

患者様のお話をうかがい、お一人おひとりに合わせた治療プランをご提案します。男性不妊にも対応しており、ご夫婦で受診していただくことも可能です。また、週に3日は大阪の本院（オーク住吉産婦人科）から経験豊富な専門医が来院し、診療にあたっています。

学会認定の胚培養士が在籍する国際水準の培養ラボラトリーを備え、院内の基準をクリアした胚培養士が、患者様に採卵した卵子や受精後の胚の状態をご説明しています。

患者様が一日も早く赤ちゃんを迎えられるよう、経験と技術に裏打ちされた治療でサポートして参ります。

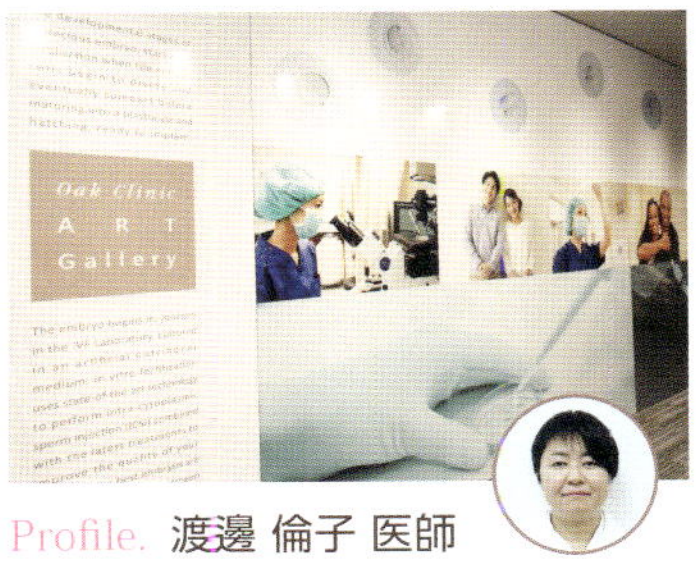

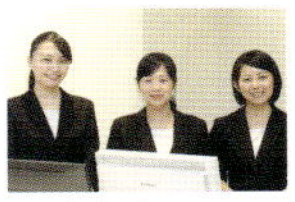

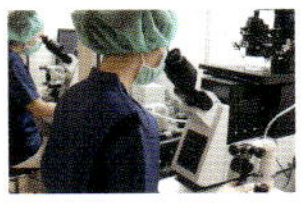

Profile.　渡邊 倫子 医師

筑波大学卒業。筑波大学附属病院、木場公園クリニック、山王病院等を経てオーク銀座レディースクリニック院長。得意分野は、男性不妊と内視鏡検査。もちろん女性不妊も専門です。男性、女性を診療できる数少ない生殖医療専門医です。

◯ 診療時間

	月	火	水	木	金	土	日
午前	○	○	○	○	○	○	△
午後	○	○	○	○	○	○※	△
夜間	○	○	○	○	○	ー	ー

午前 9:00〜13:00、午後 14:00〜16:30
※土曜午後14:00〜16:00、夜間 17:00〜19:00
△日・祝日は 9:30〜15:00

東京都中央区銀座 2-6-12　Okura House 7F

◯ JR 山手線・京浜東北線有楽町駅 徒歩5分、東京メトロ銀座駅 徒歩3分、東京メトロ有楽町線 銀座1丁目駅 徒歩2分

●人工授精 ●体外受精 ●顕微授精 ●凍結保存 ●男性不妊
●漢方 ●カウンセリング ●女性医師

不妊症・婦人科一般・更年期障害・その他　千葉県・柏市

中野レディースクリニック

TEL. 04-7162-0345　URL. http://www.nakano-lc.com

エビデンスに基づいた、イージーオーダーの不妊治療。

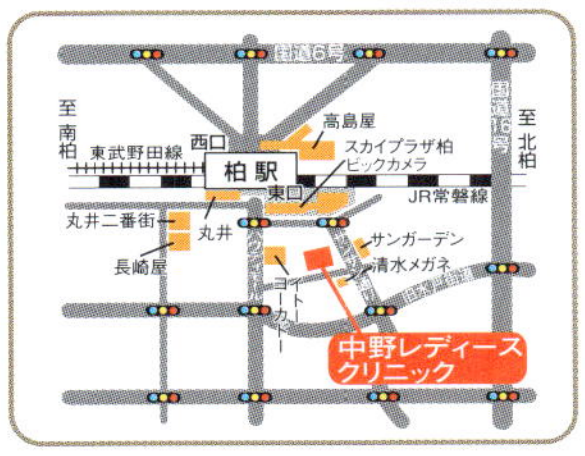

患者様お一人おひとりに治療効果が高いレベルで実現できるよう、エビデンス（症状に対して効果があることがわかっている治療法）に基づいた治療を行っています。そして、最終的に一人でも多くの方が妊娠できるよう、それぞれの方に合った細やかな対応ができるようイージーオーダーの不妊治療をご提供しております。

不妊治療は、加齢とともに条件が悪くなりますから、みなさま、早めに私たちクリニックをお訪ねください。

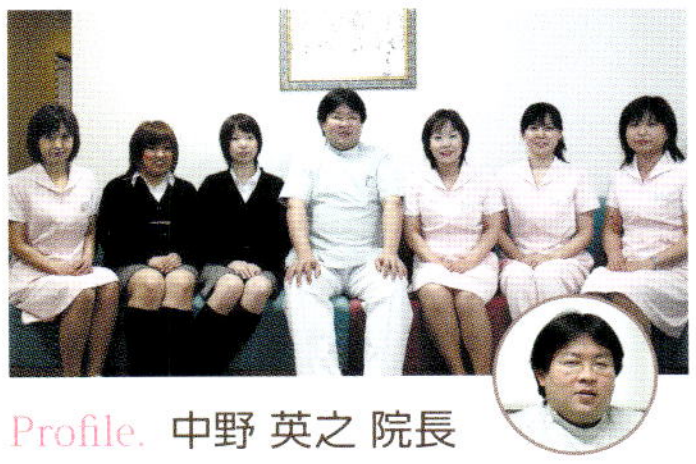

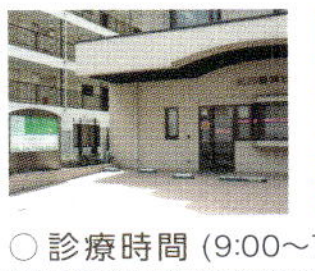

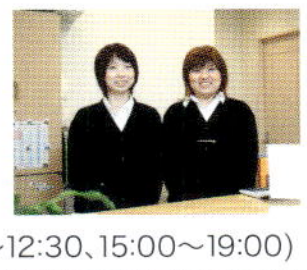

Profile.　中野 英之 院長

平成4年 東邦大学医学部卒業、平成8年 東邦大学大学院修了。この間、東邦大学での初めての顕微授精に成功。平成9年 東京警察病院産婦人科に出向。吊り上げ式腹腔鏡の手技を習得、実践する。
平成13年 宗産婦人科病院副院長。平成17年 中野レディースクリニックを開設。医学博士。
日本生殖医学会認定生殖医療専門医。

◯ 診療時間 (9:00〜12:30、15:00〜19:00)

	月	火	水	木	金	土	日
午前	○	○	○	○	○	○	ー
午後	○	○	○	○	○	ー	ー
夜間	○	ー	○	ー	○	ー	ー

午後 15:00〜17:00、夜間 17:00〜19:00
※土曜午後、日・祝日は休診。
※初診の方は、診療終了1時間前までにご来院下さい。

千葉県柏市柏 2-10-11-1F

◯ JR 常磐線柏駅東口より徒歩3分

●人工授精 ●体外受精 ●顕微授精 ●凍結保存
●男性不妊 ●カウンセリング

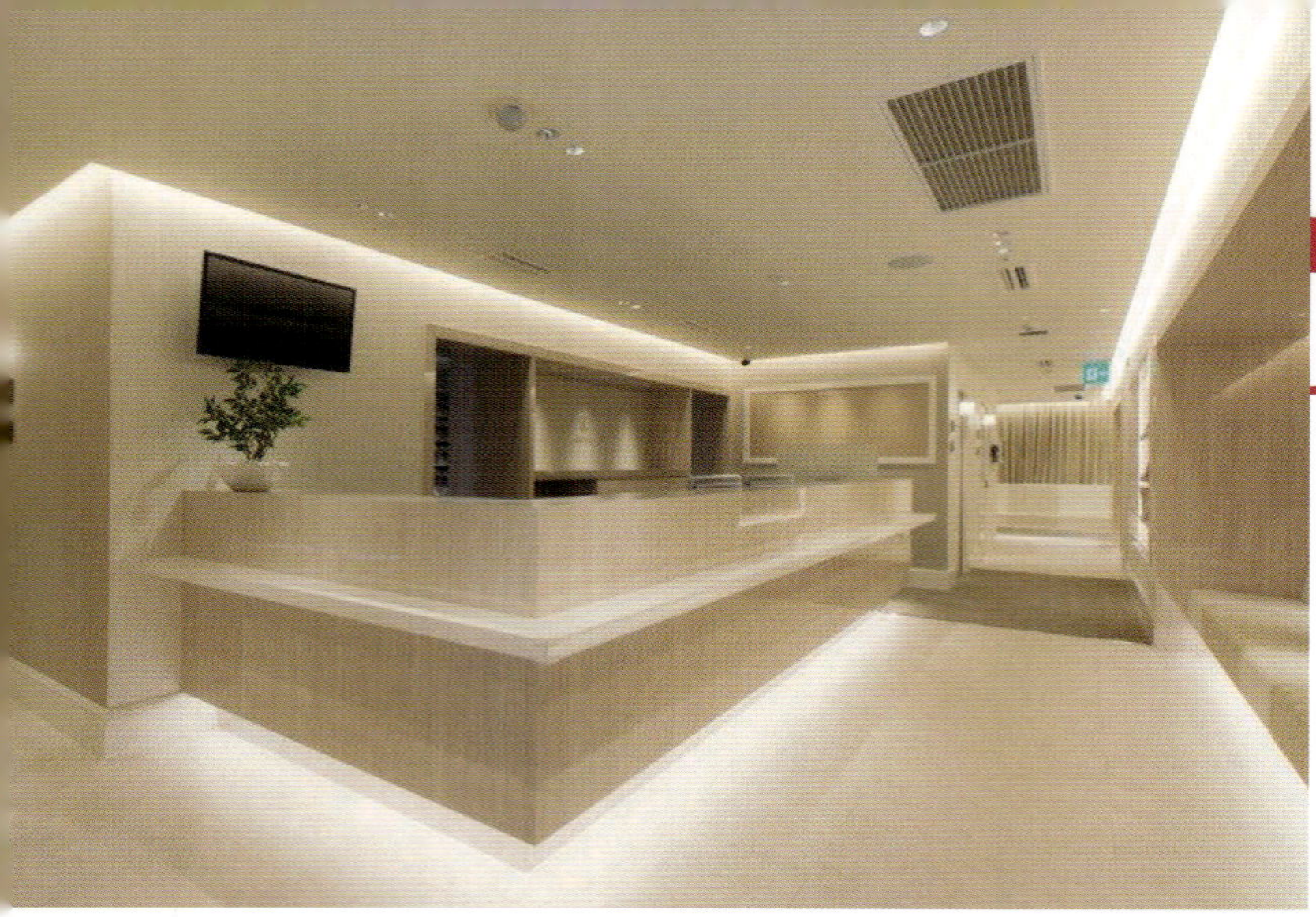

不妊不育 IVF センター・婦人科一般　　**神奈川県・横浜市**

神奈川レディースクリニック

TEL. 045-290-8666　URL. https://www.klc.jp

患者様お一人おひとりのお気持ちを大切に納得のいく治療を進めていきます。

不妊から不育まで一貫した治療を行うことが、当クリニックの特徴です。患者様の身近な存在として、気軽に活用できるクリニックでありたいというのが、私達のモットーです。

不妊・不育症の原因は様々であり複雑です。また、患者様の背景やニーズも多様化してきている中で、お一人おひとりの患者様の体調やお気持ちにいかに寄り添い、今何が必要かを一緒に考えることが大切だと考えています。治療へのストレスや不安を少しでも取り除いて安心して通院していただくため、多くの相談窓口を設けておりますので、お気軽にご相談ください。

患者様のお気持ちを大切に、医師・培養士・看護師・受付スタッフなど全員がチームとなって寄り添った医療を行ってまいります。

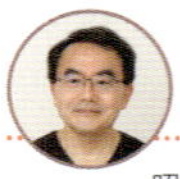

Profile. 小林 淳一 理事長

昭和 56 年慶應義塾大学医学部卒業。慶應義塾大学病院にて習慣流産で学位取得。昭和 62 年済生会神奈川県病院にて、IVF・不育症を専門に外来を行う。平成 9 年新横浜母と子の病院にて、不妊不育 IVF センターを設立。平成 15 年 6 月神奈川レディースクリニックを設立し、同センターを移動する。医学博士。日本産科婦人科学会認定産婦人科専門医。母体保護法指定医。

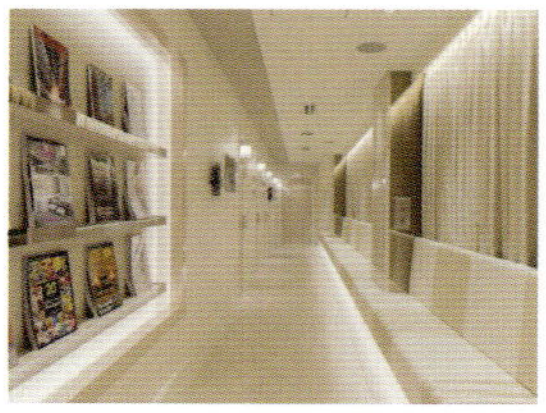

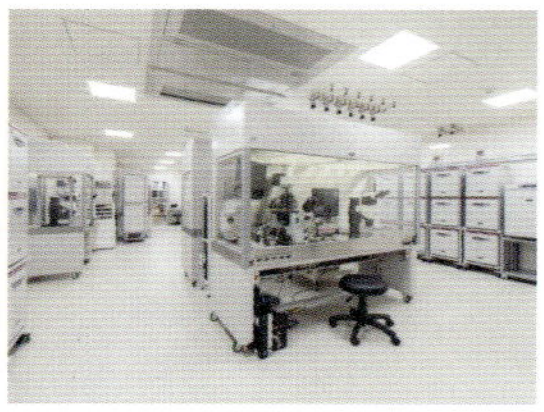

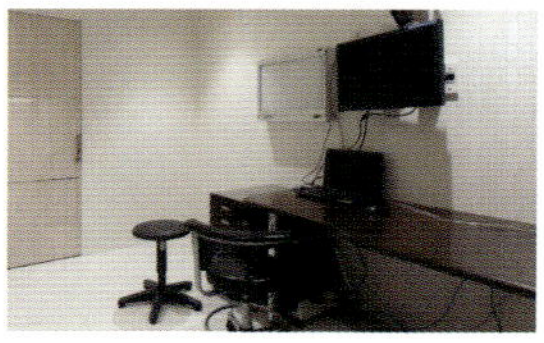

緊急時や入院の必要な方は、近隣の医療機関と提携し、24 時間対応にて診療を行っております。また、待ち時間緩和のため、予約システムを導入しております。

○ **受付時間** (8:30〜12:30、14:00〜19:00)

	月	火	水	木	金	土	日
午前	○	○	○	●	○	△	△
午後	○	○	○※	●	○	―	―

△土・日(第2・第4)・祝日の午前は8:30〜12:00、午後は予約制
※水曜午後は14:00〜19:30
●木曜、第1・第3・第5日曜の午前は予約制

神奈川県横浜市神奈川区西神奈川1-11-5 ARTVISTA横浜ビル

○ JR東神奈川駅より徒歩5分、京急東神奈川駅より徒歩8分、東急東白楽駅より徒歩7分

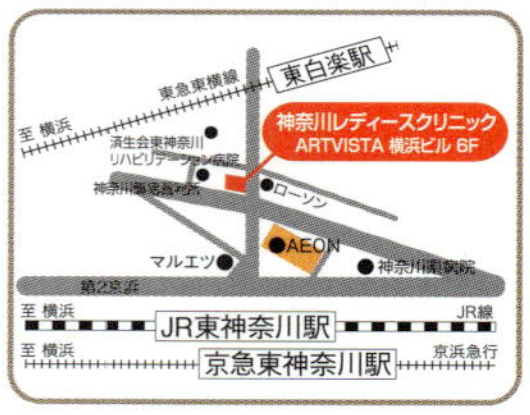

●人工授精 ●体外受精 ●顕微授精 ●凍結保存 ●男性不妊 ●漢方 ●カウンセリング ●不育症 ●女性医師

不妊症・産婦人科　　**長野県・佐久市**

佐久平エンゼルクリニック

TEL. 0267-67-5816　URL. https://www.sakudaira-angel-clinic.jp/

患者様との対話を重視し、患者様の希望や思いに寄り添った生殖医療を提供いたします。

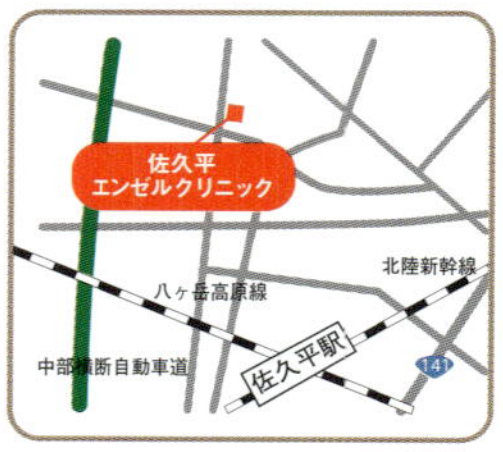

２０２２年４月以降の生殖医療保険診療化に伴い、当院では従来通り、自由診療による個々の患者様に合わせた最適な治療を提案するオーダーメイド治療と、保険診療の範囲内で治療完結を目指す保険診療の２本立てメニューで治療を提供いたします。

オーダーメイド治療では、個々の患者様の不妊原因や体の状態、仕事と治療の両立を最大限に考慮し、最適な治療を提案いたします。そして最短の治療期間で結果を出して、生まれてくるお子様と過ごす時間を長く有意義にしていただくことを目標とします。

一方、低コストでの治療を希望される方には、保険診療を選択いただけます。どちらもご希望の治療が提案できますよう努めて参ります。

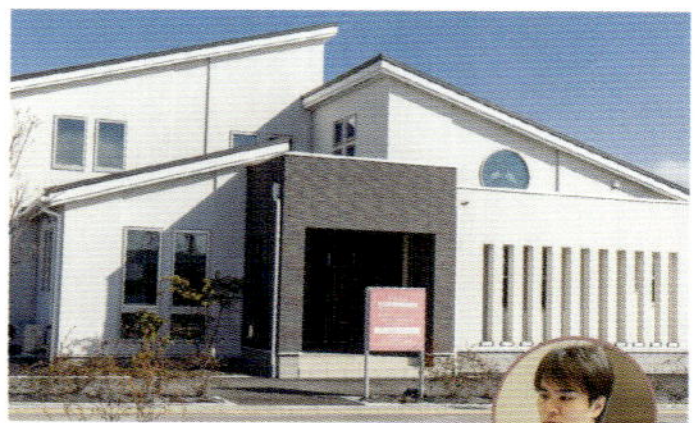

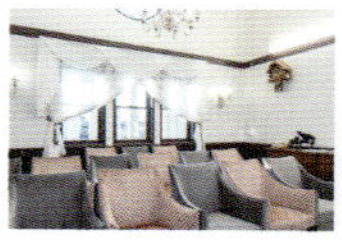

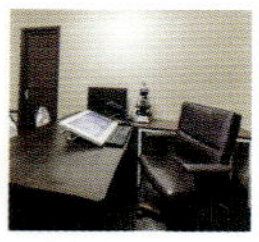

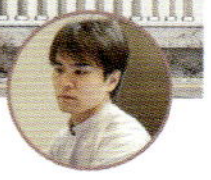

Profile. 政井 哲兵 院長

鹿児島大学医学部卒業、東京都立府中病院(現東京都立多摩総合医療センター)研修医。2005 年 東京都立府中病院産婦人科、2007 年 日本赤十字社医療センター産婦人科、2012 年 高崎 ART クリニック、2014 年 佐久平エンゼルクリニック開設。
日本産科婦人科学会認定産婦人科専門医、日本生殖医学会認定生殖医療専門医。

○ **診療時間** (8:30〜12:00、14:00〜17:00)

	月	火	水	木	金	土	日
午前	○	○	○	○	○	○	△
午後	○	○	―	○	○	―	―

※最終受付は16:30。※水曜、土曜の午後、日曜は休診。△医師が必要と判断した場合は診察、採卵等の処置を行います。※体外受精説明会は、WEB配信方式としております。

長野県佐久市長土呂1210-1

○ 佐久北IC・佐久ICより車で約5分
JR佐久平駅より徒歩約10分

●人工授精 ●体外受精 ●顕微授精 ●凍結保存
●男性不妊 ●漢方 ●カウンセリング

不妊症・妊婦健診・婦人科一般・更年期障害・その他　　**東京都・豊島区**

小川クリニック

TEL. 03-3951-0356　URL. https://www.ogawaclinic.or.jp

希望に沿った治療の提案で、無理のない妊娠計画を実現。

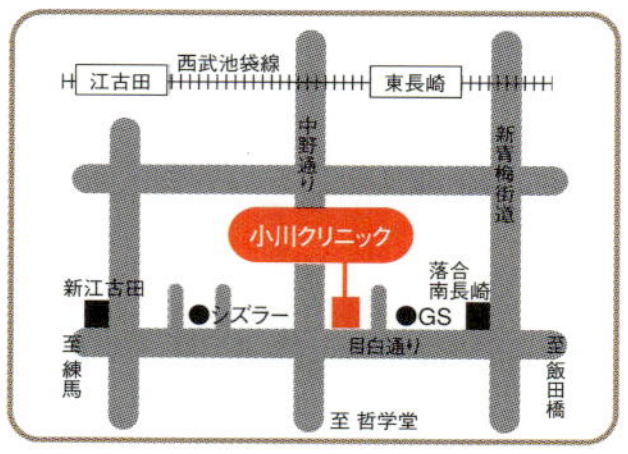

不妊治療の基本は、なるべく自然に近い形で妊娠を叶えることです。やみくもに最新治療の力を借りることは、避けなければなりません。

私たちクリニックでは、まずタイミング法より始め、漢方療法、排卵誘発剤、人工授精など、その人の状態により徐々にステップアップしていきます。

開院以来、高度生殖医療(体外受精、顕微授精など)の治療に到達する前に多くの方々が妊娠されています。

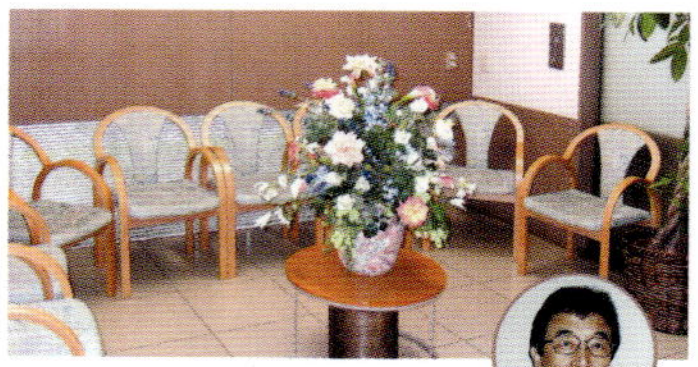

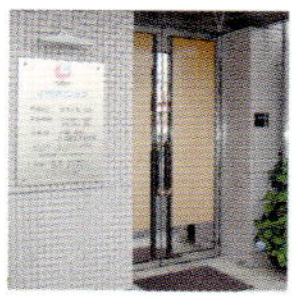

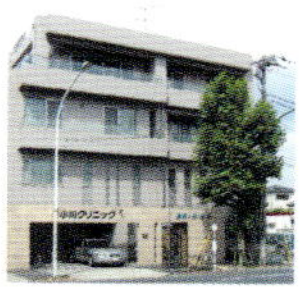

Profile. 小川 隆吉 院長

医学博士。元日本医科大学産婦人科講師。1975年日本医科大学卒業後、医局を経て1995年4月まで都立築地産院産婦人科医長として勤務。1995年6月不妊症を中心とした女性のための総合クリニック、小川クリニックを開院。著書に「不妊の最新治療」「ここが知りたい不妊治療」「更年期を上手に乗り切る本」「30才からの安産」などがある。

○ **診療時間** (9:00〜12:00、15:00〜18:00)

	月	火	水	木	金	土	日
午前	○	○	○	○	○	○	―
午後	○	○	―	○	○	―	―

※水・土曜の午後、日・祝日は休診。緊急の際は、上記に限らず電話連絡の上対応いたします。

東京都豊島区南長崎 6-7-11

○ 西武池袋線東長崎駅、地下鉄大江戸線落合南長崎駅より徒歩8分

●人工授精 ●男性不妊 ●漢方 ●カウンセリング

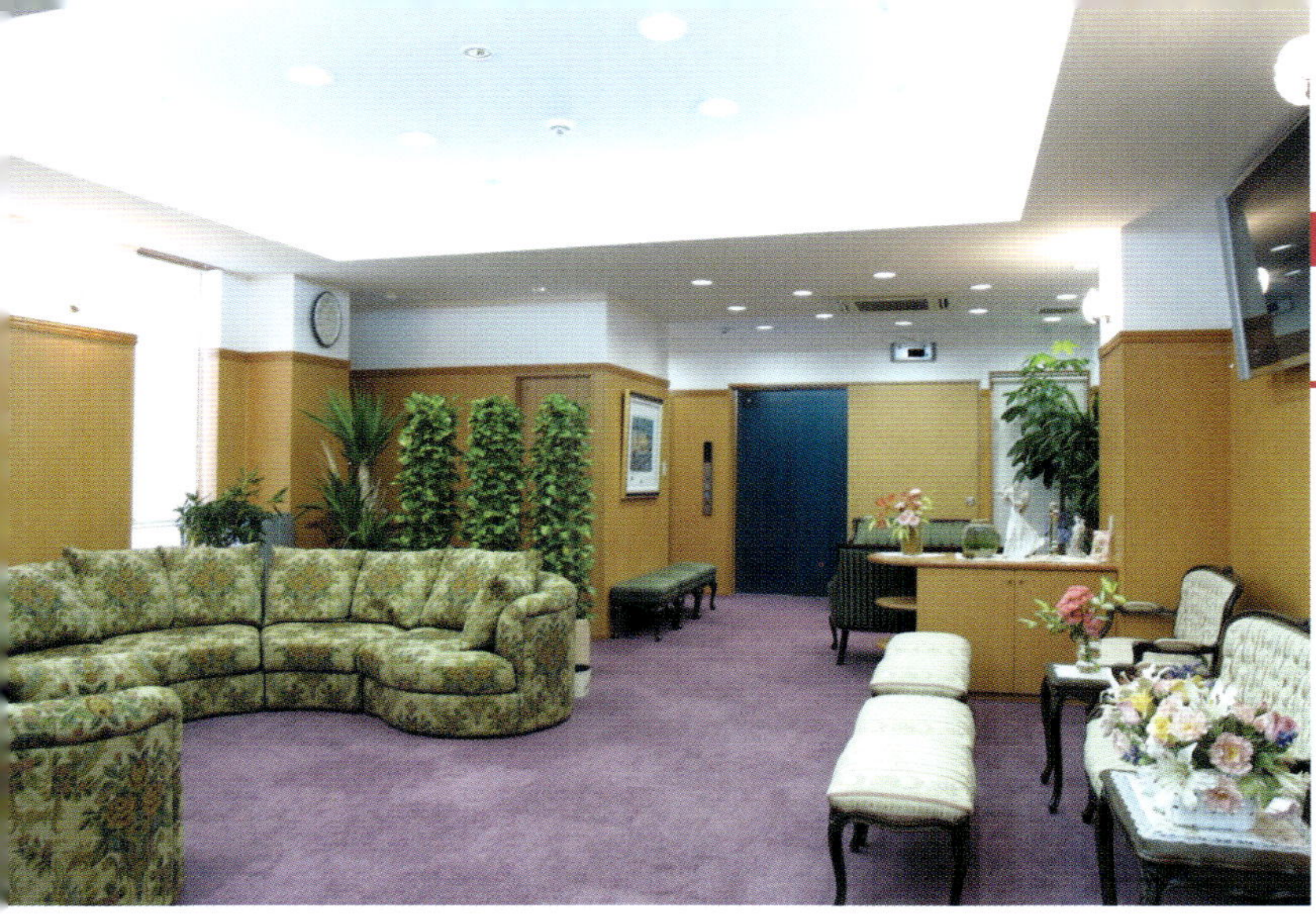

不妊症専門　京都府・京都市

田村秀子婦人科医院

TEL. 075-213-0523　URL. https://www.tamura-hideko.com/

心の持ち方や考え方、生活習慣などを聞き、その人だけのオーダーメイドな治療の提案。

『これから病院に行くんだ』という気持ちでなく、もっとリラックスした気持ちで、たとえばレストランに食事に行く時やウィンドウショッピングの楽しさ、ホテルでお茶をする時の心地良さで来ていただけるような病院を目指しています。

また、不妊症は子どもが欲しくても自分ではどうしようもなく、かつ未体験のストレスとの戦いでもありますから、できればここに来たら、お姫さまのように自分主体でゆとりや自信を持てる雰囲気を作るよう心がけています。

我々は皆様が肩の力を抜いて通院して下さってこそ、治療の最大の効果を発揮できるものと思っております。ですから、そんな雰囲気作りに、これからも力を注いでいきたいと思っています。

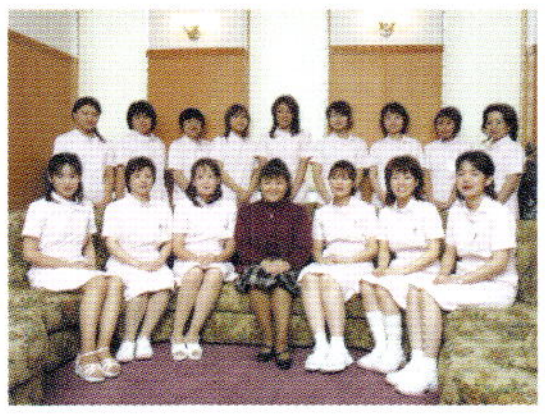

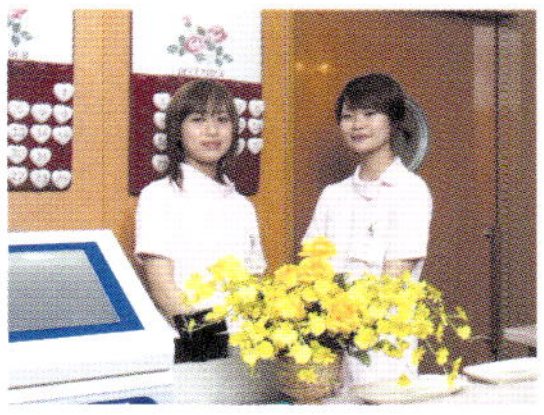

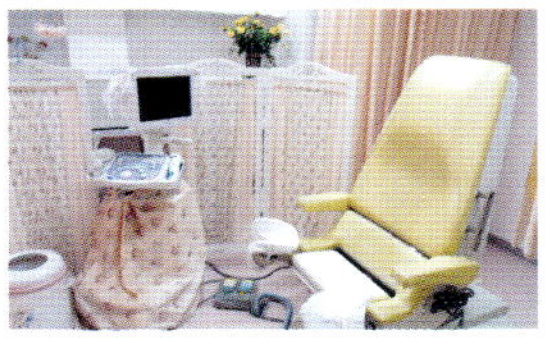

やわらかくあたたかいカラーリング。アロマテラピーによる心地よい香り。さらに、冷たさを感じないようにと医療機器に覆いかけられたクロスなど、院内には細かな配慮がなされている。体外受精のあとに安静室（個室）でもてなされる軽食も好評。

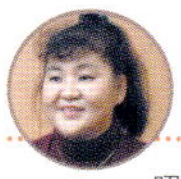

Profile. 田村 秀子 院長

昭和 58 年、京都府立医科大学卒業。平成元年同大学院修了。同年京都第一赤十字病院勤務。平成 3 年、自ら治療し、妊娠 13 週での破水を乗り越えてできた双子の出産を機に義父の経営する田村産婦人科医院に勤務して不妊部門を開設。平成 7 年より京都分院として田村秀子婦人科医院を開設。平成 15 年 8 月、現地に発展移転。現在、自院、田村産婦人科医院、京都第二赤十字病院の 3 施設で不妊外来を担当。専門は生殖内分泌学。医学博士。

○ 診療時間 (9:30〜12:00、13:00〜19:00)

	月	火	水	木	金	土	日
午前	○	○	○	○	○	○	―
午後	○	○	○	○	○	―	―
夜間	○	○	○	○	○	―	―

午後 13:00〜15:00、夜間 17:00〜19:00
※日・祝祭日休診

京都府京都市中京区御池高倉東入ル御所八幡町 229

○ 市営地下鉄烏丸線 御池駅 1 番出口 徒歩 3 分

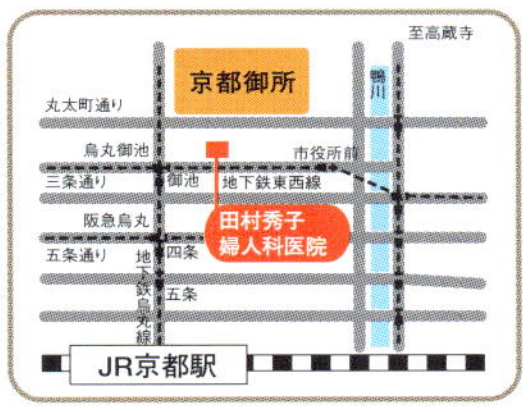

●人工授精 ●体外受精 ●顕微授精 ●凍結保存 ●男性不妊 ●漢方 ●カウンセリング ●女性医師

不妊症・体外受精・顕微授精　大阪府・大阪市

オーク梅田レディースクリニック

TEL. 0120-009-345　URL. https://www.oakclinic-group.com/

患者様の妊娠に向けた診療に、不妊治療の専門院として全力で取り組んでいます。

多数のオリジナル・メソッドを含む検査と治療をメニューに用意しています。

国際水準の培養ラボラトリーを備えた高度生殖補助医療実施施設です。体外受精は患者様のお話をうかがい、お一人おひとりに合わせたプランをご提案しています。

オペ室、培養室を完備し、採卵や移植なども、本院と同様に梅田院でも実施可能です。

患者様とともに、妊娠という目標に向かって治療を進めて参ります。

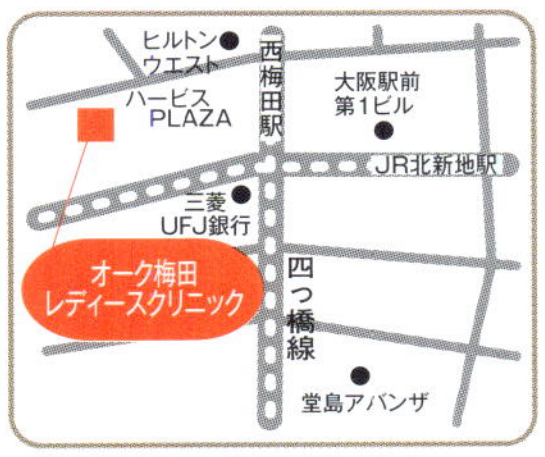

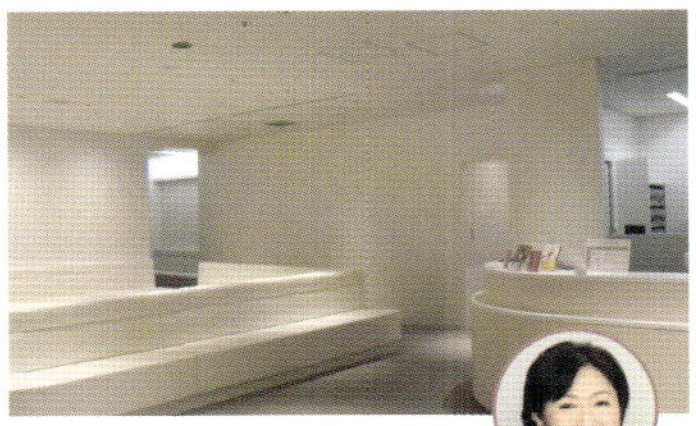

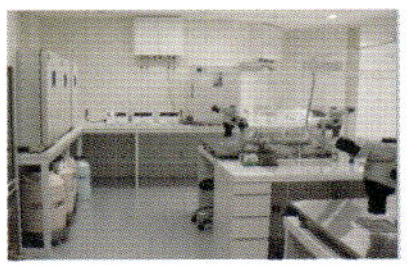

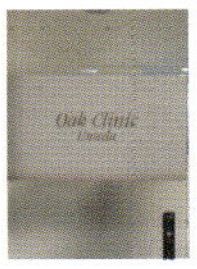

Profile. 船曳 美也子 医師

神戸大学文学部心理学科、兵庫医科大学卒業
兵庫医科大学、西宮中央市民病院、パルモア病院を経て当院へ。エジンバラ大学で未熟卵の培養法などを学んだ技術と自らの不妊体験を生かし、当院・オーク住吉産婦人科で活躍する医師。日本産科婦人科学会認定産婦人科専門医、日本生殖医学会認定生殖医療専門医。

○ 診療時間

	月	火	水	木	金	土	日
午前	○	○	○	○	○	○	○
午後	○	○	○	○	○	●	△
夜間	○	○	○	○	○	―	―

午前 09:00 〜 13:00、午後 14:00 〜 16:30
夜間 17:00 〜 19:00、● 土は 14:00 〜 16:00、
△ 日・祝日は 9:30 〜 13:00、14:00 〜 15:00

大阪府大阪市北区梅田 2-5-25 ハービス PLAZA 3F

○大阪メトロ四つ橋線西梅田駅、
JR 大阪駅桜橋口より徒歩約 10分

●人工授精 ●体外受精 ●顕微授精 ●凍結保存 ●男性不妊
●漢方 ●カウンセリング ●女性医師

不妊症・リプロダクションセンター・体外受精ラボラトリー・サージセンター　大阪府・大阪市

オーク住吉産婦人科

TEL. 0120-009-345　URL. https://www.oakclinic-group.com/

高度生殖補助医療の専門クリニック。年中無休の体制で最先端の治療を提供します。

バックアップ体制の整った高度生殖補助医療実施施設です。働きながら不妊治療を受けていただきやすい体制を整えています。

生殖医療に長年携わっている専門医が、患者様お一人おひとりのお話をうかがった上で治療プランをご提案いたします。男性不妊にも対応し、ご夫婦での受診も可能です。

国際水準の培養ラボラトリーには、学会認定の胚培養士が多数在籍し、日々技術の習得や研究にあたっています。

患者様が納得して治療を受けて頂けるようドクター、スタッフが一丸となって治療に取り組んでいます。

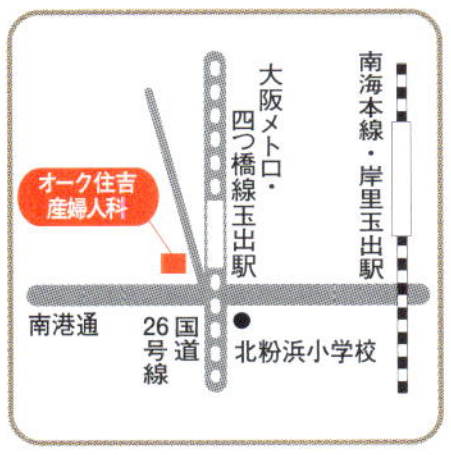

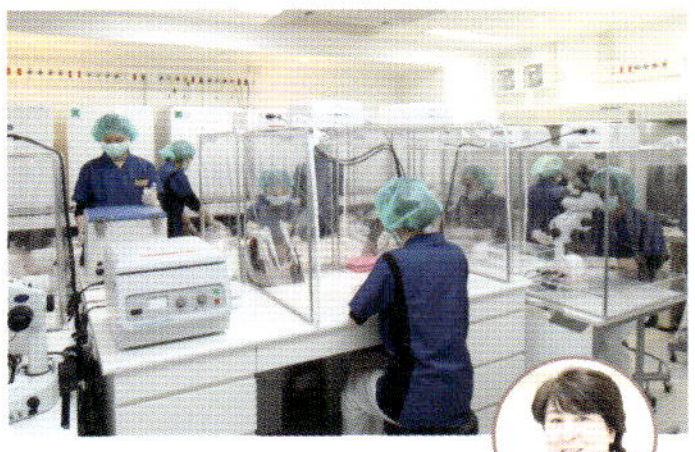

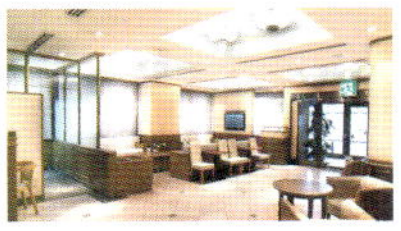

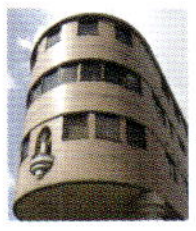

Profile. 林 輝美 医師

兵庫医科大学病院産婦人科学教室より宝塚市民病院へ。腹腔鏡手術の第一人者である伊熊健一郎医師のもとで非常に多数の腹腔鏡手術を行う。当時革新的だった「先天性腟欠損症に対するＳ状結腸を用いた腹腔鏡下造腟術」を発表。国立篠山病院、神戸アドベンチスト病院でその腕を振るう。

○ 診療時間

	月	火	水	木	金	土	日
午前･午後	○	○	○	○	○	●	―
夜間	○	○	―	○	―	―	―

午前･午後 9:00〜16:30、夜間 17:00〜19:00
● 土は9:00〜16:00

大阪府大阪市西成区玉出西 2-7-9

○ 大阪メトロ四つ橋線玉出駅５番出口徒歩０分
南海本線岸里玉出駅徒歩 10 分

●人工授精 ●体外受精 ●顕微授精 ●凍結保存 ●男性不妊
●漢方 ●カウンセリング ●女性医師

winter 2024 ママなり応援レシピ Recipe

季節ごとの旬の食材は、新鮮でおいしく食べることができます。また、栄養も豊富！
今回は、冬（12月～２月頃）が旬の冬野菜を中心にしたレシピです。

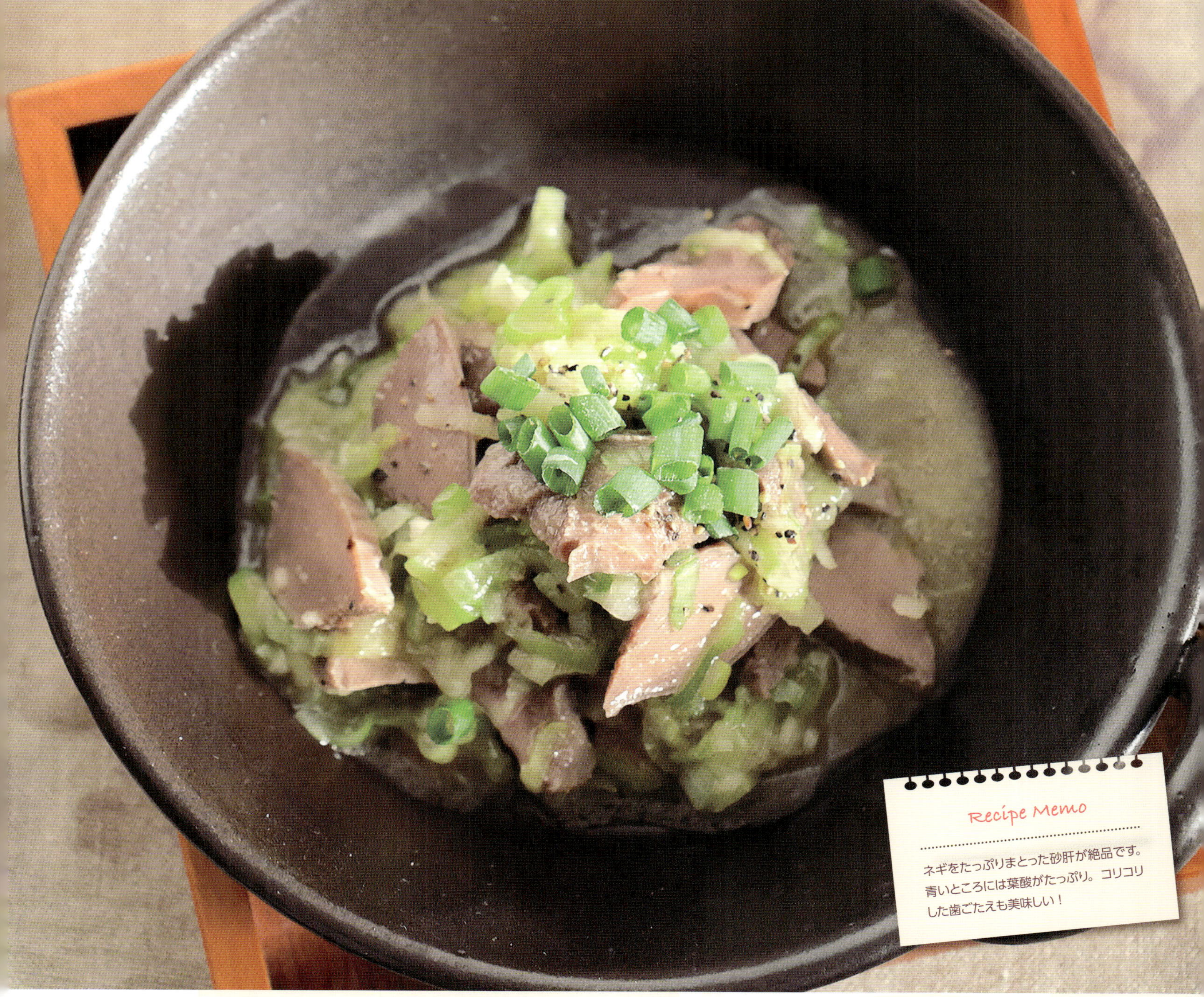

Recipe Memo

ネギをたっぷりまとった砂肝が絶品です。青いところには葉酸がたっぷり。コリコリした歯ごたえも美味しい！

抗酸化作用のあるネギは風邪予防にも！

砂肝のネギ塩あえ

材料 [2人分]

砂肝 100g (5~6個)　長ネギ（青い側）1/2本 (冷凍刻みネギでも)　鶏がらスープの素 小さじ1　ニンニク ひとかけ　塩 ひとつまみ　コショウ 少々　ごま油 大さじ1

作り方

1. 小鍋にお湯を沸かし、酒少々と塩ひとつまみ (分量外) を入れ、砂肝を入れて茹でる。5分茹でたら火を止め、そのまま冷ます。
2. 長ネギをみじん切りする。青い部分も使えるギリギリのところまで刻む。
3. 調味料はごま油以外を混ぜ合わせ、刻んだネギと合わせてから、最後にごま油を入れてなじませておく。
4. 砂肝が触れるくらいまで冷めたら、薄くスライスしていく。全部スライスしたらネギだれとあわせ、冷蔵庫で寝かす。

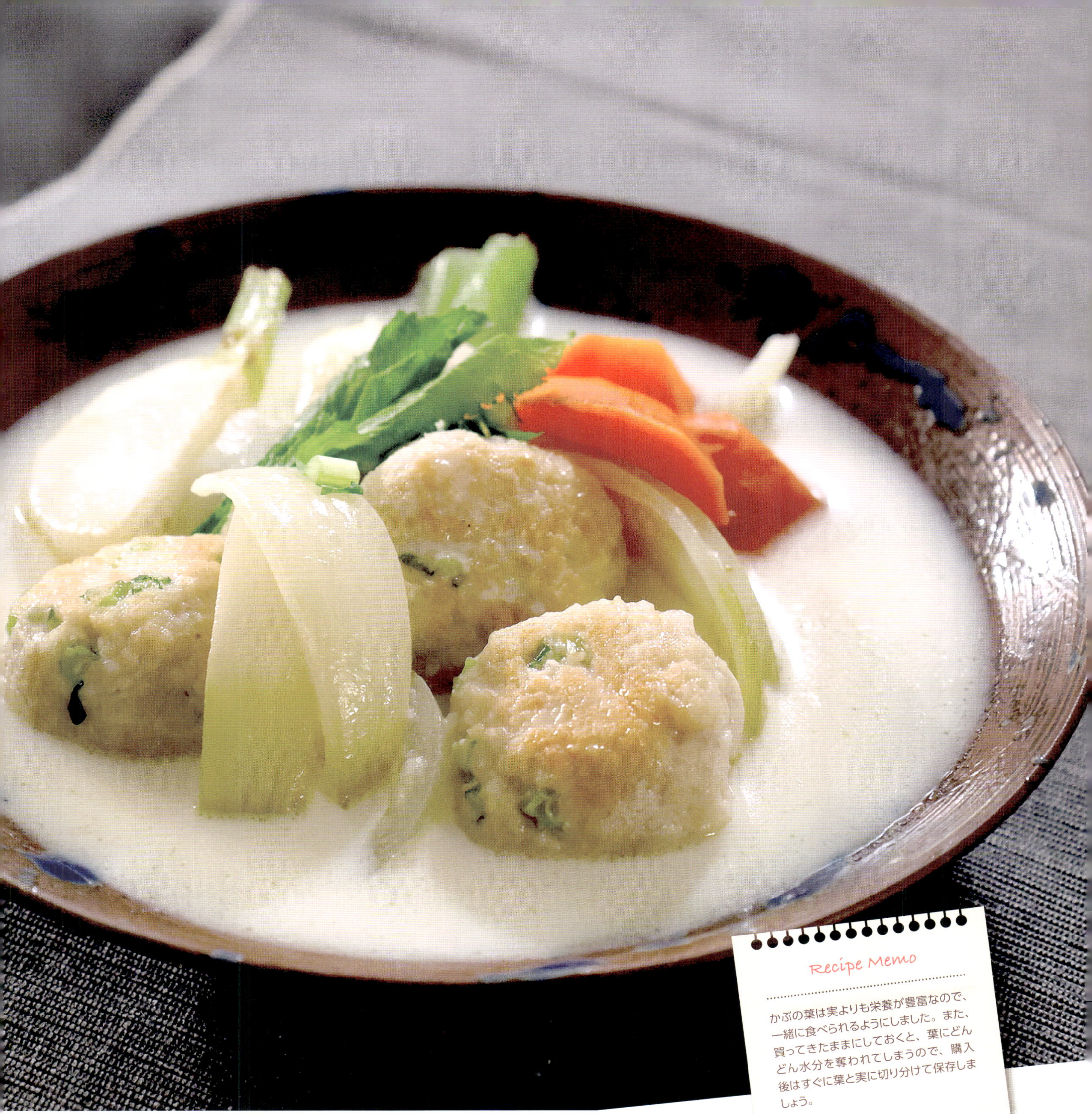

Recipe Memo

かぶの葉は実よりも栄養が豊富なので、一緒に食べられるようにしました。また、買ってきたままにしておくと、葉にどんどん水分を奪われてしまうので、購入後はすぐに葉と実に切り分けて保存しましょう。

栄養豊富な葉も一緒に

かぶと肉団子のミルク煮

材料 [2 人分]

かぶ(葉もふくむ)1 個　にんじん 1/4 本
玉ねぎ 1/2 個　鶏ひき肉 100g
a〈パン粉 大さじ 2　片栗粉大さじ 1　水大さじ 1　塩 少々〉
昆布だし(またはブイヨンスープ)600cc
牛乳 300cc　バター 10g　小麦粉 大さじ 1　塩 小さじ 1　白胡椒 少々

作り方

1. かぶはくし切りにして、葉を刻む。根元の方はみじん切りにしてポリ袋に入れ、鶏ひき肉と混ぜる。
2. にんじんは乱切り、玉ねぎはくし切りにして、かぶの実と合わせてバターで炒める。
3. 炒めた野菜に小麦粉をふりかけ、よくなじませる。
4. だし汁を加え、煮立ったら丸めた肉団子を入れ、にんじんがやわらかくなるまで煮る。
5. 牛乳を加え、煮立たせないように注意し、塩コショウで味を整える。
6. 器に盛り、刻んだかぶの葉を彩りに添えて完成。

鍋だけじゃない、生食でサラダに!

春菊と豆腐のサラダ

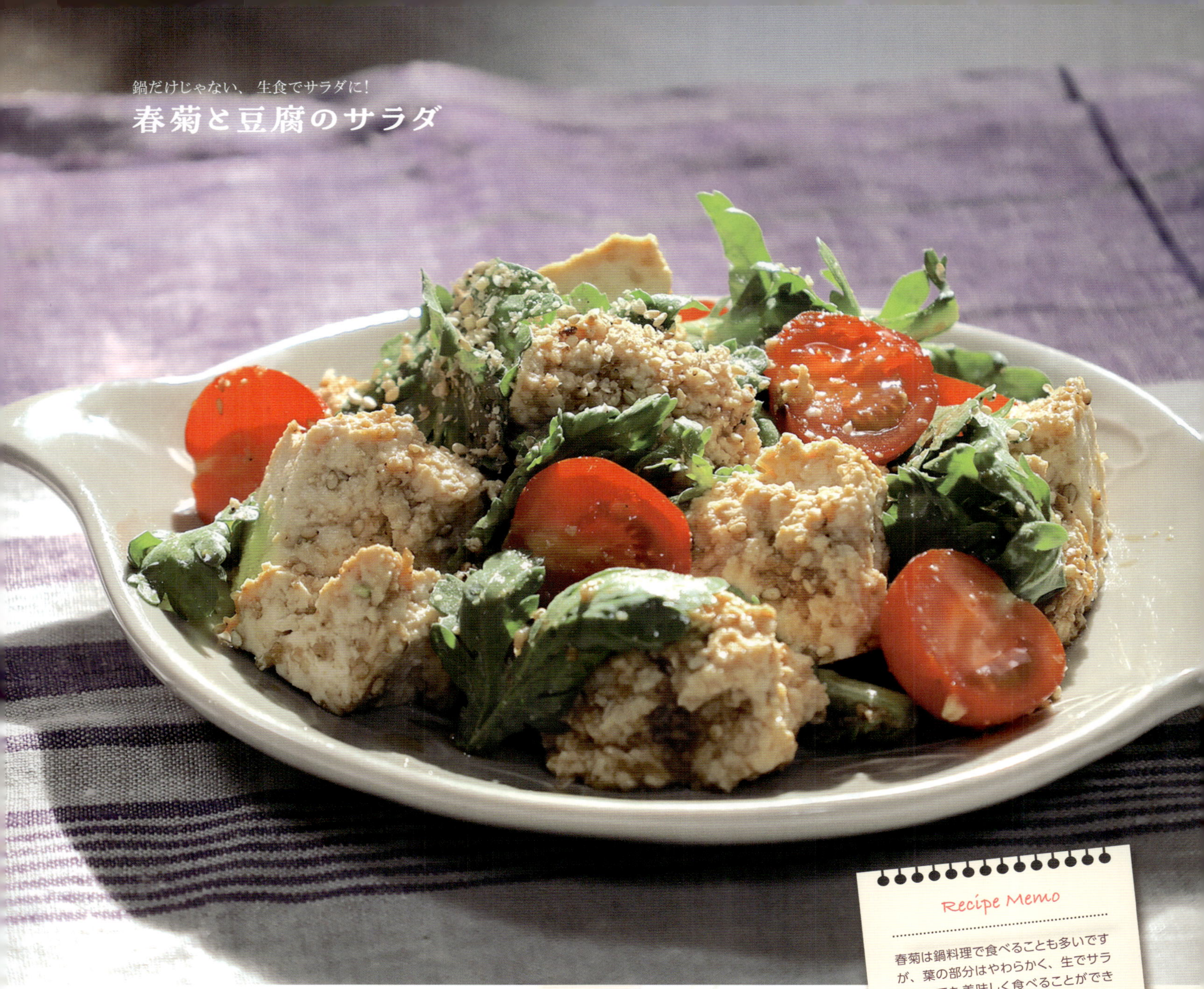

Recipe Memo

春菊は鍋料理で食べることも多いですが、葉の部分はやわらかく、生でサラダにしても美味しく食べることができます。抗酸化作用のあるβカロテンは、ほうれん草や小松菜よりたくさん含まれます。

材料 [2人分]

春菊 1/2 束　もめん豆腐 1/2 丁(150g)　プチトマト４個　砂糖 大さじ１　醤油 大さじ２　すり胡麻(白でも黒でも) 大さじ２

作り方

1. 豆腐はキッチンペーパーに包み、耐熱皿にのせて600wで２分加熱して水気を切る。
2. 春菊はよく洗い、食べやすい大きさに切る。茎の太いところは斜め切りにし、水気を良くきる。プチトマトは洗ってヘタをとり半分に切る。
3. ボウルに調味料を合わせ、春菊を入れて混ぜ、豆腐をちぎって加え、ざっくり混ぜる。
4. お皿にサラダを盛り、プチトマトを彩りよく飾って完成。

素材の話：ユリ根：

ユリ根は文字通りユリ科の植物の球根の部分です。ユリにもたくさんの種類がありますが、現在食用とされているのは、オニユリ、コオニユリ、ヤマユリ、カノコユリの４種類です。

ユリ根は、畑に植え付けするまでに3年、畑に植え付けてから更に3年の月日を必要とします。さらに、畑は毎年植え替えなければならず、一度植えた畑には最低でも4年は作付できないという、栽培にとても長い期間と手間を必要とする作物です。

栄養面では、たんぱく質はじゃがいもの2倍あり、加熱によるビタミンＣの損失が少ないのが特徴です。 また、グルコマンナンと呼ばれる食物繊維が豊富で、便秘や整腸に効果的です。カリウムも野菜や果物の中でもトップクラスの含有量で、むくみ対策や高血圧予防に欠かせない栄養素です。

保存は、買った時におがくずと一緒の状態の丸のままであれば、そのまま冷蔵庫に入れておくと1カ月くらいは大丈夫です。おがくずがない場合は、新聞紙などに包んで冷蔵庫で1～2週間。冷凍する場合は、蒸すか硬めに茹でて、1回分ずつラップに包んでから冷凍庫に入れます。

薬膳としても使われるユリ根

ユリ根のホイル焼き

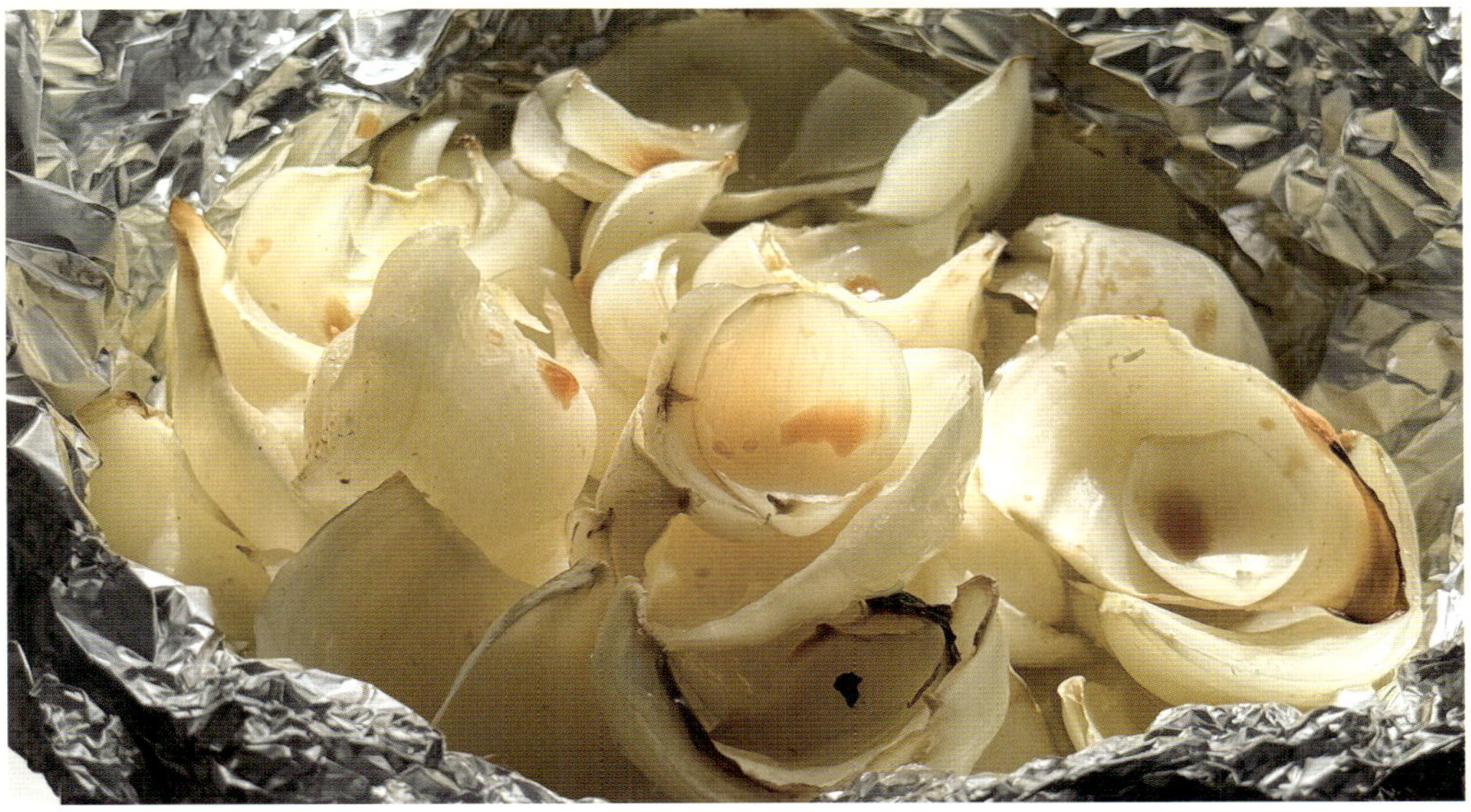

材料 [2人分]

ユリ根 1個　バター 10g　醤油 適量

作り方

1. ユリ根を洗い、包丁で食べやすくバラバラに切る。
2. アルミホイルにバター、ゆり根を入れて包み、魚焼きグリルで 10~15 分焼く。強火だと焦げてしまうかもしれないので注意。
3. 焼けたらお醤油をひとたらしして完成。

シャキシャキりんごでさわやかな甘さ

さつまいもとりんごのきんとん

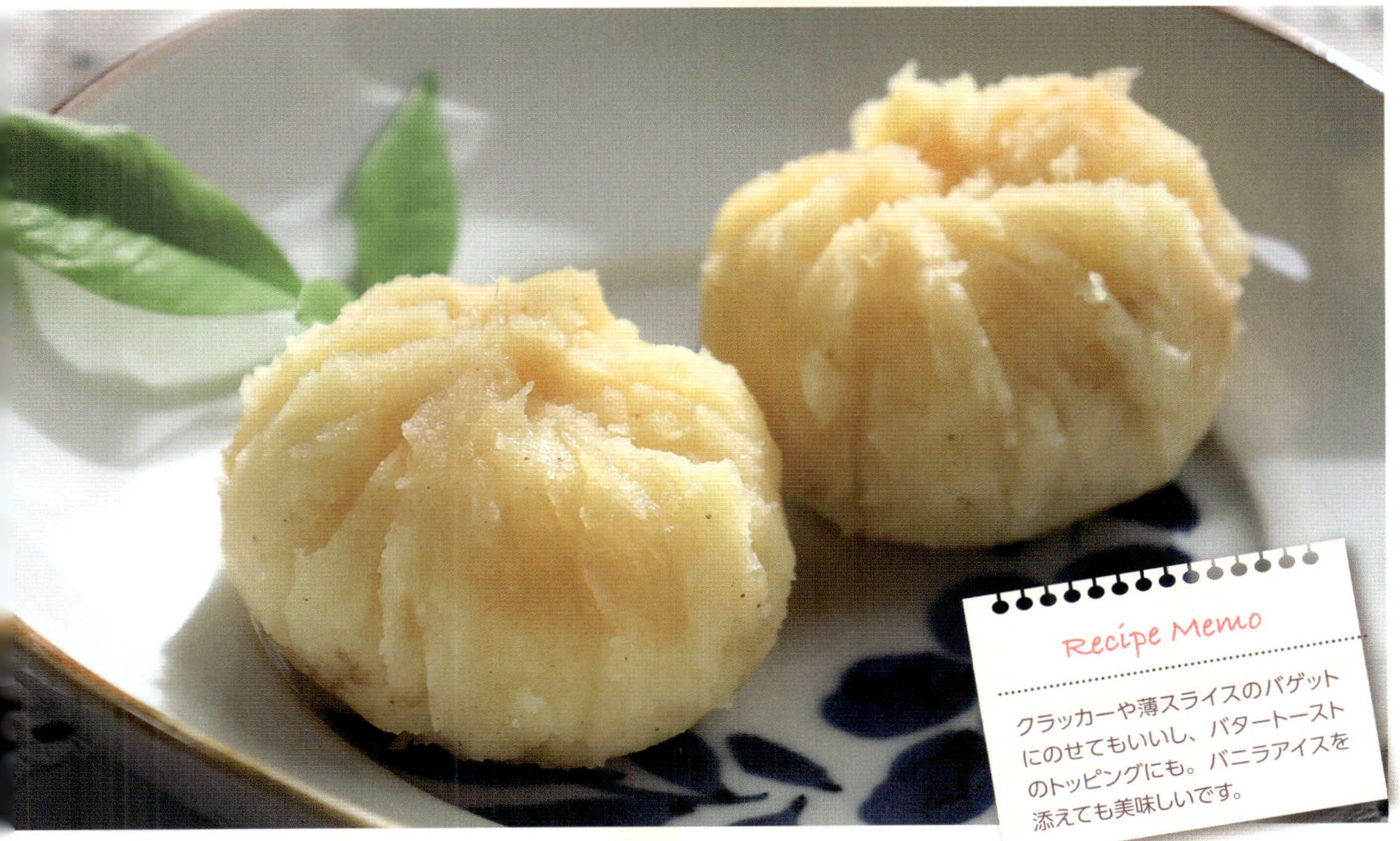

Recipe Memo

クラッカーや薄スライスのバゲットにのせてもいいし、バタートーストのトッピングにも。バニラアイスを添えても美味しいです。

材料 [2 個分]

さつまいも 150g　りんご 1/2 個　砂糖 大さじ 2　レモン汁 大さじ 1　シナモン お好みで

作り方

1. さつまいもは皮を剥き、2~3cm 角くらいに切って耐熱ガラスボウルの水にさらす。
2. 全部切ったらボウルの水をざっと捨て、ラップして電子レンジへ。「根菜ゆでメニュー」ボタンがあればそれを、なければ 600w で 5~6 分加熱する。
3. ザルとボウルを重ねて、木べらを用意する。加熱後、さつまいもが熱いうちにザルに全部あけ、マッシャーで潰す。全部潰したら木べらに持ち替え、そのまま裏ごしする。
4. りんごは皮を剥き、くし切りにしてからスライスする。
5. 耐熱皿にりんごを入れ、砂糖とレモン汁を加え、ラップをして 600w で 3 分加熱する。
6. ラップを取り、りんごをよく混ぜてからラップなしで再度 600w で 3 分加熱する。
7. 再びりんごを混ぜ、1 分加熱。りんごが透き通り、水分が飛んでいたら OK。まだだったら少しずつ様子を見ながら加熱します。
8. 裏ごししたさつまいもとりんごを合わせてよく混ぜ合わせる。ここでお好みでシナモンを入れる。
9. 最後に水分を飛ばすために 2 分ほどチンしてからラップに包み、冷蔵庫でよく冷ます。

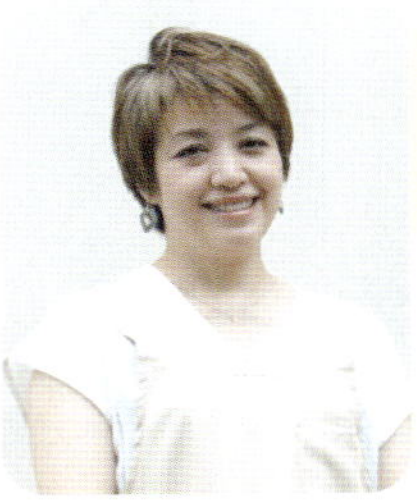

Profile　栄養士&食育インストラクター　眞部やよいさん

栄養士として高齢者施設や大学病院などで勤務。

不妊治療に専念するために退職してからは、家族の健康と妊娠しやすいからだづくり&妊娠に不足しがちな栄養素（私は、特にビタミン D でした!）を考えながら、日々レシピを考案しました。

栄養はできるだけ食品から摂取すること、1 日 1 万歩目標に歩き始めてからは卵子の質も良くなったように思っています。

不妊治療4年目にして、待望の妊娠!

栄養士として、また赤ちゃんを願う未来のママたちを想って、ママなり応援レシピをお届けします。

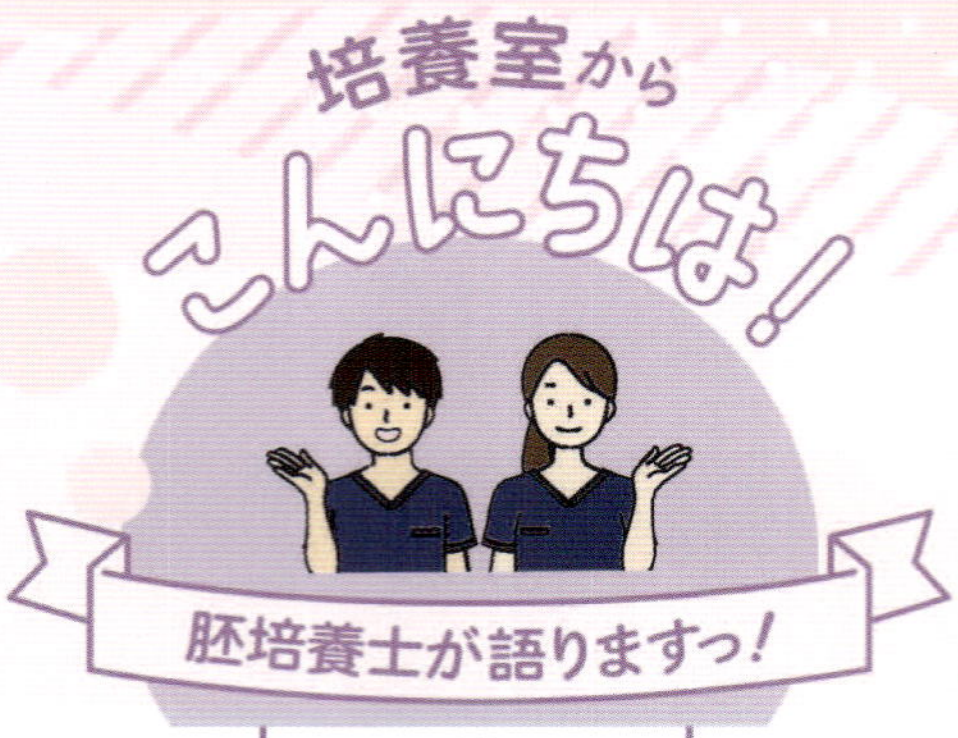
培養室から
こんにちは！
胚培養士が語りますっ！

連載　第11回

不妊治療とカウンセリング

不妊治療実施施設の心臓部、培養室からのメッセージ

不妊治療と心理的ケア

体外受精治療は、妊娠を望む多くの方に求められている治療である一方で、身体的・精神的負担が伴う治療であることが知られています。不妊治療を始める前、不妊治療を始めたばかりの段階では治療への期待が大きいものの、治療を進めても中々結果がでず、例えば「顕微受精では９０％程度受精すると聞いていたのに自分は受精しない」「胚盤胞に育たない」「何度移植しても妊娠判定がでない」ことから、「子どもが授かることができるのか」といった心配や不安、焦りを感じるようになっていくことが少なくありません。

更に採卵やホルモン治療は、身体的な負担だけでなく、金銭的な負担もあり、余計にストレスやプレッシャーを感じてしまうことが知られています。

こういった心理的な影響は結果的に、患者さん自身だけでなく、パートナーや家族との関係にも影響を及ぼすことがありますし、治療が進む中で「もっと早く始めていれば」「成功しなかったらどうしよう」といった後悔や恐れが生まれることも珍しくありません。そのため、心のケアは治療の重要な一部と考える医師も少なくなく、カウンセラーを院内に置くことで、患者さんの不安を軽減し、前向きに治療に取り組む助けにしようと考えるクリニックも増えています。

カウンセラーの種類

体外受精クリニックに在籍するカウンセラーは複数あり、更に看護師や胚培養士、受付が兼任していることも少なくありません。不妊治療の業界では、日本不妊カウンセリング学会と日本生殖心理学会の２つの学会が資格を認定しています。

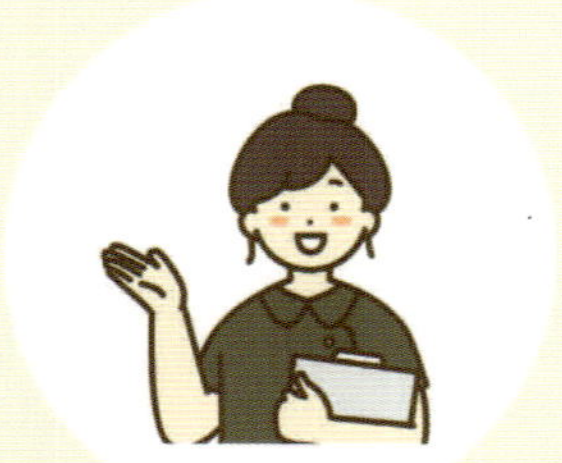

生殖心理カウンセラー

日本生殖心理学会が認定する、治療中の心理的な負担を軽減するために専門的なアプローチを行うカウンセラーです。

不妊治療に伴う不安やストレス、夫婦間のコミュニケーションの悩みなど、心の問題に寄り添うことで、患者さんが生活の質を保ちながら治療を続けられるよう支援することを目的としています。生殖医療や不妊心理臨床に関心を持つ心理士さんに認められているカウンセラー資格です。

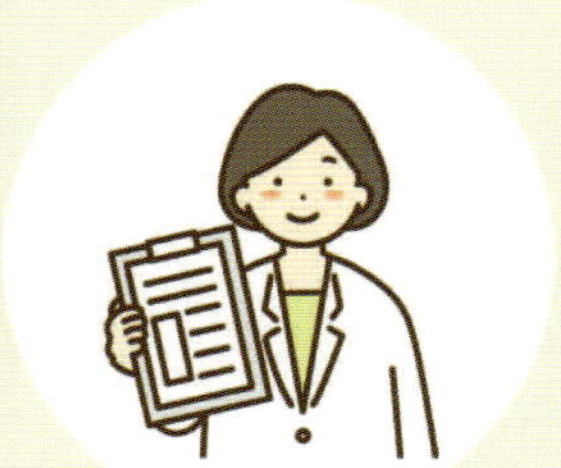

体外受精コーディネーター

日本不妊カウンセリング学会が認定する、特に体外受精や顕微授精などの高度生殖医療を受ける患者さんに対して、治療に関する適切な情報提供を行いつつ、最適な不妊治療の選択ができるようにカウンセリングやケアを行う資格です。

不妊カウンセラーに比べて、更に専門的で、卵子や精子、胚の知識についても必要なため、胚培養士同様の知識を持っているカウンセラーといえます。

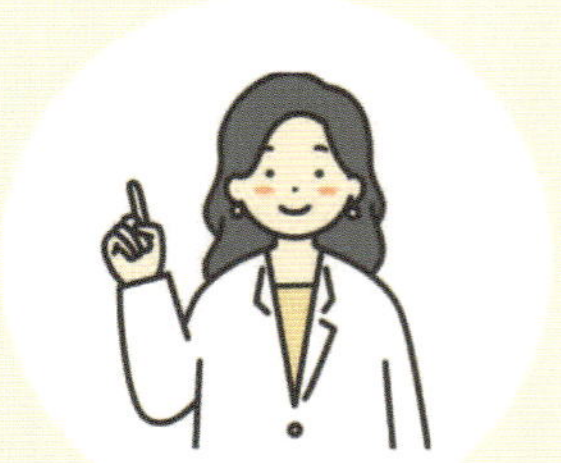

不妊カウンセラー

日本不妊カウンセリング学会が認定する、不妊で悩まれている方に特化したカウンセラーで、妊娠・出産や不妊に関する適切な情報提供活動を行うことで、治療が進む中で患者さんが抱える不安や迷いを解消し、治療に対するモチベーションを維持できるよう支援します。

また、患者さんに最適な治療計画の提案も行います。

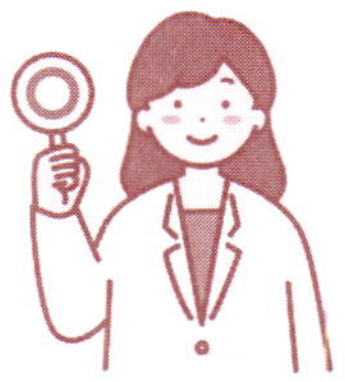

生殖医療相談士

日本生殖心理学会が認定する、生殖医療全般に関する幅広い知識を持つ専門職です。

患者さんやその家族が抱える疑問や不安に寄り添うだけではなく、治療について、生殖医療についての知識を生かし、個々の患者さんの背景を踏まえた治療のアドバイスを行います。

医師や看護師、胚培養士が取得するカウンセラー資格です。

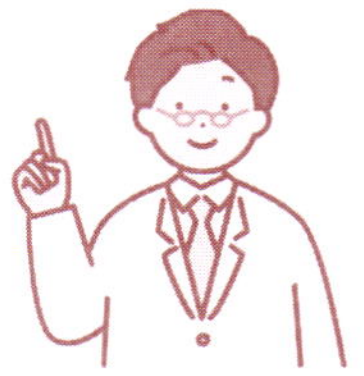

認定遺伝カウンセラー

遺伝カウンセラーは、遺伝に関する医療知識を持ちながら、患者さんや家族に寄り添いつつ治療の選択をサポートするカウンセラーです。

不妊治療の成功の可否には、ご夫婦の遺伝子、卵子や精子の遺伝子、受精し成長した胚盤胞の遺伝子などの遺伝情報が密接に関わってきます。例えば、何度胚を移植しても着床しない、着床してもすぐ流産してしまう場合には胚の染色体に異常がある可能性があり、そのような場合には、胚の遺伝子検査を行う着床前診断を行うこともあります。その際、リスクやメリットについて、患者さんのお悩みに寄り添いながらお伝えし、治療の選択をサポートするのが認定遺伝カウンセラーです。

診察とカウンセリングの違い

体外受精治療を行うクリニックでは、医師による診察の他にも、患者さんに医療者が治療について説明する機会や、逆に医療者が患者さんの質問に答える機会が多くあります。例えば、看護師による注射指導、胚培養士による胚の説明など様々です。こういった患者さんと医療従事者が会話する機会が多いのは、体外受精治療の特異性があるからかもしれません。体外受精治療は個々で不妊要因が違うため、結果的に、カップルごとに治療が違う点や、胚盤胞を移植しても必ずしも妊娠しないといった、「必ず妊娠する」という確証がないのに治療費が高額である点です。そのため、患者さんには治療内容を納得して選択してもらう必要があるため、医師だけではなく医療従事者も患者さんに寄り添い、真摯に説明を行っています。

しかし、これらは「妊娠にむけての説明」であって、カウンセリングとは違います。カウンセリングは、治療の説明をし、治療選択をしてもらうのではなく、患者さんの話しやすい環境を作り、気持ちや背景に寄り添い、患者さんの本音を引き出し、自分で話をしていくうちに、どこに不安や悩みの元があるのかを患者さんに気づいてもらう、知ってもらうことを目的としています。

診察は治療方針を決めるため、カウンセリングはその治療にむけての不安や悩みを一緒に解決するために行われるため、大きく目的が違うと言えるでしょう。

悩んだときに行動してほしいこと

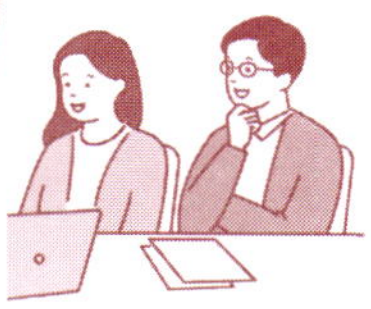

不妊治療に携わる医療者との会話でよく聞くのが、医療者は治療についてデータを元に、より確実性の高い治療を提案はできますが、それが患者さんの家庭状況、お気持ちには反してしまうことが多々あるというものです。例えば、患者さんは顕微授精をおすすめしたいが、患者さんは顕微授精に抵抗があるといった場合です。

結果的に顕微授精を選択して治療を進めたものの、心のわだかまりや不安というものは簡単にはぬぐえないこともあります。他にも治療がうまくいかないことを自分のせいにしてしまう、あるいはパートナーのせいにしてしまう、といったことで悩み、治療が進まなくなってしまうこともあります。そういった時は、生殖医療に携わるカウンセラーに相談していただくことをおすすめします。

また、医療者のカウンセラーには相談しにくいのであれば、治療を経験した方々を中心としたピアサポートをする団体もあります。現在、こども家庭庁では、多様な悩みや不安を抱える人へ寄り添いたい方や、思いを共有、共感したい方をピアサポーターと定め、養成プログラムも行っています。

治療の決定や治療の進め方は人それぞれで、進み方もカップルごとに違います。治療を進めることも大事ではありますが、自分を大事にし、専門のカウンセラーに相談するといったアクションをすることも、治療の最適解であると思います。

血のめぐりがいい体になろう！

血のめぐりとは？

血のめぐりとは、体全体に血が巡る血行のことをいいます。また、血流とは血液が血管を流れることをいいます。

血液がサラサラであれば血流がいいといえるわけですが、体中に張り巡らされているさまざまな血管が丈夫で、しなやかで、弾力性があり、詰まりなどの問題がないことも大切です。

★ 大切なことは極めて基本的 ★

1 体温を上げよう！

2 食生活を見直そう！

3 運動しよう！

4 心の風通しをよくしよう！

血のめぐりがいい体になるために大切なことは、「体温」「食生活」「運動」「心」の４つです。

どこかに冷えを感じていて、なおかつ「生理不順で排卵日がよくわからない」「いつも生理前にイライラする」と月経に悩みを抱えている人。「もう３日も便が出ていない」「また下痢している」と便通に悩んでいる人。「毎日疲れている。元気が出ない」「何もする気が起こらない」と気持ちが前向きにならない人。「眠たいけど、眠れない」「寝てもスッキリしない」と睡眠に不安を感じている人。

これらの症状がある人も、血のめぐりが良くなることで緩和される可能性があります。

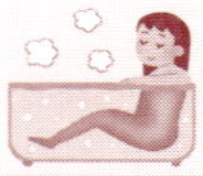

1. 体温を上げよう！

体を芯から温めよう

体温を上げるためには、湯船に浸かりましょう。ポイントは、40℃以下のぬるめのお湯に 15 ～ 20 分くらい浸かることです。

お風呂を出た後も体が熱く、なかなか汗が引かないと、自律神経は体温調整をしようと活発になりますが、ぬるめのお湯に浸かることで副交感神経が優位になり、リラックス効果も高まり、血管が開いて血流量も増えてきます。

心も体も温められる

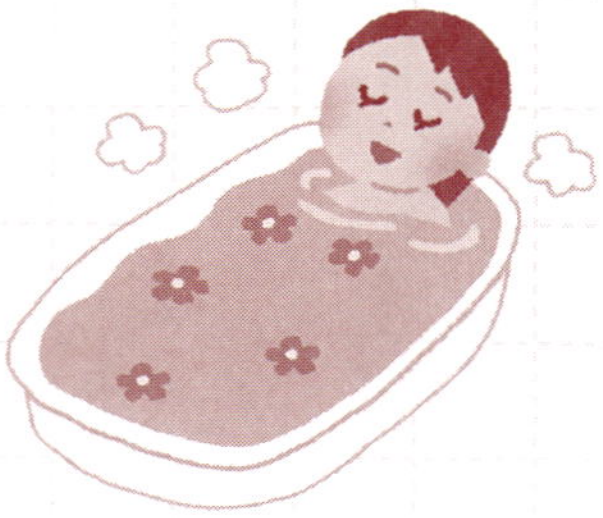

「首」のつく体の部位を温めよう

「首」のつく体の部位には、首、手首、足首の３カ所があります。首、手首、足首には太い血管が走っていますが、皮膚が薄く外気の影響を受けやすいため、血のめぐりが悪くなってしまうことがあります。首、手首、足首は、ネックウォーマーなどで冷やさないようにしましょう。入浴時には少し熱めのシャワーで首の後ろを温めるのも効果的！

温かいお湯を飲もう

体を内側から温めると、内臓が温まりやすく体全体の冷えが和らいできます。温かいお湯は、一度沸騰させたお湯を室温で冷ましたもので、50℃くらいの温度が目安です。それを毎朝コップ１杯、すするようにして、ゆっくり 10 分ほどかけて飲んでみましょう。朝の体温は低いので、お湯を飲むことで内臓が温まり、胃腸の消化力も高まり、便秘の解消にも役立ちます。

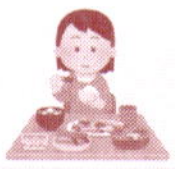

2. 食生活を見直そう！

たんぱく質は毎食摂ろう

たんぱく質は体の根幹となる成分で、常に体の中で分解され、あらゆる細胞のために働き、ホルモンや抗体をつくるときにも働いています。

たんぱく質は体の中で作り出すことはできず、貯めておくこともできないので、食事を通して不足しないように、１食に１品は肉や魚、大豆などを摂るよう心がけましょう。

１日のたんぱく質摂取量の目安は、成人男性で約 60 g、成人女性で約 50 g です。豚ロース肉 100 g に含まれるたんぱく質の量が約 20 g なので、朝、昼、夕食のいずれの食事でも、豚ロース肉 100 g くらいを食べることが必要になります。

１日に食べたものをノートに書こう

食事の見直し方法でオススメなのは、ノートなどにメモを残すことです。週末になったら、１週間に食べたものを確認してみましょう。すると、自分の食事内容から、偏りや量、嗜好などが、より鮮明にわかってくるかと思います。書いていくことで、毎回の食事の量やバランス、食材などに気をつけることができるようになるでしょう。

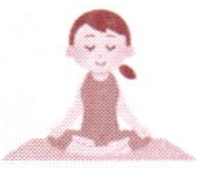

3. 運動しよう！

姿勢を見直そう

姿勢が悪いと筋肉の緊張が続くため、血のめぐりが悪くなります。立っているとき、座っているとき、歩いているときも「後頭部、肩甲骨、お尻、かかと」の４点がまっすぐになっていることを意識しましょう。

よい姿勢が血のめぐりのよい体づくりにつながります。

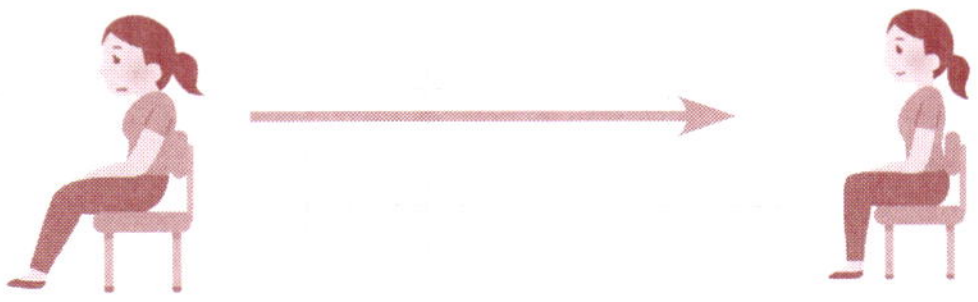

ウォーキングをしよう

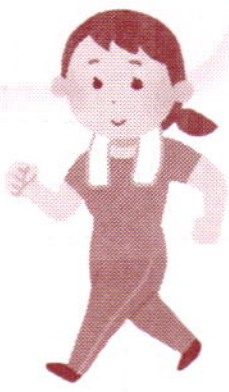

POINT

① サイズの合ったシューズを履く

② 背筋は伸ばし、胸を張り、視線は少し遠くを見る

③ 着地は、かかとから。次に踏み出すときは、足の親指に力を入れ、地面を蹴るように体重移動を意識して歩く

④ 少し息が上がる程度に、早く大股で歩く

⑤ 両肘を 90 度に曲げ、前後にまっすぐ振り、特に後ろに引くことを意識して歩く

これらを意識して１日あたり３km ほど、30 分程度を目安に歩いてみましょう。

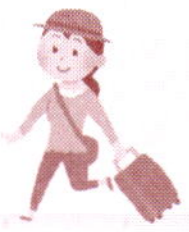

4. 心の風通しをよくしよう！

笑顔をつくってみよう

笑顔には、ストレスを軽減させる効果があるという研究発表は多くあります。これは、意図的に笑顔を作っても起こるようです。声を出して笑うよりは、ストレス軽減は少ないかもしれませんが、自分のストレスを下げるために、作り笑顔でもいいようです。

実際は、心の中はストレスでいっぱいでも、笑顔をみていると心が落ち着いてくることもあります。

ご褒美をあげよう

いつもがんばっている自分へご褒美をあげましょう。好きなことをしたり、家事を休んだりするのもご褒美です。がんばった自分にご褒美をあげることで、気持ちが和らぎ、また脳からはドパミンが分泌されて気分も良くなります。

時には、自分を甘やかすのも大事なことなのです。

from 2003

ママなり談話室

本コーナーは、サイト（ホームページ／www.funin.info）に日々寄せられる相談とそれに対するお返事を抜粋したものです。

不妊治療で悩まれる方は全国に多くいらっしゃいます。私たちは、みなさまが少しでも不安や心配なく妊活や治療に臨めるよう願っています。

contents

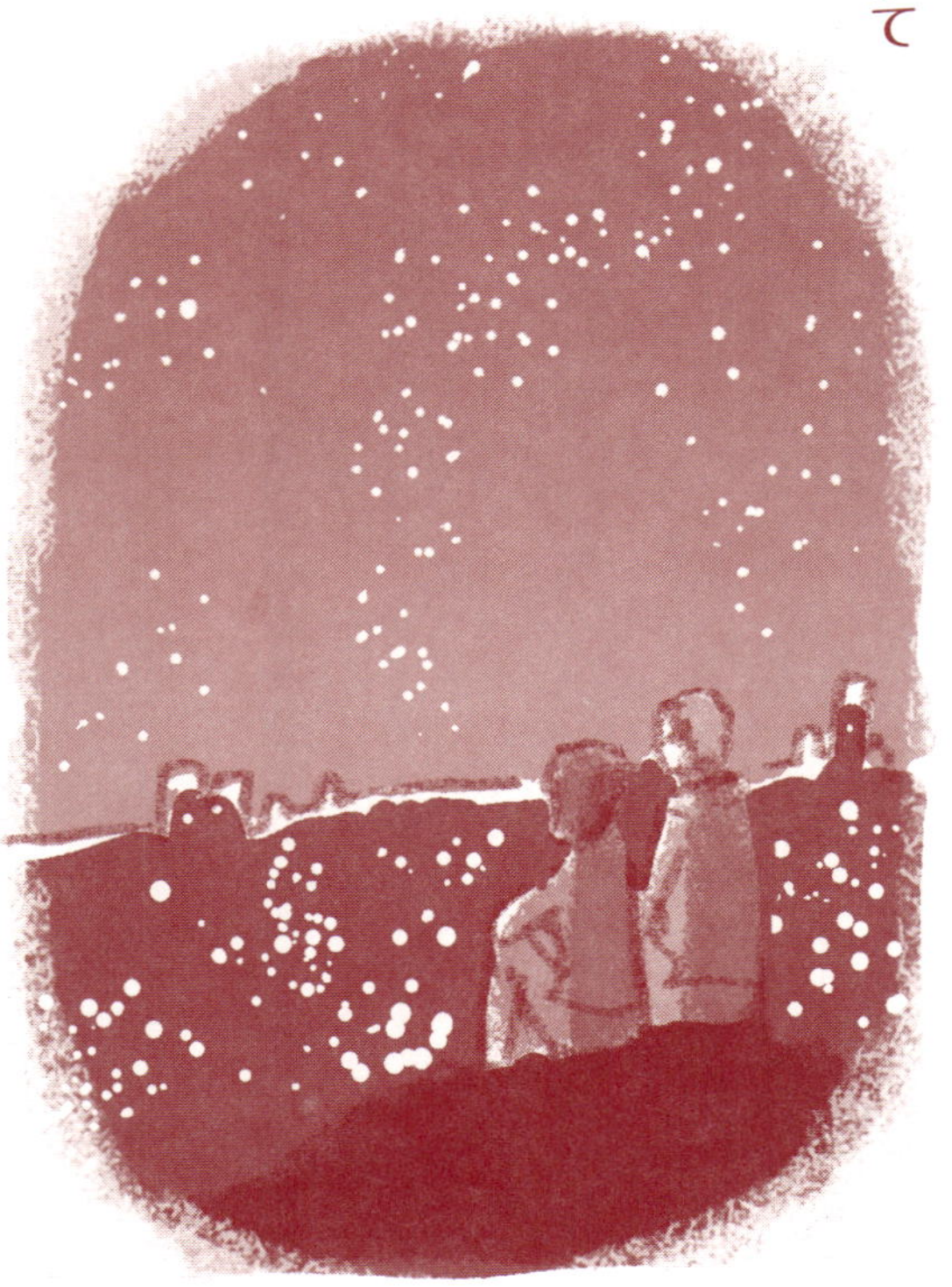

content 1

主人の精子所見が悪く、ステップアップの仕方に悩んでいます。

31〜35歳・東京都

妻33歳、夫34歳です。現在海外に暮らしています。妊娠を希望し、半年ほどセルフタイミング療法を試しているのですが恵まれず、現地の不妊治療クリニックで検査を受けました。

私はＦＳＨ検査　(6.25mIU/mL)、ＬＨ検査(2.59mIU/mL)、子宮卵管造影検査を行い、問題はないと言われたのですが、精液検査を行った夫の方で気になる数値がありました。

運動率30%、前進総運動率28%（うちImmotile (Grade 0) は70%）、正常携帯率1%以下、奇形率〜99%（異常箇所：頭部89%、中部2%尾部〜1%、Cytoplasmic Droplets 8%）でした。この数値だと自然妊娠は望めないのでしょうか。

不妊治療で次のステップで、病院に診てもらいながらのタイミング療法を勧められたのですが、この数値だとそのステップを踏まず、人工授精や体外受精に進んだ方がいいのか、不安になり迷っています。普段から気をつけることや治療の進め方など、些細なことでももしあればアドバイスいただけますと幸いです。

お返事

検査の結果、奥様の方には特に問題はなく、ご主人の検査で気になることがあったのですね。

精液検査の結果は、もともとの数値が記載されていないので、全体的な所見がわかりません。奇形率が高い原因としては、精索静脈瘤などがあり、精巣がストレスを受けている場合や喫煙など生活習慣も影響されます。

今後の治療方針についてですが、自己タイミングを半年間されているので、ステップアップもよいかと考えます。

一般的な治療としては、次は人工授精になりますが、精液の所見によっては体外受精になることもあります。

記された精液検査の結果を判断するに、適応は体外受精かと思われます。質の良い精子を選んで顕微授精をして、良好胚が育てばそれを移植するのが明確でよいかと考えます。

人工授精の場合、よい精子をどのくらい集められるかで検討の余地はあるでしょう。タイミング療法と人工授精の妊娠率はさほど変わりませんが、2〜3回人工授精を行って、早めに体外受精に進む選択肢もあるかと思います。

また、精液所見は毎回数値が異なりますので、何回か検査してみるとよいです。

あまり神経質になり過ぎるのもよくないので、肩の力を抜きましょう。

普段気をつけることには、食生活や生活習慣があります。飲酒を控えめに、喫煙は避け、太りすぎや痩せすぎに注意することです。間食は節度を持って、必要栄養素は、必要であればサプリメントで補うのもよいでしょう。

content 2

年齢、受精率の割には胚盤胞になりません。今後どうしたらいいのでしょうか？

31〜35歳・茨城県

不妊治療歴2年目で体外受精をしています。32歳でAMH値1.63です。

1回目採卵（アンタゴニスト法）は、採卵数9個、受精数5個（ふりかけ）、凍結0個でした。

2回目採卵（PPOS法）は、採卵数8個→受精数7個（ふりかけ4個、顕微3個）でした。凍結初期胚1個、胚盤胞4BB1個、移植後どちらも妊娠反応がありましたが、化学流産しました。

3回目採卵（PPOS法）は、採卵数7個、受精数7個（ふりかけ4個、顕微3個）、凍結0個でした。

転院後4回目採卵（低刺激法）は、採卵数3個、受精数3個（ふりかけ1個、顕微2個）、凍結0個でした。

このように年齢、受精率の割には胚盤胞になりません。卵子の質が原因なのでしょうか？今後どうしたらいいのでしょうか？お返事いただけると幸いです。

お返事

体外受精を行っていて、胚盤胞になかなかならないのですね。30歳前半での体外受精での受精率は60～70％、胚盤胞の到達率は60％です。顕微授精での受精率は70～80％になります。今までの経過を確認させていただくと、受精率は体外受精・顕微授精ともよい感じですね。

受精には、半分は卵子側の要因、半分は精子側の要因があります。胚盤胞まで到達しない理由がどちらにあるのか、はっきりとはわかりません。

卵子の活性化をさせるための補助的なこととしたら、サプリメントがあります。絶対に効果が出るということではありませんが、何もしないよりは、摂取することによって効果が期待される部分もあります。

一般的には葉酸になります。1日の摂取量は800㎍です。通常ドラッグストアなどで販売されているものは400㎍が含有されていますが、実際には800㎍を必要としています。抗酸化作用のあるビタミンD・E・コエンザイムQ10などもよいかと思います。

また男性側にとって必要なサプリメントも葉酸で、精子の活性化が上昇するといわれています。男性の場合には400㎍で大丈夫ですので、葉酸はご夫婦でお取りいただくのがよいでしょう。

AMH値が低いようですので、早めに複数個の受精卵凍結ができるとよいですね。

今までの治療の中で、妊娠反応も出ているようですから、あとは生命力の強い受精卵がいつできるかです。

転院したことにより、培養の仕方なども異なっている可能性がありますので、このままもう少し様子をみられてください。

良い結果が出ることをこころから応援しています。

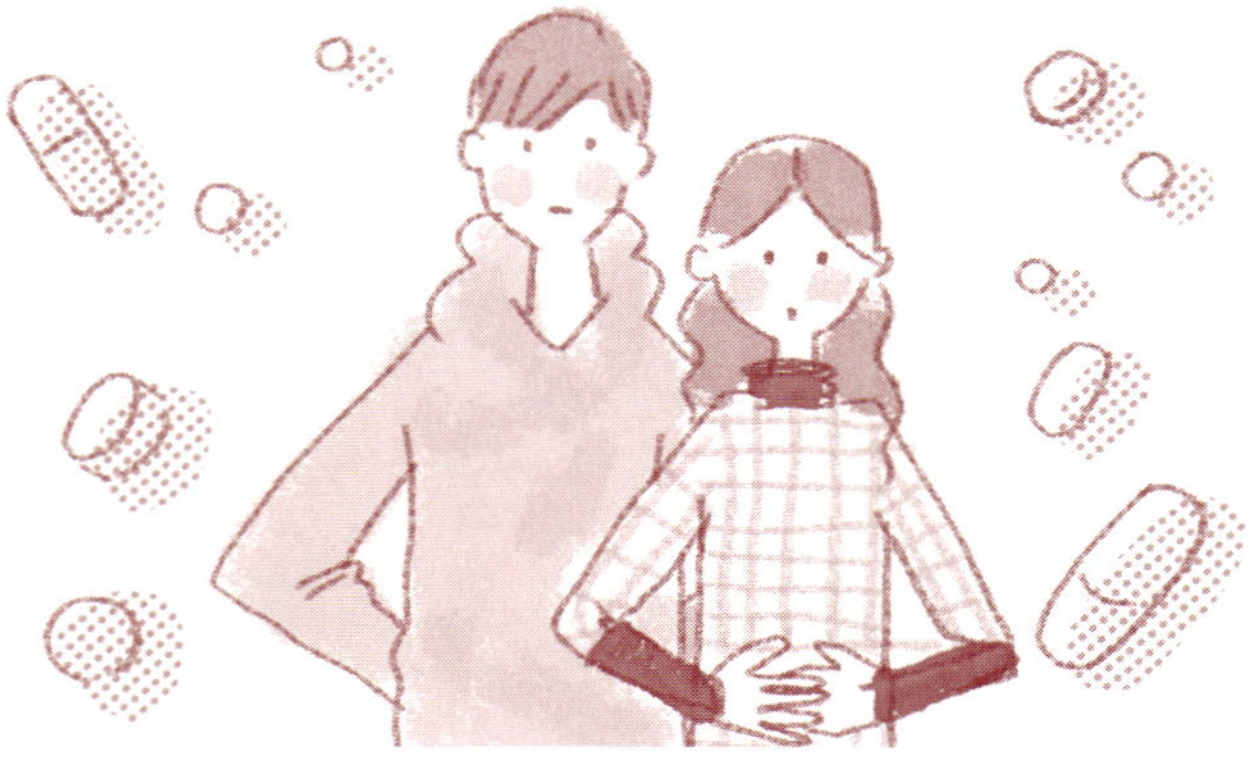

content 3

人工授精後の排卵チェックと、hCG注射について

31～35歳・佐賀県

現在人工授精を4回しています。3回目では妊娠反応が出ましたが化学流産でした。

今の病院では、人工授精の前は卵胞チェックのみで人工授精の日を決定し、当日を迎えます。その4日後ごろに排卵したか確認をしてもらっています。

人工授精の次の日に排卵確認しなくていいかと聞くと、していなかったらまた来てもらわないといけないからと言われました。

3回目の人工授精前に卵管造影検査をし、そのあと着床までいったので、体外受精に進む前に、最後、人工授精する際hCG注射をお願いしたいと伝えていますが、保険適用にならないからできないと言われています。

卵胞チェックも保険内でできる回数が決まっている、hCG注射の流通が少ないなどと言われました。

別の病院ですが、他の方に聞くと人工授精後に筋肉注射をされたとも聞いたので、なぜできないのか不思議でたまりません。

排卵障害がある人はタイミングも合わせてなおかつ着床に効果があるhCGをしてもらえるのに納得がいきません。

転院も考えていますが、他の病院でも同じ結果になるのでしょうか。

お返事

一般的には、人工授精当日にまだ卵胞が残っている場合に、排卵したかの確認を後日行うことはありますが、翌日ではなく、おおよそ4～7日くらいでの確認になることが多いです。

希望があれば翌日でも可能と考えますが、再度の診察となるため負担が出てくるかと思います。

人工授精当日のhCG注射ですが、排卵が起きていない場合には、卵胞をより成熟させ、排卵を促す目的でhCG注射を行いますが、排卵の確認がとれていれば注射をしないことが多いかもしれません。

また、保険適用で人工授精を行いますが、保険で請求できる回数が月に決まっているために実施していないということだと思います。

hCG供給についてはだいぶ改善されましたが、まだ十分ではないのかもしれません。

施設によっていろいろな見解があります。現在通院されている施設で不安に感じることが重なるとストレスになりますので、他の施設の意見も聞いてみることはよいかもしれませんね。

転院するということもよいと思います。納得のいく治療を受けることがよいのではないでしょうか。

content 4

2人目不妊、ステップアップについて

31〜35歳・徳島県

2人目不妊での相談です。34歳です。生まれつき腎臓病があり、不妊科に通っていて、橋本病も見つかりました。

1人目は2022年に産まれましたが、自分の体力を考えて今年中に妊娠するのが期限かなと思い、1月からタイミング療法と人工授精をしましたが、だめでした。

正直焦っていて、可能であれば10月までに妊娠したいです。

不妊科の先生からは、一度妊娠しているし、タイミングで良いのではと言われていますが、高度な治療を受けた方が良いのか悩んでいます。

お返事

1月からタイミング療法と人工授精を行ってきたとのことですから、そろそろ体外受精へのステップアップをされてもよいかと考えます。

できれば、自然に近い状態での妊娠成立がよいのですが、なるべく早い妊娠を希望されているようですので、体外受精で受精卵を直接子宮内に戻していくことが妊娠への近道になるのかもしれません。

体外受精だから絶対に妊娠成立するということではありませんが、タイミング療法や人工授精よりは妊娠率は上昇すると思います。

排卵誘発方法についても、体への負担が少ない誘発もありますので、医師に相談されるとよいと思います。

一度ご主人同伴で、お話だけでも聞いてみるとよいのではないでしょうか。

content 5

主人が単身赴任中で、2人目を希望しています

26〜30歳・福島県

現在3歳半の子供がいて、2人目妊活中です。

4周期自己タイミング法で妊娠できず、5周期目からクリニックを受診しました。現在8周期目で生理が来てしまった状況です。

卵胞チェック、採血でのホルモンチェックをしましたが、異常なしとのことでした。卵胞チェック後、お互いタイミングが合えば合わせています。

卵管通水検査も考慮するとのことでしたが、一度自然妊娠しているのであまり必要ないだろうと、検査はしていません。

現在主人は県外へ単身赴任をしており積極的な治療は難しい状況です。内服や注射での排卵誘発や、着床率を上げるなどの、今の私にできる治療があるのならば教えていただきたいです。

お返事

排卵誘発剤を使用した場合、ご主人の都合がつかなかったときのことを考えると、難しいかもしれませんね。

月経が開始し、ご主人の都合が合うときに、排卵誘発剤の内服薬などを服用することはよいのかもしれません。

注射は必要があればということに

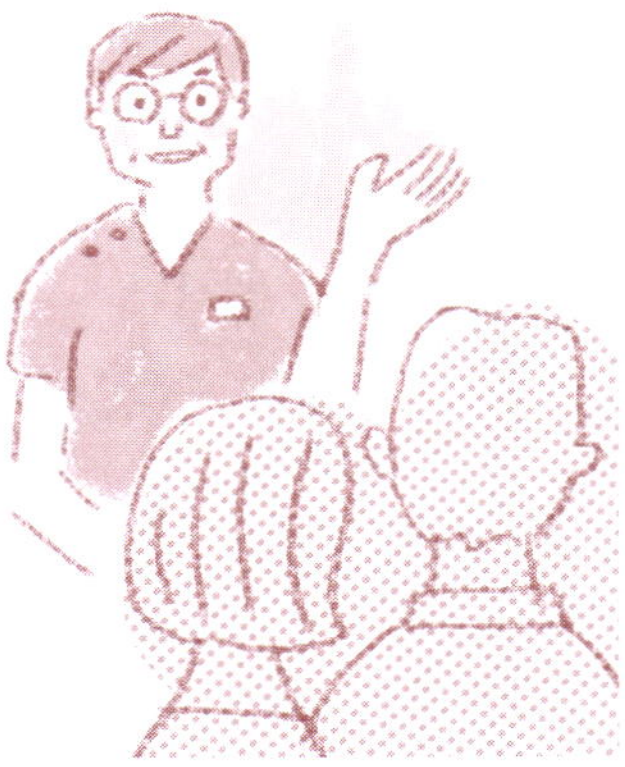

なりますが、薬の必要性については医師とご相談いただくのがよいです。

　卵管通過性検査ですが、1人目のお子様を出産してから3年半経過していますので、行ってもよいかと考えますが、これも医師の判断になりますのでご相談ください。

　着床率を上げるための治療は特にありませんが、妊娠した時に健康な状態を維持することは必要かと思います。妊娠する前から必要なサプリメントはお摂りいただくとよいと思います。葉酸、バランスの取れた食事、適度な運動は必要かと思います。

　ある一定期間タイミング療法で様子をみられ、結果が出ない場合には、ステップアップを検討されるのもよいのかもしれませんね。

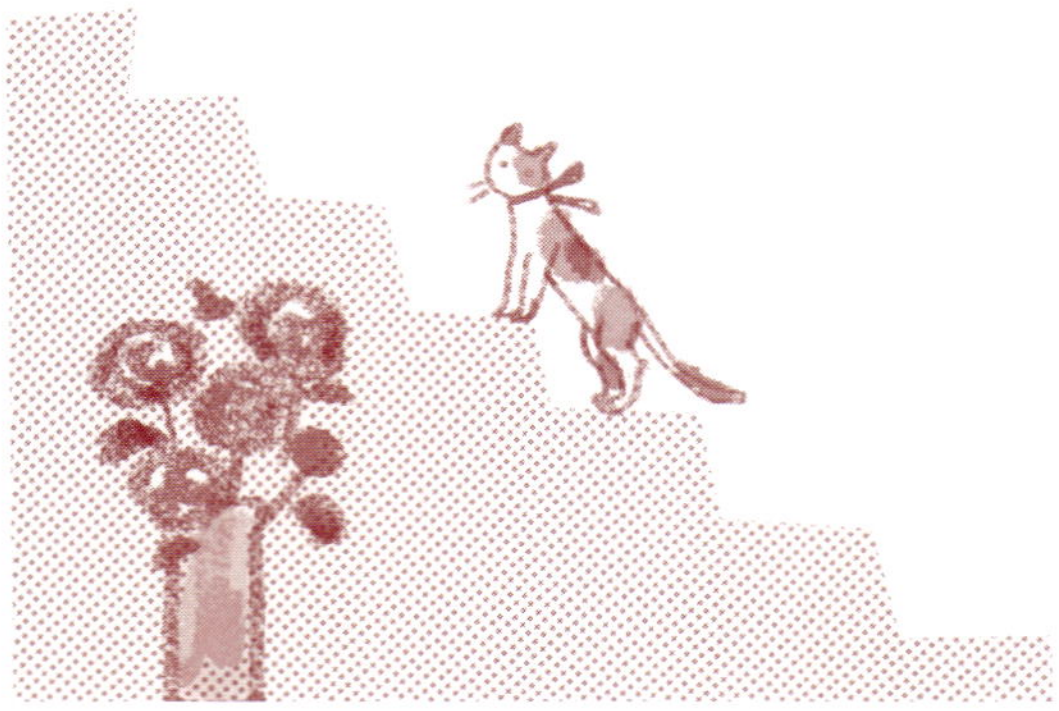

content 6

性行為の経験がなく、体外受精を希望しています。受診時に医師にその事を伝えるべきでしょうか？

31〜35歳・神奈川県

私はアセクシャルで、他人に性的欲求を抱くことがありません。ただ、子どもを持ちたいという気持ちもあり、昨年とあるサービスを利用して「友情結婚」という、性的接触をお互いに望まないという条件の結婚をしました。

相手と相談してそろそろ妊活を、ということになったのですが、性的接触はできないため、体外受精にて子どもを授かりたいと思っています。

大変お恥ずかしい話ですが、私には性行為の経験がありません。その場合、医師にはどの程度まで事情を開示するべきか迷っています（普通の事情ではないことを後ろめたく感じていることと、非常に個人的な話であることから、言わずに済むならそれが良いというのが本音です）。

前提としてほぼあり得ないことであることは重々承知しているのですが、性行為を未体験の人が、普通に出産はできるのでしょうか（例えば膣が狭すぎて赤ん坊に悪影響を与えるなど）。

お返事

性交未経験で妊活の際にどこまで医師に伝えるべきか…ですね。受診時には、医師に正直に経験がないことは伝えていただく方が良いと思います。

　また、診察には超音波で子宮や卵管の状況を確認した上での診断が必要になります。いろいろなご夫婦の形がありますので、必要なことは伝えておいた方が良いと思います。

　そして、医師には守秘義務があります。

　時代も時代で進化し、人の生き方や考え方もそれぞれです。体外受精そのものが、昔からしたらありえないことですし、色々な夫婦の困難を救う目的の医療技術でもあるわけです。

　はっきり伝えても決して恥ずかしいことではありません。その上で体外受精を希望していることもお伝えください。

　ですから、ご自身で「言わずに済むならそれが良いというのが本音」とありますが、あとあとの受診（診療）や通院のことを考えると、最初に伝えておいた方がトラブルや嫌な思いなども避けることができるように思います。

　また、出産の際には、産道といって出産が近くなると、子宮口が開いて、頭が出やすくなりますので、問題はないかと思いますが、帝王切開で出産する方法もあります。

　受診する際に不安や心配なことがあるかもしれませんが、医師に相談しながら治療を始めていただければと思います。

　不妊治療には専門のカウンセラーなどもいますので、医師に話しにくいことなどはご相談ください。

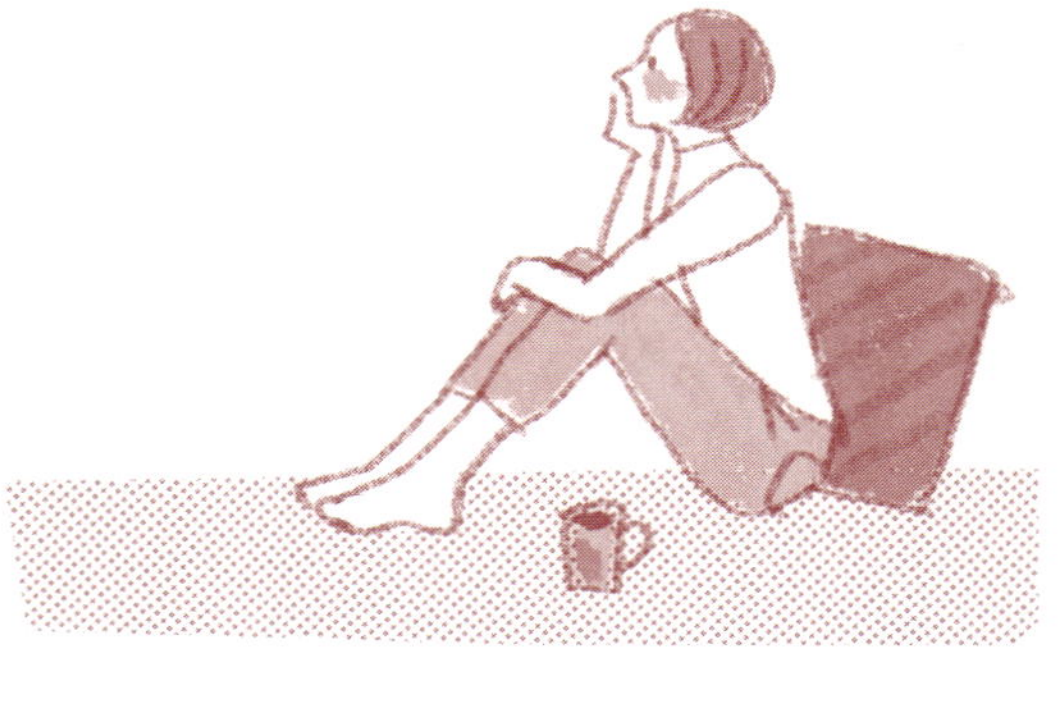

content 7

44歳ですが、体外受精で妊娠する可能性はありますか？

41〜45歳・埼玉県

44歳。3月に結婚し、クリニックに行きましたが、そこで子宮頸がん検査でひっかかり、まずはその検査をしました。異常なしでやっと妊活へ。

この年齢ならもうすぐに体外受精ですか？

クリニックには生理がきたら電話をくださいと言われているところです。

体外受精で妊娠する可能性はあるか、夫の検査結果は異常なし。私のAMH値は年齢平均より少なかったです。

お返事

まずは異常なしで妊活スタート、よかったですね。

体外受精を行い、受精卵を子宮内に戻すことができての妊娠率は1回あたり13%、治療総数でみますと1回あたり5%です。

自然での妊娠率は5%以下ですから、今のうちに受精卵をつくり、凍結保存しておくこともよいと思います。

年齢的な要因としては体外受精適応と考えますが、保険適用ではないため、高額な費用がかかるかと思います。

排卵誘発方法・費用なども含めて医師と十分にご相談されるのがよいと思います。

お返事にもう少し伝え方があるかもしれませんが、女性の体は不思議なもので、50歳でも夫婦生活の中で妊娠される方もいれば、30歳でもなかなかできない方もいます。

可能性はあると思いますが、実のところ、妊娠できるかどうかは私たちも祈るばかりでいるのが本音です。

体外受精で、採卵した卵子、その卵子が精子と受精する様子、受精してできた受精卵（胚）の様子、子宮や内膜の状態などを診ていくことで妊娠への可能性をもう少し判断することはできるかと思います。

その辺りも医師から聞いて、一歩一歩進んでいってください。

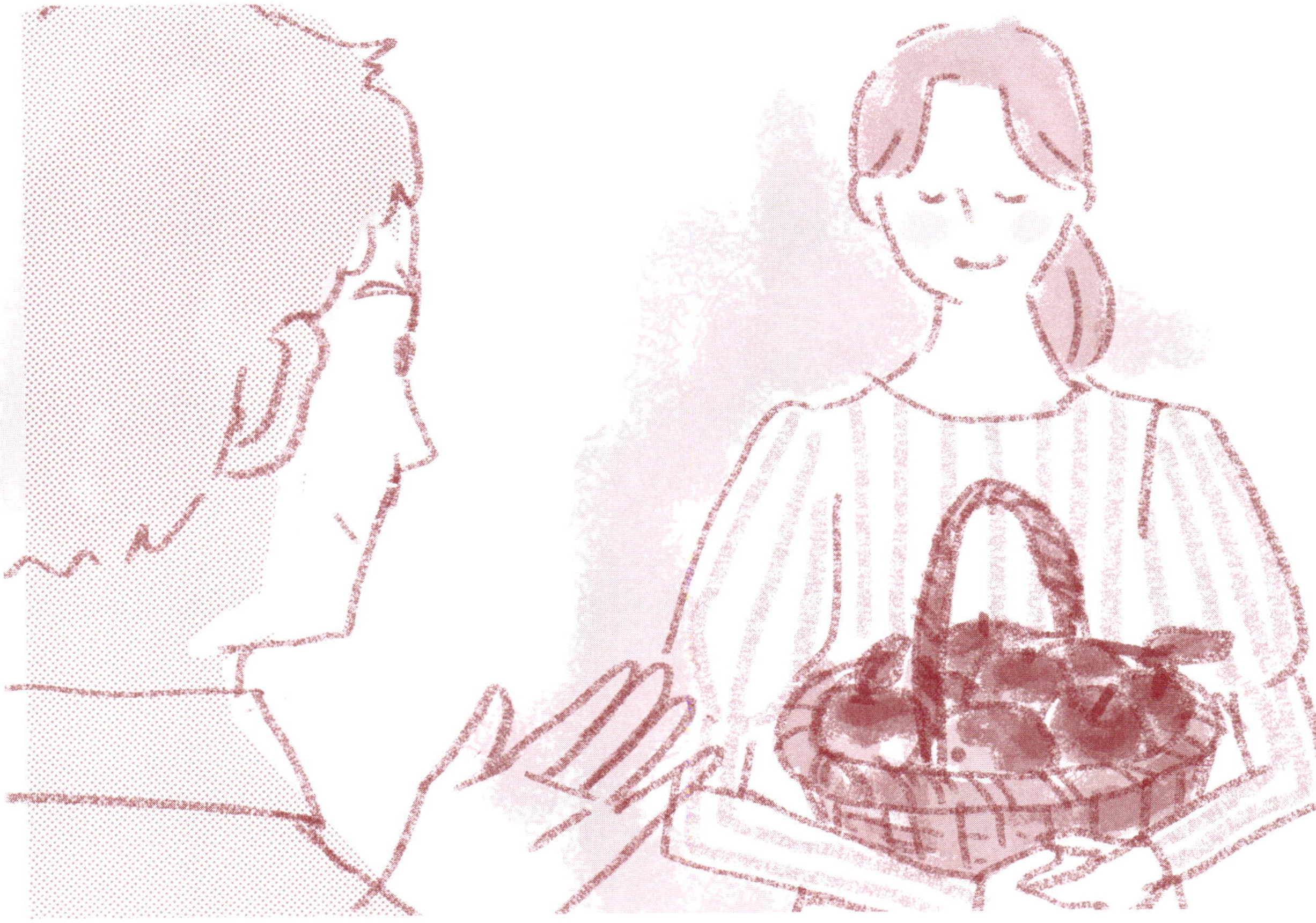

content 8

高度異形成の手術予定があり、術後の避妊期間中に体外受精を考えています。

31〜35歳・静岡県

私は現在30代前半ですが、夫とは20歳近く歳が離れているので、子育てのことを考えると早く子供が欲しいです。あいにく、私が高度異形成のため手術で半年お休みになります。妊娠しても大丈夫になるのが術後6ヶ月だそうで、この半年間を無駄にしたくありません。この期間に採卵〜胚の凍結までを行い、半年経ったら移植（体外受精）を行いたいと思っています。

夫側は何の問題もなく、私は高度異形成のほか多嚢胞性卵巣症候群です。

卵管造影検査、その他血液検査では問題ありませんでしたが、妊活をはじめてたった2ヶ月で精神的に参ってしまい、はじめての生理不順と不正出血を経験。畳み掛けるように多嚢胞と高度異形成。同時期に喘息とヘルペスウイルスによる皮膚湿疹を発症。

精神的なストレスが体調に現れるようになったため、タイミング療法や人工授精のような精神的な負担がかかる治療は避けたいです。急いでいる事もあるので、時間をかけてステップアップして初めて「不育症もあります」なんて言うのは耐え難いです。

歳を取るにつれてリスクが上がるなら、早いうちに確実な方法を取りたいです。まだ不妊治療も正式に始めていない夫婦ですが、上記の事から、いきなり体外受精を始める事は可能でしょうか。ご教授ください。

お返事

術後の避妊期間中に体外受精を行い、受精卵を凍結保存しておくことは可能と考えます。術後、体調が落ち着いたら、受精卵を戻すことができますね。

現在ストレスによる弊害も出てきているようですので、安心して手術が受けられるように、予定を立てておくことは良いと思います。体外受精実施施設を受診し、ご相談ください。

多嚢胞性卵巣とのことですので、一度にたくさんの卵子が回収できるのではないかと思いますが、卵巣が腫れてしまう可能性もありますので、排卵誘発方法については医師とよくご相談されるのがよいと思います。

安心して手術が受けられるよう心から応援しています。

content 9

卵子凍結について

31〜35歳・福岡県

独身なのですが、未受精卵子の凍結をしたいと考えています。以前1回したことがあるのですが、また同じ病院で凍結した方がいいのか、それとも違う病院でした方がいいのか悩んでいます。それぞれのメリット、デメリットを教えていただけますでしょうか。

また、凍結したものは未婚の場合でも、使える手段はあるのでしょうか（精子バンクなど）。ご回答いただけますと幸いです。

お返事

以前に未受精卵子凍結を行い、2回目の凍結を考えているのですね。

凍結する医療施設についてですが、施設によって費用に違いがあるかと思いますので、前回の施設で行うのか、別の施設の情報を費用面や排卵発方法の面など確認し、変えることも検討されてもよいかと思います。

未受精卵子凍結のメリット・デメリットについては、前記、情報を費用面、排卵発方法の面などの確認段階で、自身に合っているかどうかなどの違いを感じる部分もあるかと思いますが、同じ施設での凍結であれば、一度経験をされているので安心かもしれませんね。

デメリットについては、前回凍結できているので特に問題はないかと考えます。

他施設で凍結を行う場合、前回とは別の施設になりますので、排卵誘発方法について別の意見を聞くことがで

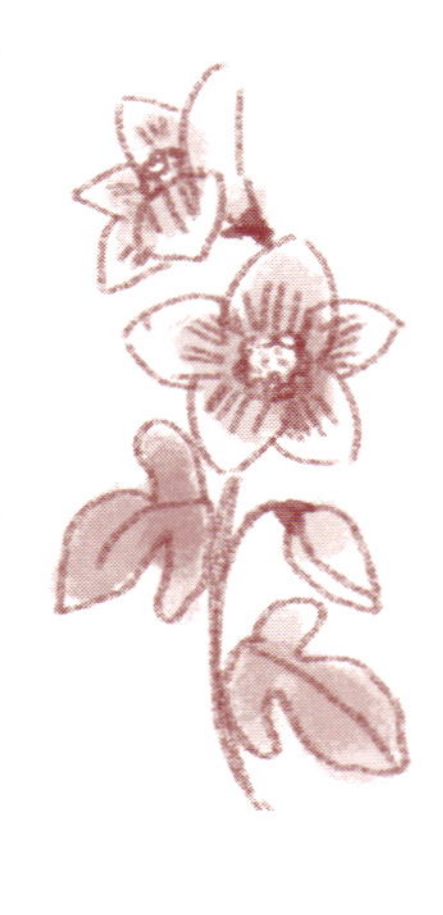

きるかもしれません。技術的な違いの情報も得られるかもしれません。

2ヶ所での凍結保存となると費用面でのコスト高があり、1ヶ所に絞ればその面では楽になるかと考えますが、別の施設にも凍結保存卵があることで、万が一ですが、1つの施設でトラブルがあったときに別の施設で凍結している卵子には影響がないということもあります。

また、凍結した卵子を用いての治療は顕微授精になります。精子バンクにて精子を準備し、その精子で顕微授精を行うことは今現在、すぐにできることではないかと思います。

顕微授精を行う場合には、法律婚・事実婚をしていることが必須条件となります。ただ、時代とともに条件が変わることも多々ありますので、お住まいの行政窓口や医療窓口での確認をされると良いです。

content 10

不育症検査の必要性などが知りたいです。

20〜25歳・滋賀県

2023年7月に左卵巣嚢腫摘出の手術をしました。その年の10月に妊娠、11月に流産、その後2024年2月末に妊娠、6月半ばに死産しました。

そこで、相談したいことは不育症の検査の必要性、手術からの妊娠、流産そして死産の間が短すぎたことが原因なのかどうかが知りたいです。

今後、二度と同じ経験はしたくありません。

お力添えをお願い致します。

お返事

昨年に卵巣の手術を受けられ、妊娠許可が出てからの妊娠成立だと思いますので、この時の流産は偶発的に起きた流産と考えてよいかと思います。

本年の死産についてですが、胎児側の問題は特になかったのでしょうか。

妊娠10週以降の原因不明子宮内胎児死亡がある場合には、不育症の検査を実施することは可能かと思います。医師に相談していただき、検査を受けられることをおすすめします。

不育症検査は、ご夫婦での検査も必要となりますので、ご主人様とも相談し、医師の説明を受けられるとよいと思います。

手術からの妊娠、流産と死産についての直接的な関連はないかと思われますが、そこは医師の判断になってきますので、医師に相談されるのがよいと思います。

まずは、体調を整えてから考えていくとよいかと思います。

content 11

3人目を希望し、タイミングを行っています。

26〜30歳・北海道

26歳です。子供はすでに2人（6歳と4歳）います。生理不順（頻発月経）のため去年の9月に婦人科を受診。漢方とタイミング療法で妊活するもうまくいきませんでした。

その後不妊治療外来のある婦人科に転院しました。当初、1日1錠クロミッドを内服していましたが、あまり効果を得られず、現在は1日2錠クロミッドを内服しています。クロミッド内服開始から4周期目に入りました。

先日生理周期12日目に卵胞チェックを診察してもらいましたが、一番大きなものが9ｍｍでした。生理周期は23日から28日です。

ここで相談したいことは、①クロミッドによる効果は現れているのか、②このまま続けた場合の妊娠確率はどれぐらいなのか、③性交痛、性交後の腹痛の対処です。

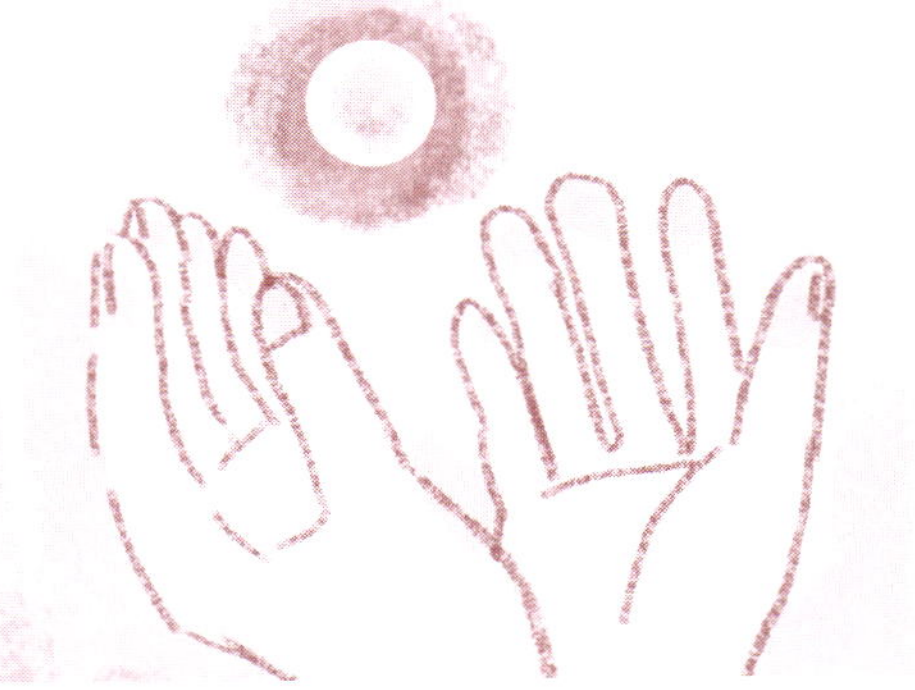

お返事

3人目のお子様を希望し、タイミング療法を行っているのですね。

今周期は12日目受診の際、卵胞径が9mmということで、いつもより発育がゆっくりなのかもしれませんね。

クロミッドの効果については、反応が良い月もあれば、反応がイマイチな月もあります。

①クロミッドによる効果は、クロミッドを服用することで、より成熟した状態で排卵に向かうことができると思いますので、卵胞の中に入っている卵子は自力よりも成熟しているのではないでしょうか。

②このまま続けた場合、20歳後半でのタイミング療法での妊娠率は、20〜25%です。体外受精の場合の妊娠率は、1回あたり、受精卵を子宮に戻すことができれば、45〜50%の妊娠率になります。

③性交痛・性交後の腹痛の対処ですが、子宮内膜症はありませんか？内膜症があると、夫婦生活の時に子宮が動いた時に痛みが出ることがあります。一度医師にご相談いただいた方がよいかと思います。一定期間タイミング療法で様子をみて、妊娠成立しなかった場合、ステップアップを検討されてもよいかもしれませんね。

ところで、精子の話になりますが、精子は、毎日、造られていますが、1週間以上射出されない精子は運動率が低下したり、状態が良くないことがあります。

1週間に一度は射出された方が活性化が上昇します。二人目の時の参考などにしてくださいね。

content 12

セックスレスにならないためにはどうしたら良いでしょうか？

26〜30歳・福岡県

結婚して、1年目で子供は3ヶ月になります。日々の家事は大変ですが、セックスの頻度は月に1回くらいです。

レスにならないように気をつける事はありますか。夫婦の離婚率とかを見て余計に悩んでいます。夫を誘って断られると、傷つくため、割り切ってしない方がいいのですか。

お返事

夫婦生活についての相談ですね。産後3か月とのことですが、まだ3時間ごとにミルクを与えたりしている時期かと思います。この時期は育児に神経質になり、また肉体的にも精神的にも疲れが出ているのではないでしょうか。

子供の面倒を見ることで精いっぱいで、なかなか夜のお勤めをすることに気が回らない時期かと考えます。

1分でも多く寝ていたいと思う時期かもしれません。奥様も母性の方が強くなっていると思います。

でも、状況を見ながらお誘いをしてみることは続けていってみてはいかがでしょう。

誘って、断られると確かに傷つくことはあっても、そこはお互いに正直な気持ちを伝え合うようにして、優しい言い方での会話だけは続けていくと良いかと思います。割り切ってしない方が良いというわけではないと思いますが、育児もふたりで協力しながらすることをお薦めします。思いやりが大切な時期かとも思います。

どちらかが性欲を抑えることがキツく思えるような時や愛情の確認のために寄り添いたいときなどはには、出来るだけ、言葉を掛け合うようにしてみてください。

そして時間の共有にも気を配り合うと良いかと思います。普段の仕事時間などから、共有が難しい場合には、週末や朝夜などのちょっとした時間を大切にとにかく気を使い合い、言葉を掛け合うと良いです。

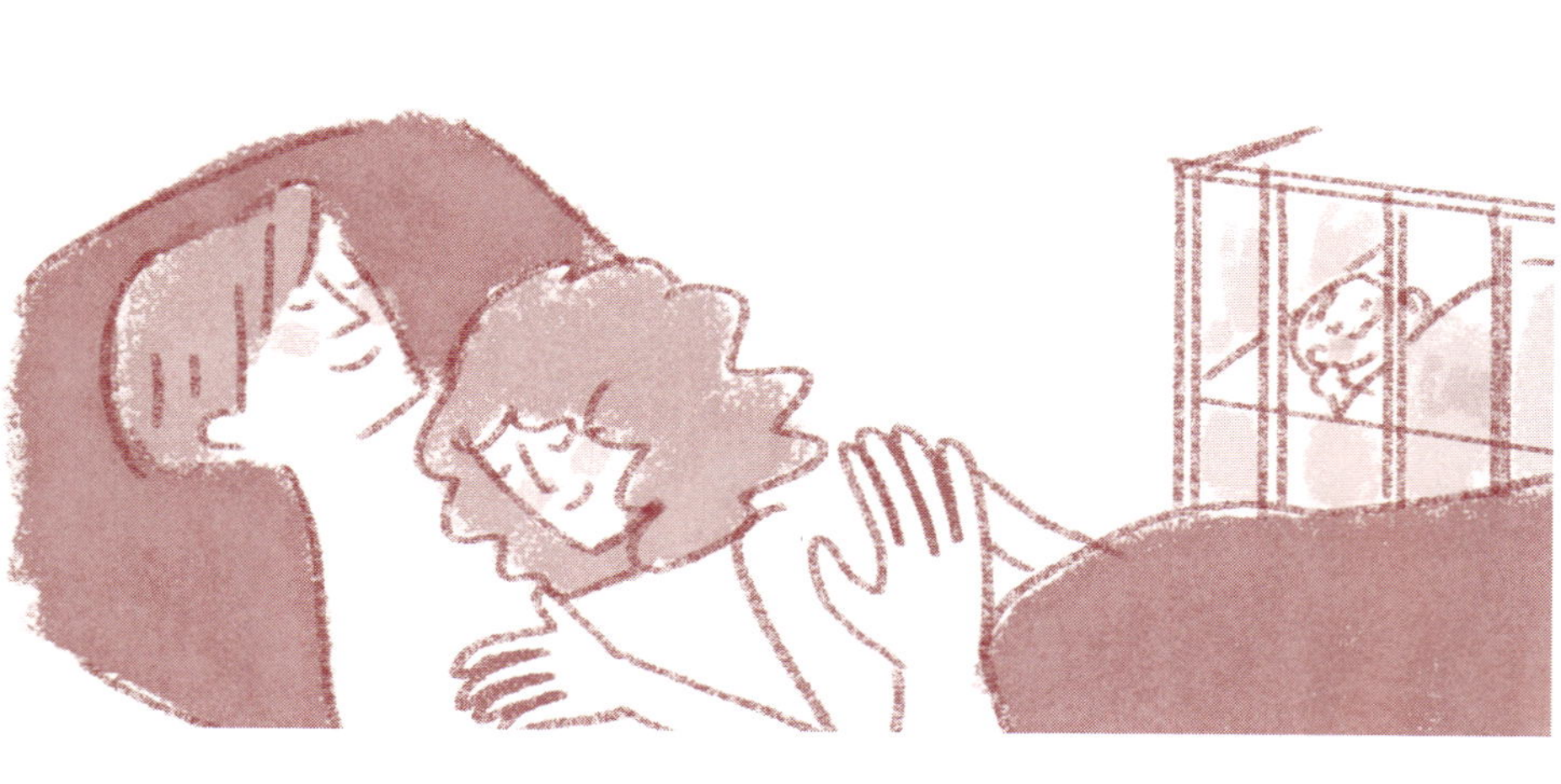

2024年11月時点(当センター調べ)
注：変更が生じる場合があります。詳しくは各治療施設のオフィシャルHPなどでご確認ください。

全国の不妊治療 病院＆クリニック

あなたの街で不妊治療を受けるための病院＆クリニック案内です。
どこの病院に行こうかな？　望む治療が受けられるかな？
病院選びの参考に！！

- 全国を６地方に分け、人工授精以上の不妊治療を行っている病院＆クリニックを一覧にしています。
- クリニック名の前にある ● 印は日本産科婦人科学会に登録のある生殖補助医療実施施設を元に、当センターのアンケート調査から体外受精実施施設として確認がとれた病院・クリニックを掲載しています。詳しくは直接各施設にお問合せください。
- ピックアップクリニックとして、診療や治療に関する24項目をあげて案内する病院＆クリニックがあります。各項目のチェックは、
  ○…実施している ●…常に力を入れて実施している △…検討中である ×…実施していない
  で表記をしています。(保険診療に関しては、実施している○ か、実施していない× で表記しています)
  また、自由診療における体外受精費用、顕微授精費用の目安も案内しています。

ピックアップクリニックの紹介例

❖ あいうえおクリニック　**あい市**
Tel.000-000-0000　あい市うえお北町3-2-7　since 1988.4

診療日	月	火	水	木	金	土	日	祝祭日
am	●	●	●	●	●	●	-	-
pm	▲	●	-	●	▲	-	-	-

予約受付時間　8　9　10　11　12　13　14　15　16　17　18　19　20　21時

▲月・金曜日の午後は15:00～17:00

自由診療の料金
体外受精費用　27万～38万円
顕微授精費用　35万～45万円

保険：一般不妊治療 … ○
保険：体外受精 ……… ○
保険：顕微授精 ……… ○
男性不妊…○連携施設あり
不育症 ……………… ●
漢方薬の扱い ………… ○
治療費の公開 ………… ○
妊婦健診……○ 10週まで

自由：体外受精 ……… ●
自由：顕微授精 ……… ●
調節卵巣刺激法 ……… ●
低刺激・自然周期法 … ○
着床不全 …………… ●
勉強会・説明会 ……… ●
PICSI ……………… △
IMSI………………… ●

タイムラプス型インキュベーター●
ERA検査 …………… ○
EMMA・ALICE検査 … ○
SEET法 …………… ○
子宮内膜スクラッチ … ○
PRP………………… △
PGT-A ……………… ×
子宮内フローラ検査 … ○

[各項目のチェックについて]　○…実施している　●…常に力を入れて実施している　△…検討中である　×…実施していない

北海道・東北地方

北海道

● エナ麻生 ART クリニック
Tel.011-792-8850　札幌市北区

● さっぽろ ART クリニック
Tel.011-700-5880　札幌市北区

● 北海道大学病院
Tel.011-716-1161　札幌市北区

● さっぽろ ART クリニック n24
Tel.011-792-6691　札幌市北区

● 札幌白石産科婦人科病院
Tel.011-862-7211　札幌市白石区

● 青葉産婦人科クリニック
Tel.011-893-3207　札幌市厚別区

● 五輪橋マタニティクリニック
Tel.011-585-3110　札幌市南区

● 手稲渓仁会病院
Tel.011-681-8111　札幌市手稲区

● セントベビークリニック
Tel.011-215-0880　札幌市中央区

● 金山生殖医療クリニック
Tel.011-200-1122　札幌市中央区

円山レディースクリニック
Tel.011-614-0800　札幌市中央区

● 時計台記念病院
Tel.011-251-2221　札幌市中央区

● 神谷レディースクリニック
Tel.011-231-2722　札幌市中央区

● 札幌厚生病院
Tel.011-261-5331　札幌市中央区

● 斗南病院
Tel.011-231-2121　札幌市中央区

● 札幌医科大学医学部付属病院
Tel.011-611-2111　札幌市中央区

● おおこうち産科婦人科
Tel.011-233-4103　札幌市中央区

福住産科婦人科クリニック
Tel.011-836-1188　札幌市豊平区

● KKR 札幌医療センター
Tel.011-822-1811　札幌市豊平区

● 美加レディースクリニック
Tel.011-833-7773　札幌市豊平区

琴似産科婦人科クリニック
Tel.011-612-5611　札幌市西区

● 札幌東豊病院
Tel.011-704-3911　札幌市東区

● 秋山ウィメンズ ART クリニック
Tel.0138-46-6660　函館市石川町

製鉄記念室蘭病院
Tel.0143-44-4650　室蘭市知利別町

● 岩城産婦人科
Tel.0144-38-3800　苫小牧市緑町

● とまこまいレディースクリニック
Tel.0144-73-5353　苫小牧市弥生町

● レディースクリニックぬまのはた
Tel.0144-53-0303　苫小牧市北栄町

● 森産科婦人科病院
Tel.0166-22-6125　旭川市７条

● みずうち産科婦人科医院
Tel.0166-31-6713　旭川市豊岡

● 旭川医科大学附属病院
Tel.0166-65-2111　旭川市緑が丘

帯広厚生病院
Tel.0155-65-0101　帯広市西６条

● おびひろ ART クリニック
Tel.0155-67-1162　帯広市東３条

釧路赤十字病院
Tel.0154-22-7171　釧路市新栄町

● 足立産婦人科クリニック
Tel.0154-25-7788　釧路市中園町

● 北見レディースクリニック
Tel.0157-31-0303　北見市大通東

● 中村記念愛成病院
Tel.0157-24-8131　北見市高栄東町

青森県

● エフ．クリニック
Tel.017-729-4103　青森市浜田

● レディスクリニック・セントセシリア
Tel.017-738-0321　青森市筒井八ツ橋

青森県立中央病院
Tel.017-726-8111　青森市東造道

● 八戸クリニック
Tel.0178-22-7725　八戸市柏崎

● 婦人科　さかもとともみクリニック
Tel.0172-29-5080　弘前市早稲田

● 弘前大学医学部付属病院
Tel.0172-33-5111　弘前市本町

安斎レディスクリニック
Tel.0173-33-1103　五所川原市一ツ谷

岩手県

● 岩手医科大学附属病院 内丸メディカルセンター
Tel.019-613-6111　盛岡市内丸

● 京野アートクリニック盛岡
Tel.019-613-4124　盛岡市盛岡駅前通

畑山レディスクリニック
Tel.019-613-7004　盛岡市北飯岡

産科婦人科吉田医院
Tel.019-622-9433　盛岡市若園町

平間産婦人科
Tel.0197-24-6601　奥州市水沢太白通り

岩手県立二戸病院
Tel.0195-23-2191　二戸市堀野

秋田県

藤盛レィディーズクリニック
Tel.018-884-3939　秋田市東通仲町

中通総合病院
Tel.018-833-1122　秋田市南通みその町

● 秋田大学医学部附属病院
Tel.018-834-1111　秋田市本道

● 清水産婦人科クリニック
Tel.018-893-5655　秋田市広面

市立秋田総合病院
Tel.018-823-4171　秋田市川元松丘町

秋田赤十字病院
Tel.018-829-5000　秋田市上北手猿田

あきたレディースクリニック安田
Tel.018-857-4055　秋田市土崎港中央

池田産婦人科クリニック
Tel.0183-73-0100　湯沢市字両神

● 大曲母子医院
Tel.0187-63-2288　大仙市大曲福住町

佐藤レディースクリニック
Tel.0187-86-0311　大仙市戸蒔

大館市立総合病院
Tel.0186-42-5370　大館市豊町

山形県

山形市立病院済生館
Tel.023-625-5555　山形市七日町

● 山形大手町ARTクリニック川越医院
Tel.023-641-6467　山形市大手町

● 山形済生病院
Tel.023-682-1111　山形市沖町

レディースクリニック高山
Tel.023-674-0815　山形市嶋北

● 山形大学医学部附属病院
Tel.023-628-1122　山形市飯田西

国井クリニック
Tel.0237-84-4103　寒河江市大字中郷

● ゆめクリニック
Tel.0238-26-1537　米沢市東

● さとうウィメンズクリニック
Tel.023-652-1117　天童市南小畑

● すこやかレディースクリニック
Tel.0235-22-8418　鶴岡市東原町

たんぽぽクリニック
Tel.0235-25-6000　鶴岡市日枝鳥居上

宮城県

● 京野アートクリニック仙台
Tel.022-722-8841　仙台市青葉区

● 東北大学病院
Tel.022-717-7000　仙台市青葉区

産科婦人科メリーレディースクリニック
Tel.022-391-0315　仙台市青葉区

● たんぽぽレディースクリニック あすと長町
Tel.022-738-7753　仙台市太白区

● 仙台ソレイユ母子クリニック
Tel.022-248-5001　仙台市太白区

● 仙台 ART クリニック
Tel.022-791-8851　仙台市宮城野区

うつみレディスクリニック
Tel.0225-84-2868　東松島市赤井

大井産婦人科医院
Tel.022-362-3231　塩竈市新富町

● スズキ記念病院
Tel.0223-23-3111　岩沼市里の杜

福島県

● いちかわクリニック
Tel.024-554-0303　福島市南矢野目

● 福島県立医科大学附属病院
Tel.024-547-1111　福島市光が丘

● アートクリニック産婦人科
Tel.024-523-1132　福島市栄町

あべウイメンズクリニック
Tel.024-923-4188　郡山市富久山町

● ひさこファミリークリニック
Tel.024-952-4415　郡山市中ノ目

太田西ノ内病院
Tel.024-925-1188　郡山市西ノ内

寿泉堂綜合病院
Tel.024-932-6363　郡山市駅前

● あみウイメンズクリニック
Tel.0242-37-1456　会津若松市八角町

● 会津中央病院
Tel.0242-25-1515　会津若松市鶴賀町

● いわき婦人科
Tel.0246-27-2885　いわき市内郷綴町

PICK UP!

北海道地方 / ピックアップ クリニック

北海道

❖ 金山生殖医療クリニック

札幌市

Tel.011-200-1122　札幌市中央区北１条西 4-1-1 三甲大通り公園ビル 2F　since 2017.4

診療日		月	火	水	木	金	土	日	祝祭日
	am	●	●	●	●	●	●	▲	-
	pm	●	★	-	★	●	-	-	-

月・金曜午前 7:45 ～ 15:00、★火・木曜午前 7:45 ～ 13:00、午後 16:00 ～ 19:00、水・土曜 13:00 まで、▲日曜はHPをご確認ください。　予約は WEB にて24時間受付。

予約受付時間	8	9	10	11	12	13	14	15	16	17	18	19	20	21	時

自由診療の料金

体外受精費用　26 万円～
顕微授精費用　31 万円～

保険：一般不妊治療 … ○
保険：体外受精 ……… ○
保険：顕微授精 ……… ○
男性不妊…○連携施設あり
不育症 ………………… ●
漢方薬の扱い ………… ○
治療費の公開 ………… ○
妊婦健診 ……………… ×

自由：体外受精 ……… ●
自由：顕微授精 ……… ●
調節卵巣刺激法 ……… ○
低刺激・自然周期法 … ●
着床不全 ……………… ●
勉強会・説明会 ……… △
PICSI ………………… ×
IMSI…………………… ×

タイムラプス型インキュベーター●
ERA検査 …………… ○
EMMA・ALICE 検査 … ○
SEET 法 …………… ×
子宮内膜スクラッチ … ○
PRP ………………… ×
PGT-A ……………… ×
子宮内フローラ検査 … ○

［各項目のチェックについて］　○ … 実施している　● … 常に力を入れて実施している　△ … 検討中である　× … 実施していない

PICK UP!

東北地方 / ピックアップ クリニック

福島県

❖ あみウイメンズクリニック

会津若松市

since 2004.10

Tel.0242-37-1456　会津若松市八角町 4-21

自由診療の料金

HP を参照
https://ami-clinic.jp/

診療日		月	火	水	木	金	土	日	祝祭日
	am	●	●	●	-	●	●	-	-
	pm	●	●	●	-	●	-	-	-

予約受付時間	8	9	10	11	12	13	14	15	16	17	18	19	20	21 時

※完全予約制

保険：一般不妊治療 … ○
保険：体外受精 ……… ○
保険：顕微授精 ……… ○
男性不妊…○連携施設あり
不育症 ………………… ○
漢方薬の扱い ………… ○
治療費の公開 ………… ○
妊婦健診……○ 26 週まで

自由：体外受精 ……… ●
自由：顕微授精 ……… ●
調節卵巣刺激法 ……… ●
低刺激・自然周期法 … ○
着床不全 ……………… ○
勉強会・説明会 ……… △
PICSI ………………… ×
IMSI…………………… ×

タイムラプス型インキュベーター ×
ERA検査 ……………… ×
EMMA・ALICE 検査 … ×
SEET 法 ……………… ○
子宮内膜スクラッチ … ○
PRP …………………… ×
PGT-A ………………… ×
子宮内フローラ検査 … ×

関東

関東地方

茨城県

● いがらしクリニック
Tel.0297-62-0936　龍ヶ崎市栄町

● 筑波大学附属病院
Tel.029-853-3900　つくば市天久保

● つくば ART クリニック
Tel.029-863-6111　つくば市竹園

● つくば木場公園クリニック
Tel.029-886-4124　つくば市松野木

● 筑波学園病院
Tel.029-836-1355　つくば市上横場

● 遠藤産婦人科医院
Tel.0296-20-1000　筑西市中舘

● 根本産婦人科医院
Tel.0296-77-0431　笠間市八雲

● おおぬき ART クリニック水戸
Tel.029-231-1124　水戸市三の丸

江幡産婦人科病院
Tel.029-224-3223　水戸市備前町

● 石渡産婦人科病院
Tel.029-221-2553　水戸市上水戸

植野産婦人科医院
Tel.029-221-2513　水戸市五軒町

岩崎病院
Tel.029-241-8700　水戸市笠原町

● 小塙医院
Tel.0299-58-3185　小美玉市田木谷

原レディスクリニック
Tel.029-276-9577　ひたちなか市笹野町

福地レディースクリニック
Tel.0294-27-7521　日立市鹿島町

栃木県

● 中田ウィメンズ &ART クリニック
Tel.028-614-1100　宇都宮市馬場通り

宇都宮中央クリニック
Tel.028-636-1121　宇都宮市中央

● 平尾産婦人科医院
Tel.028-648-5222　宇都宮市鶴田

福泉医院
Tel.028-639-1122　宇都宮市下栗

● ちかざわレディスクリニック
Tel.028-638-2380　宇都宮市城東

高橋あきら産婦人科医院
Tel.028-663-1103　宇都宮市東今泉

済生会 宇都宮病院
Tel.028-626-5500　宇都宮市竹林町

● 独協医科大学病院
Tel.0282-86-1111　下都賀郡壬生町

● 那須赤十字病院
Tel.0287-23-1122　大田原市中田原

● 匠レディースクリニック
Tel.0283-21-0003　佐野市奈良渕町

佐野厚生総合病院
Tel.0283-22-5222　佐野市堀米町

● 城山公園すずきクリニック
Tel.0283-22-0195　佐野市久保町

● 中央クリニック
Tel.0285-40-1121　下野市薬師寺

● 自治医科大学附属病院
Tel.0285-44-2111　下野市薬師寺

石塚産婦人科
Tel.0287-36-6231　那須塩原市三島

● 国際医療福祉大学病院
Tel.0287-37-2221　那須塩原市井口

群馬県

セントラル・レディース・クリニック
Tel.027-326-7711　高崎市東町

● 高崎 ART クリニック
Tel.027-310-7701　高崎市あら町

産科婦人科舘出張　佐藤病院
Tel.027-322-2243　高崎市若松町

● セキールレディースクリニック
Tel.027-330-2200　高崎市栄町

矢崎医院
Tel.027-344-3511　高崎市剣崎町

● 上条女性クリニック
Tel.027-345-1221　高崎市栗崎町

公立富岡総合病院
Tel.0274-63-2111　富岡市富岡

● JCHO 群馬中央病院
Tel.027-221-8165　前橋市紅雲町

● 群馬大学医学部附属病院
Tel.027-220-7111　前橋市昭和町

● 横田マタニティーホスピタル
Tel.027-219-4103　前橋市下小出町

● いまいウイメンズクリニック
Tel.027-221-1000　前橋市東片貝町

前橋協立病院
Tel.027-265-3511　前橋市朝倉町

● HILLS LADIES CLINIC(神岡産婦人科医院)
Tel.027-253-4152　前橋市総社町

● 山口 ART クリニック
Tel.0276-45-8518　太田市台之郷町

● ときざわレディスクリニック
Tel.0276-60-2580　太田市小舞木町

クリニックオガワ
Tel.0279-22-1377　渋川市石原

宇津木医院
Tel.0270-64-7878　佐波郡玉村町

埼玉県

● セントウィメンズクリニック
Tel.048-871-1771　さいたま市浦和区

● おおのたウィメンズクリニック 埼玉大宮
Tel.048-783-2218　さいたま市大宮区

泌尿器と男性不妊のクリニック ＜男性不妊専門＞
Tel.048-645-0223　さいたま市大宮区

● 秋山レディースクリニック
Tel.048-663-0005　さいたま市大宮区

● 大宮 ART クリニック
Tel.048-788-1124　さいたま市大宮区

● 大宮レディスクリニック
Tel.048-648-1657　さいたま市大宮区

● かしわざき産婦人科
Tel.048-641-8077　さいたま市大宮区

● あらかきウィメンズクリニック
Tel.048-838-1107　さいたま市南区

● 丸山記念総合病院
Tel.048-757-3511　さいたま市岩槻区

● 大和たまごクリニック
Tel.048-757-8100　さいたま市岩槻区

● ソフィア祐子レディースクリニック
Tel.048-253-7877　川口市西川口

● 永井マザーズホスピタル
Tel.048-959-1311　三郷市上彦名

● 産婦人科菅原病院
Tel.048-964-3321　越谷市越谷

● ゆうレディースクリニック
Tel.048-967-3122　越谷市南越谷

● 獨協医科大学埼玉医療センター
Tel.048-965-1111　越谷市南越谷

● スピカレディースクリニック
Tel.0480-65-7750　加須市南篠崎

● 中村レディスクリニック
Tel.048-562-3505　羽生市中岩瀬

● 埼玉医科大学病院
Tel.049-276-1297　入間郡毛呂山町

● 埼玉医科大学総合医療センター
Tel.049-228-3674　川越市鴨田

● ゆずのき ART レディースクリニック
Tel.049-292-9800　川越市菅原町

● 恵愛生殖医療医院
Tel.048-485-1185　和光市本町

● 大塚産婦人科小児科医院
Tel.048-479-7802　新座市片山

● ウィメンズクリニックふじみ野
Tel.049-293-8210　富士見市ふじみ野西

● ミューズレディスクリニック
Tel.049-256-8656　ふじみ野市霞ケ丘

● 吉田産科婦人科医院
Tel.04-2932-8781　入間市野田

● 瀬戸病院
Tel.04-2922-0221　所沢市金山町

● さくらレディスクリニック
Tel.04-2992-0371　所沢市くすのき台

● 熊谷総合病院
Tel.048-521-0065　熊谷市中西

平田クリニック
Tel.048-526-1171　熊谷市肥塚

上尾中央総合病院
Tel.048-773-1111　上尾市柏座

みやざきクリニック
Tel.0493-72-2233　比企郡小川町

千葉県

● 高橋ウイメンズクリニック
Tel.043-243-8024　千葉市中央区

● 千葉メディカルセンター
Tel.043-261-5111　千葉市中央区

● 千葉大学医学部附属病院
Tel.043-226-2121　千葉市中央区

● 亀田 IVF クリニック幕張
Tel.043-296-8141　千葉市美浜区

● みやけウィメンズクリニック
Tel.043-293-3500　千葉市緑区

川崎レディースクリニック
Tel.04-7155-3451　流山市東初石

● おおたかの森 ART クリニック
Tel. 04-7170-1541　流山市おおたかの森

ジュノ・ヴェスタクリニック八田
Tel.047-385-3281　松戸市牧の原

● 大川レディースクリニック
Tel.047-341-3011　松戸市馬橋

松戸市立総合医療センター
Tel.047-712-2511　松戸市千駄堀

● かりんレディースクリニック
Tel.047-711-9577　松戸市松戸

● … 体外受精以上の生殖補助医療実施施設

● 昭和大学江東豊洲病院
Tel.03-6204-6000 江東区豊洲

● 五の橋レディスクリニック
Tel.03-5836-2600 江東区亀戸

● 京野アートクリニック品川
Tel.03-6277-4124 品川区北品川

● クリニック飯塚
Tel.03-3495-8761 品川区西五反田

● はなおか IVF クリニック品川
Tel.03-5759-5112 品川区大崎

● 昭和大学病院
Tel.03-3784-8000 品川区旗の台

● 東邦大学医療センター大森病院
Tel.03-3762-4151 大田区大森西

とちぎクリニック
Tel.03-3777-7712 大田区山王

● 藤田医科大学 羽田クリニック
Tel.03-5708-7867 大田区羽田空港

● キネマアートクリニック
Tel.03-5480-1940 大田区蒲田

● にしたん ART クリニック 渋谷院
Tel.0120-542-202 渋谷区渋谷

● ファティリティクリニック東京
Tel.03-3477-0369 渋谷区東

日本赤十字社医療センター
Tel.03-3400-1311 渋谷区広尾

● torch clinic
Tel.03-6467-7910 渋谷区恵比寿

● 恵比寿ウィメンズクリニック
Tel.03-6452-4277 渋谷区恵比寿南

恵比寿つじクリニック ＜男性不妊専門＞
Tel.03-5768-7883 渋谷区恵比寿南

● 桜十字ウイメンズクリニック渋谷
Tel.03-5728-6626 渋谷区宇田川町

● 田中レディスクリニック渋谷
Tel.03-5458-2117 渋谷区宇田川町

● アートラボクリニック渋谷
Tel.03-3780-8080 渋谷区宇田川町

● フェニックスアートクリニック
Tel.03-3405-1101 渋谷区千駄ヶ谷

● はらメディカルクリニック
Tel.03-3356-4211 渋谷区千駄ヶ谷

篠原クリニック
Tel.03-3377-6633 渋谷区笹塚

みやぎしレディースクリニック
Tel.03-5731-8866 目黒区八雲

● とくおかレディースクリニック
Tel.03-5701-1722 目黒区中根

● 峯レディースクリニック
Tel.03-5731-8161 目黒区自由が丘

● 育良クリニック
Tel.03-3792-4103 目黒区上目黒

● 目黒レディースクリニック
LineID.@296kumet 目黒区目黒

● 三軒茶屋ウィメンズクリニック
Tel.03-5779-7155 世田谷区太子堂

● 三軒茶屋 ART レディースクリニック
Tel.03-6450-7588 世田谷区三軒茶屋

● 梅ヶ丘産婦人科
Tel.03-3429-6036 世田谷区梅丘

● 国立成育医療研究センター 周産期・母性診療センター
Tel.03-3416-0181 世田谷区大蔵

● ローズレディースクリニック
Tel.03-3703-0114 世田谷区等々力

● 陣内ウィメンズクリニック
Tel.03-3722-2255 世田谷区奥沢

● 田園都市レディースクリニック二子玉川分院
Tel.03-3707-2455 世田谷区玉川

にしなレディースクリニック
Tel.03-5797-3247 世田谷区用賀

用賀レディースクリニック
Tel.03-5491-5137 世田谷区上用賀

池ノ上産婦人科
Tel.03-3467-4608 世田谷区北沢

竹下レディスクリニック ＜不育症専門＞
Tel.03-6834-2830 新宿区左門町

● 慶應義塾大学病院
Tel.03-3353-1211 新宿区信濃町

● にしたん ARTクリニック 新宿院
Tel.0120-542-202 新宿区新宿

● 杉山産婦人科 新宿
Tel.03-5381-3000 新宿区西新宿

● 東京医科大学病院
Tel.03-3342-6111 新宿区西新宿

● 新宿 ARTクリニック
Tel.03-5324-5577 新宿区西新宿

HM レディースクリニック銀座
Tel.03-6264-4105 中央区銀座

● 銀座レディースクリニック
Tel.03-3535-1117 中央区銀座

● 楠原ウィメンズクリニック
Tel.03-6274-6433 中央区銀座

銀座ウイメンズクリニック
Tel.03-5537-7600 中央区銀座

● 虎の門病院
Tel.03-3588-1111 港区虎ノ門

● 東京 AMH クリニック銀座
Tel.03-3573-4124 港区新橋

● 新橋夢クリニック
Tel.03-3593-2121 港区新橋

● 東京慈恵会医科大学附属病院
Tel.03-3433-1111 港区西新橋

● 芝公園かみやまクリニック
Tel.03-6414-5641 港区芝

● リプロダクションクリニック東京
Tel.03-6228-5352 港区東新橋

● 六本木レディースクリニック
Tel.0120-853-999 港区六本木

● 麻布モンテアールレディースクリニック
Tel.03-6804-3208 港区麻布十番

● 赤坂見附宮崎産婦人科
Tel.03-3478-6443 港区元赤坂

美馬レディースクリニック
Tel.03-6277-7397 港区赤坂

● 赤坂レディースクリニック
Tel.03-5545-4123 港区赤坂

● 山王病院 女性医療センター / リプロダクション・婦人科内視鏡治療センター
Tel.03-3402-3151 港区赤坂

● 表参道 ART クリニック
Tel.03-6433-5461 港区北青山

たて山レディスクリニック
Tel.03-3408-5526 港区南青山

● 東京 HART クリニック
Tel.03-5766-3660 港区南青山

● 北里研究所病院
Tel.03-3444-6161 港区白金

● 京野アートクリニック高輪
Tel.03-6408-4124 港区高輪

● 城南レディスクリニック品川
Tel.03-3440-5562 港区高輪

● 浅田レディース品川クリニック
Tel.03-3472-2203 港区港南

● にしたん ART クリニック 品川院
Tel.03-6712-3355 港区港南

● 秋葉原 ART Clinic
Tel.03-5807-6888 台東区上野

● よしひろウィメンズクリニック上野院
Tel.03-3834-8996 台東区東上野

あさくさ産婦人科クリニック
Tel.03-3844-9236 台東区西浅草

● 日本医科大学付属病院 女性診療科
Tel.03-3822-2131 文京区千駄木

● 順天堂大学医学部附属順天堂医院
Tel.03-3813-3111 文京区本郷

● 東京大学医学部附属病院
Tel.03-3815-5411 文京区本郷

● 東京科学大学病院
Tel.03-5803-5684 文京区湯島

中野レディースクリニック
Tel.03-5390-6030 北区王子

東京北医療センター
Tel.03-5963-3311 北区赤羽台

● 日暮里レディースクリニック
Tel.03-5615-1181 荒川区西日暮里

● 臼井医院 婦人科 リプロダクション外来
Tel.03-3605-0381 足立区東和

綾瀬駅前 臼井医院
Tel.03-5849-5540 足立区綾瀬

● 北千住 ART クリニック
Tel.03-6806-1808 足立区千住

アーク米山クリニック
Tel.03-3849-3333 足立区西新井栄町

● 真島クリニック
Tel.03-3849-4127 足立区関原

● あいウイメンズクリニック
Tel.03-3829-2522 墨田区錦糸

大倉医院
Tel.03-3611-4077 墨田区墨田

● 木場公園クリニック
Tel.03-5245-4122 江東区木場

東峯婦人クリニック
Tel.03-3630-0303 江東区木場

千葉県

● 鎌ヶ谷 ART クリニック
Tel.047-442-3377 鎌ヶ谷市新鎌ヶ谷

● 本八幡レディースクリニック
Tel.047-322-7755 市川市八幡

● 東京歯科大学市川総合病院
Tel.047-322-0151 市川市菅野

● 西船橋こやまウィメンズクリニック
Tel.047-495-2050 船橋市印内町

北原産婦人科
Tel.047-465-5501 船橋市習志野台

共立習志野台病院
Tel.047-466-3018 船橋市習志野台

● 船橋駅前レディースクリニック
Tel.047-426-0077 船橋市本町

● 津田沼 IVF クリニック
Tel.047-455-3111 船橋市前原西

● くぼのや IVF クリニック
Tel.04-7136-2601 柏市柏

● 中野レディースクリニック
Tel.04-7162-0345 柏市柏

● さくらウィメンズクリニック
Tel.047-700-7077 浦安市北栄

● パークシティ吉田レディースクリニック
Tel.047-316-3321 浦安市明海

● 順天堂大学医学部附属浦安病院
Tel.047-353-3111 浦安市富岡

● そうクリニック
Tel.043-424-1103 四街道市大日

● 東邦大学医療センター佐倉病院
Tel.043-462-8811 佐倉市下志津

● 高橋レディースクリニック
Tel.043-463-2129 佐倉市ユーカリが丘

● 日吉台レディースクリニック
Tel.0476-92-1103 富里市日吉台

増田産婦人科
Tel.0479-73-1100 匝瑳市八日市場

旭中央病院
Tel.0479-63-8111 旭市イ

● 宗田マタニティクリニック
Tel.0436-24-4103 市原市根田

● 重城産婦人科小児科
Tel.0438-41-3700 木更津市万石

● 薬丸病院
Tel.0438-25-0381 木更津市富士見

● 亀田総合病院　ART センター
Tel.04-7092-2211 鴨川市東町

東京都

● 杉山産婦人科　丸の内
Tel.03-5222-1500 千代田区丸の内

● すずらんレディスクリニック
Tel.03-6257-1197 千代田区有楽町

あさひレディスクリニック
Tel.03-3251-3588 千代田区神田佐久間町

● 神田ウィメンズクリニック
Tel.03-6206-0065 千代田区神田鍛冶町

● 小畑会浜田病院
Tel.03-5280-1166 千代田区神田駿河台

三楽病院
Tel.03-3292-3981 千代田区神田駿河台

杉村レディースクリニック
Tel.03-3264-8686 千代田区五番町

● はやし ART クリニック半蔵門
Tel.03-5275-5500 千代田区一番町

エス・セットクリニック ＜男性不妊専門＞
Tel.03-6262-0745 千代田区神田岩本町

● 日本橋ウィメンズクリニック
Tel.03-5201-1555 中央区日本橋

● にしたん ART クリニック 日本橋院
Tel.03-6281-6990 中央区日本橋

● Natural ART Clinic 日本橋
Tel.03-6262-5757 中央区日本橋

● 黒田インターナショナルメディカルリプロダクション
Tel.03-3555-5650 中央区新川

こやまレディースクリニック
Tel.03-5859-5975 中央区勝どき

● 銀座こうのとりレディースクリニック
Tel.03-5159-2077 中央区銀座

● さくら・はるねクリニック銀座
Tel.03-5250-6850 中央区銀座

● 両角レディースクリニック
Tel.03-5159-1101 中央区銀座

● オーク銀座レデイースクリニック
Tel.03-3567-0099 中央区銀座

● 田園都市レディースクリニック あざみ野本院 Tel.045-905-5524 横浜市青葉区

● 済生会横浜市東部病院 Tel.045-576-3000 横浜市鶴見区

元町宮地クリニック <男性不妊専門> Tel.045-263-9115 横浜市中区

● 馬車道レディスクリニック Tel.045-228-1680 横浜市中区

● メディカルパークみなとみらい Tel.045-232-4741 横浜市中区

● 横浜市立大学附属市民総合医療センター Tel.045-261-5656 横浜市南区

● 福田ウイメンズクリニック Tel.045-825-5525 横浜市戸塚区

塩崎産婦人科 Tel.046-889-1103 三浦市南下浦町

● 愛育レディーズクリニック Tel.046-277-3316 大和市南林間

塩塚クリニック Tel.046-228-4628 厚木市旭町

● 海老名レディースクリニック不妊センター Tel.046-236-1105 海老名市中央

● 矢内原ウィメンズクリニック Tel.0467-50-0112 鎌倉市大船

● 小田原マタニティクリニック Tel.0465-35-1103 小田原市城山

● 湘南レディースクリニック Tel.0466-55-5066 藤沢市鵠沼花沢町

● 山下湘南夢クリニック Tel.0466-55-5011 藤沢市鵠沼石上

● 藤沢 IVF クリニック Tel.0466-47-2101 藤沢市藤沢

● メディカルパーク湘南 Tel.0466-41-0331 藤沢市湘南台

● 神奈川 ART クリニック Tel.042-701-3855 相模原市南区

● 北里大学病院 Tel.042-778-8415 相模原市南区

● ソフィアレディスクリニック Tel.042-776-3636 相模原市中央区

長谷川レディースクリニック Tel.042-700-5680 相模原市緑区

● 下田産婦人科医院 Tel.0467-82-6781 茅ヶ崎市幸町

みうらレディースクリニック Tel.0467-59-4103 茅ヶ崎市東海岸南

湘南茅ヶ崎ARTレディースクリニック Tel.0467-81-5726 茅ヶ崎市浜見平

平塚市民病院 Tel.0463-32-0015 平塚市南原

牧野クリニック Tel.0463-21-2364 平塚市八重咲町

● 須藤産婦人科医院 Tel.0463-77-7666 秦野市南矢名

伊勢原協同病院 Tel.0463-94-2111 伊勢原市田中

● 東海大学医学部附属病院 Tel.0463-93-1121 伊勢原市下糟屋

● … 体外受精以上の生殖補助医療実施施設

● 立川 ART レディースクリニック Tel.042-527-1124 立川市曙町

● 井上レディスクリニック Tel.042-529-0111 立川市富士見町

● 八王子 ART クリニック Tel.042-649-5130 八王子市横山町

みなみ野レディースクリニック Tel.042-632-8044 八王子市西片倉

南大沢婦人科ヒフ科クリニック Tel.0426-74-0855 八王子市南大沢

西島産婦人科医院 Tel.0426-61-6642 八王子市千人町

● みむろウィメンズクリニック Tel.042-710-3609 町田市原町田

● ひろいウィメンズクリニック Tel.042-850-9027 町田市森野

松岡レディスクリニック Tel.042-479-5656 東久留米市東本町

● こまちレディースクリニック Tel.042-357-3535 多摩市落合

レディースクリニックマリアヴィラ Tel.042-566-8827 東大和市上北台

神奈川県

日本医科大学武蔵小杉病院 Tel.044-733-5181 川崎市中原区

● Noah ART クリニック武蔵小杉 Tel.044-739-4122 川崎市中原区

ベルズレディースクリニック Tel.044-930-5011 川崎市多摩区

● 南生田レディースクリニック Tel.044-930-3223 川崎市多摩区

● 新百合ヶ丘総合病院 Tel. 044-322-9991 川崎市麻生区

● 聖マリアンナ医科大学病院 生殖医療センター Tel.044-977-8111 川崎市宮前区

● メディカルパークベイフロント横浜 Tel.045-620-6322 横浜市西区

● みなとみらい夢クリニック Tel.045-228-3131 横浜市西区

● コシ産婦人科 Tel.045-432-2525 横浜市神奈川区

● 神奈川レディースクリニック Tel.045-290-8666 横浜市神奈川区

● にしたん ART クリニック 横浜院 Tel.045-620-5731 横浜市神奈川区

● 菊名西口医院 Tel.045-401-6444 横浜市港北区

● アモルクリニック Tel.045-475-1000 横浜市港北区

● なかむらアートクリニック Tel.045-534-8534 横浜市港北区

● 綱島ゆめみ産婦人科 Tel.050-1807-0053 横浜市港北区

● CM ポートクリニック Tel.045-948-3761 横浜市都筑区

かもい女性総合クリニック Tel.045-929-3700 横浜市都筑区

● 産婦人科クリニック さくら Tel.045-911-9936 横浜市青葉区

● うつみやす子レディースクリニック Tel.03-3368-3781 新宿区西新宿

● 加藤レディスクリニック Tel.03-3366-3777 新宿区西新宿

● 国立国際医療研究センター病院 Tel.03-3202-7181 新宿区戸山

● 東京女子医科大学 産婦人科・母子総合医療センター Tel.03-3353-8111 新宿区河田町

東京山手メディカルセンター Tel.03-3364-0251 新宿区百人町

● 桜の芽クリニック Tel.03-6908-7740 新宿区高田馬場

● 東京中野女性のためのクリニック ミリオン IVF Tel.03-5328-3610 中野区中野

新中野女性クリニック Tel.03-3384-3281 中野区本町

河北総合病院 Tel.03-3339-2121 杉並区阿佐谷北

● 東京衛生アドベンチスト病院附属 めぐみクリニック Tel.03-5335-6401 杉並区天沼

● 荻窪病院 虹クリニック Tel.03-5335-6577 杉並区荻窪

● 明大前アートクリニック Tel.03-3325-1155 杉並区和泉

● 慶愛クリニック Tel.03-3987-3090 豊島区東池袋

● 松本レディース IVF クリニック Tel.03-6907-2555 豊島区東池袋

● 池袋えざきレディースクリニック Tel.03-5911-0034 豊島区池袋

小川クリニック Tel.03-3951-0356 豊島区南長崎

● 帝京大学医学部附属病院 Tel.03-3964-1211 板橋区加賀

● 日本大学医学部附属板橋病院 Tel.03-3972-8111 板橋区大谷口上町

● ときわ台レディースクリニック Tel.03-5915-5207 板橋区常盤台

渡辺産婦人科医院 Tel.03-5399-3008 板橋区高島平

● ウィメンズ・クリニック大泉学園 Tel.03-5935-1010 練馬区東大泉

● 花みずきウィメンズクリニック吉祥寺 Tel.0422-27-2965 武蔵野市吉祥寺本町

● うすだレディースクリニック Tel.0422-28-0363 武蔵野市吉祥寺本町

● 武蔵境いわもと婦人科クリニック Tel.0422-31-3737 武蔵野市境南町

● 杏林大学医学部附属病院 Tel.0422-47-5511 三鷹市新川

● ウィメンズクリニック神野 Tel.042-480-3105 調布市国領町

● 貝原レディースクリニック Tel.042-426-1103 調布市布田

● 幸町 IVF クリニック Tel.042-365-0341 府中市府中町

● 国分寺ウーマンズクリニック Tel.042-325-4124 国分寺市本町

● ジュンレディースクリニック小平 Tel.042-329-4103 小平市喜平町

PICK UP!

関東地方 / ピックアップ クリニック

埼玉県

❖ 秋山レディースクリニック

さいたま市

Tel.048-663-0005 さいたま市大宮区大成町 3-542

since 2003.2

診療日		月	火	水	木	金	土	日	祝祭日
	am	●	●	-	●	●	●	-	-
	pm	●	●	-	●	●	-	-	-

予約受付時間	8	9	10	11	12	13	14	15	16	17	18	19	20	21 時

自由診療の料金

体外受精費用 20万円~
顕微授精費用 25万円~

保険：一般不妊治療	○	自由：体外受精	○	タイムラプス型インキュベーター	×
保険：体外受精	○	自由：顕微授精	○	ERA検査	○
保険：顕微授精	○	調節卵巣刺激法	○	EMMA・ALICE検査	○
男性不妊	×	低刺激・自然周期法	×	SEET法	×
不育症	○	着床不全	○	子宮内膜スクラッチ	○
漢方薬の扱い	○	勉強会・説明会	×	PRP	×
治療費の公開	○	PICSI	×	PGT-A	×
妊婦健診	×	IMSI	×	子宮内フローラ検査	○

[各項目のチェックについて] ○ … 実施している ● … 常に力を入れて実施している △ … 検討中である × … 実施していない

PICK UP!

関東地方 / ピックアップ クリニック

千葉県

❖ 高橋ウイメンズクリニック

千葉市

Tel.043-243-8024　千葉市中央区新町18-14 千葉新町ビル6F　since 1999.4

診療日	月	火	水	木	金	土	日	祝祭日
am	●	●	●	●	●	●	-	-
pm	●	●	-	●	●	-	-	-

予約受付時間	8	9	10	11	12	13	14	15	16	17	18	19	20	21

自由診療の料金

体外受精費用　25万～35万円
顕微授精費用　30万～45万円

保険：一般不妊治療	○	自由：体外受精	○	タイムラプス型インキュベーター	○
保険：体外受精	○	自由：顕微授精	○	ERA検査	○
保険：顕微授精	○	調節卵巣刺激法	○	EMMA・ALICE検査	×
男性不妊	○	低刺激・自然周期法	○	SEET法	○
不育症	○	着床不全	○	子宮内膜スクラッチ	○
漢方薬の扱い	○	勉強会・説明会	○	PRP	○
治療費の公開	○	PICSI	○	PGT-A	○
妊婦健診	×	IMSI	×	子宮内フローラ検査	○

❖ 西船橋こやまウィメンズクリニック

船橋市

Tel.047-495-2050　船橋市印内町 638-1 ビューエクセレント 2F　since 2020.1

診療日	月	火	水	木	金	土	日	祝祭日
am	●	●	-	●	●	●	-	●
pm	▲	●	-	●	▲	-	-	-

予約受付時間	8	9	10	11	12	13	14	15	16	17	18	19	20	21時

▲月、金曜日午後は 10:00 ～ 18:00 まで。

自由診療の料金

体外受精費用　30万～35万円
顕微授精費用　35万～45万円

保険：一般不妊治療	○	自由：体外受精	●	タイムラプス型インキュベーター	●
保険：体外受精	○	自由：顕微授精	●	ERA検査	●
保険：顕微授精	○	調節卵巣刺激法	●	EMMA・ALICE検査	●
男性不妊	×	低刺激・自然周期法	○	SEET法	○
不育症	○	着床不全	○	子宮内膜スクラッチ	○
漢方薬の扱い	×	勉強会・説明会	○	PRP	△
治療費の公開	○	PICSI	×	PGT-A	●
妊婦健診	×	IMSI	×	子宮内フローラ検査	△

❖ 中野レディースクリニック

柏市

Tel.04-7162-0345　柏市柏 2-10-11-1F　since 2005.4

診療日	月	火	水	木	金	土	日	祝祭日
am	●	●	●	●	●	●	-	-
pm	●	▲	●	▲	●	-	-	-

予約受付時間	8	9	10	11	12	13	14	15	16	17	18	19	20	21時

▲火・木曜は 17:00 まで

自由診療の料金

体外受精費用　40万～50万円
顕微授精費用　50万～60万円

保険：一般不妊治療	●	自由：体外受精	●	タイムラプス型インキュベーター	●
保険：体外受精	●	自由：顕微授精	●	ERA検査	×
保険：顕微授精	●	調節卵巣刺激法	●	EMMA・ALICE検査	×
男性不妊	○連携施設あり	低刺激・自然周期法	●	SEET法	●
不育症	×	着床不全	●	子宮内膜スクラッチ	○
漢方薬の扱い	○	勉強会・説明会	△	PRP	×
治療費の公開	○	PICSI	×	PGT-A	●
妊婦健診	● 14週まで	IMSI	×	子宮内フローラ検査	△

❖ パークシティ吉田レディースクリニック

浦安市

Tel.047-316-3321　浦安市明海 5-7-5 パークシティ東京ベイ新浦安ドクターズベイ　since 2004.5

診療日	月	火	水	木	金	土	日	祝祭日
am	●	●	●	●	●	●	▲	▲
pm	●	-	●	-	●	-	-	-

予約受付時間	8	9	10	11	12	13	14	15	16	17	18	19	20	21時

▲日曜・祝日は予約診療。

自由診療の料金

体外受精費用　35万～50万円
顕微授精費用　—

保険：一般不妊治療	○	自由：体外受精	○	タイムラプス型インキュベーター	×
保険：体外受精	○	自由：顕微授精	×	ERA検査	×
保険：顕微授精	×	調節卵巣刺激法	○	EMMA・ALICE検査	×
男性不妊	○連携施設あり	低刺激・自然周期法	○	SEET法	○
不育症	○	着床不全	○	子宮内膜スクラッチ	○
漢方薬の扱い	○	勉強会・説明会	○	PRP	×
治療費の公開	○	PICSI	×	PGT-A	×
妊婦健診	○ 32週まで	IMSI	×	子宮内フローラ検査	×

東京都

❖Natural ART Clinic 日本橋

中央区

Tel.03-6262-5757　中央区日本橋 2-7-1 東京日本橋タワー 8F　since 2016.2

診療日	月	火	水	木	金	土	日	祝祭日
am	●	●	●	●	●	●	●	●
pm	-	●	●	●	●	-	-	-

診療受付時間	8	9	10	11	12	13	14	15	16	17	18	19	20	21時

自由診療の料金

HP を参照

保険：一般不妊治療	○	自由：体外受精	●	タイムラプス型インキュベーター	●
保険：体外受精	○	自由：顕微授精	●	ERA検査	×
保険：顕微授精	○	調節卵巣刺激法	○	EMMA・ALICE検査	×
男性不妊	○	低刺激・自然周期法	●	SEET法	×
不育症	×	着床不全	○	子宮内膜スクラッチ	×
漢方薬の扱い	×	勉強会・説明会	●	PRP	×
治療費の公開	○	PICSI	×	PGT-A	×
妊婦健診	○9週まで	IMSI	●	子宮内フローラ検査	×

❖ 新橋夢クリニック

港区

Tel.03-3593-2121　港区新橋 2-5-1 EXCEL 新橋　since 2007.4

診療日	月	火	水	木	金	土	日	祝祭日
am	●	●	●	●	●	●	●	●
pm	●	●	-	●	●	-	-	-

予約受付時間	8	9	10	11	12	13	14	15	16	17	18	19	20	21時

自由診療の料金

HP を参照

保険：一般不妊治療	○	自由：体外受精	●	タイムラプス型インキュベーター	●
保険：体外受精	●	自由：顕微授精	●	ERA検査	○
保険：顕微授精	●	調節卵巣刺激法	○	EMMA・ALICE検査	○
男性不妊	○	低刺激・自然周期法	●	SEET法	×
不育症	○	着床不全	○	子宮内膜スクラッチ	×
漢方薬の扱い	○	勉強会・説明会	○	PRP	×
治療費の公開	○	PICSI	△	PGT-A	●
妊婦健診	○ 9週まで	IMSI	△	子宮内フローラ検査	○

❖ 北千住ARTクリニック

足立区

Tel.03-6806-1808　足立区千住 1-18-9 タワーフロント北千住4F　since 2023.6

診療日	月	火	水	木	金	土	日	祝祭日
am	●	●	●	●	-	●	▲	
pm	●	●	●	●	-	●	-	-

予約受付時間	8	9	10	11	12	13	14	15	16	17	18	19	20	21時

WEB予約制（不妊治療のみ）　▲：第1、3、5日曜・祝日は診療

自由診療の料金

HP を参照

保険：一般不妊治療	●	自由：体外受精	●	タイムラプス型インキュベーター	●
保険：体外受精	●	自由：顕微授精	●	ERA検査	△
保険：顕微授精	●	調節卵巣刺激法	●	EMMA・ALICE検査	△
男性不妊	○連携施設あり	低刺激・自然周期法	●	SEET法	△
不育症	○	着床不全	○	子宮内膜スクラッチ	△
漢方薬の扱い	○	勉強会・説明会	×	PRP	△
治療費の公開	○	PICSI	△	PGT-A	△
妊婦健診	×	IMSI	△	子宮内フローラ検査	○

［各項目のチェックについて］　○ … 実施している　● … 常に力を入れて実施している　△ … 検討中である　× … 実施していない

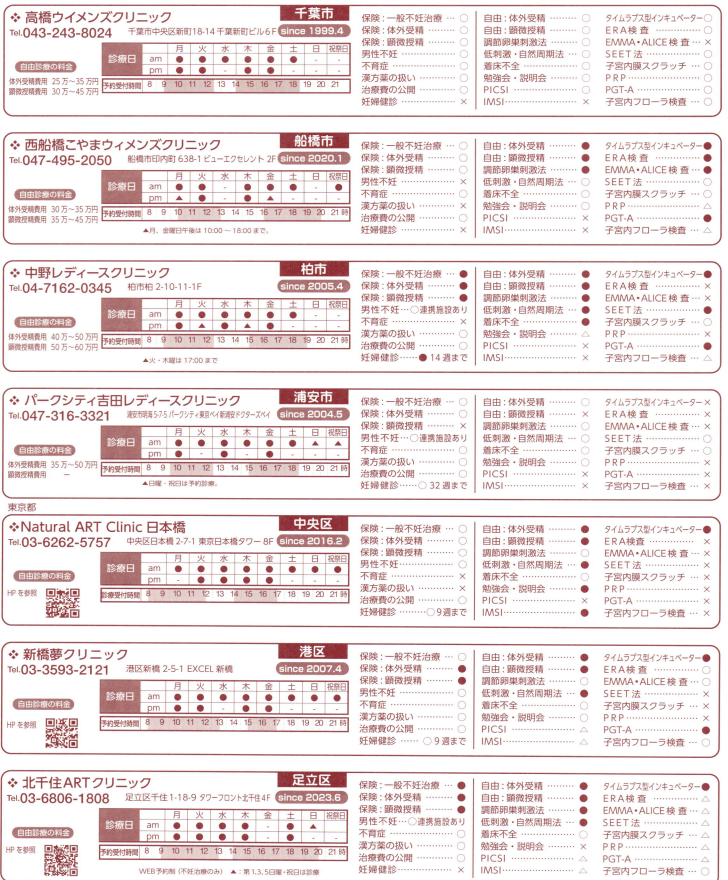

PICK UP!

関東地方 / ピックアップ クリニック

東京都

❖ 田中レディスクリニック渋谷

渋谷区

Tel.03-5413-8067　渋谷区宇田川町 20-11 渋谷三葉ビル 4F　since 2024.2

医師 2 名　培養士 3 名
心理士 0 名

診療日	月	火	水	木	金	土	日	祝祭日
am	●	●	-	●	●	●	▲	▲
pm	●	●	-	●	●	★	●	●

予約受付時間　8　9　10　11　12　13　14　15　16　17　18　19　20　21 時

▲日・祝日は 8:30～13:30 まで。★土曜午後は 14:30～16:30 まで

料金目安
初診費用　3000 円～
体外受精費用　33 万円～
顕微授精費用　36 万円～

保険：一般不妊治療 … ●	自由：体外受精 ……… ●	タイムラプス型インキュベーター ●
保険：体外受精 ……… ●	自由：顕微授精 ……… ●	ERA検査 …………… ○
保険：顕微授精 ……… ●	調節卵巣刺激法 ……… ○	EMMA・ALICE 検査 … ○
男性不妊…○連携施設あり	低刺激・自然周期法 … ●	SEET 法 …………… ○
不育症 …………… ○	着床不全 …………… ●	子宮内膜スクラッチ … ○
漢方薬の扱い ………… ●	勉強会・説明会 ……… ●	PRP ……………… ○
治療費の公開 ………… ●	PICSI …………… ●	PGT-A …………… △
妊婦健診……● 9 週まで	IMSI …………… ●	子宮内フローラ検査 … △

❖ 峯レディースクリニック

目黒区

Tel.03-5731-8161　目黒区自由が丘 2-10-4 ミルシェ自由が丘 4F　since 2017.6

診療日	月	火	水	木	金	土	日	祝祭日
am	●	●	●	●	●	●	-	-
pm	●	●	●	●	-	-	-	-

予約受付時間　8　9　10　11　12　13　14　15　16　17　18　19　20　21 時

自由診療の料金
体外受精費用　30 万～40 万円
顕微授精費用　35 万～50 万円

保険：一般不妊治療 … ○	自由：体外受精 ……… ●	タイムラプス型インキュベーター ●
保険：体外受精 ……… ○	自由：顕微授精 ……… ●	ERA検査 …………… ●
保険：顕微授精 ……… ○	調節卵巣刺激法 ……… ●	EMMA・ALICE 検査 … ●
男性不妊 …………… ○	低刺激・自然周期法 … ○	SEET 法 …………… ×
不育症 …………… ●	着床不全 …………… ○	子宮内膜スクラッチ … ×
漢方薬の扱い ………… ○	勉強会・説明会 (WEB)… ●	PRP ……………… ○
治療費の公開 ………… ●	PICSI …………… ○	PGT-A …………… ●
妊婦健診……○ 10 週まで	IMSI …………… ×	子宮内フローラ検査 … ×

❖ 三軒茶屋ウィメンズクリニック

世田谷区

Tel.03-5779-7155　世田谷区太子堂 1-12-34-2F　since 2011.2

診療日	月	火	水	木	金	土	日	祝祭日
am	●	●	●	●	●	●	-	-
pm	●	●	●	-	●	-	-	-

予約受付時間　8　9　10　11　12　13　14　15　16　17　18　19　20　21 時

自由診療の料金
体外受精費用　27 万円～
顕微授精費用　35 万～45 万円

保険：一般不妊治療 … ●	自由：体外受精 ……… ●	タイムラプス型インキュベーター ●
保険：体外受精 ……… ●	自由：顕微授精 ……… ●	ERA検査 …………… ●
保険：顕微授精 ……… ●	調節卵巣刺激法 ……… ●	EMMA・ALICE 検査 … ●
男性不妊…○連携施設あり	低刺激・自然周期法 … ●	SEET 法 …………… ●
不育症 …………… ○	着床不全 …………… ●	子宮内膜スクラッチ … ○
漢方薬の扱い ………… ○	勉強会・説明会 ……… ●	PRP ……………… ●
治療費の公開 ………… ○	PICSI …………… ●	PGT-A …………… ●
妊婦健診……○ 10 週まで	IMSI …………… ×	子宮内フローラ検査 … ×

❖ にしたんARTクリニック 新宿院

新宿区

Tel.0120-542-202　新宿区新宿 3-25-1 ヒューリック新宿ビル 10F　since 2022.6

診療日	月	火	水	木	金	土	日	祝祭日
am	●	●	●	●	●	●	●	●
pm	●	●	●	●	●	▲	▲	▲

予約受付時間　8　9　10　11　12　13　14　15　16　17　18　19　20　21 時

診療時間 :9:00 ～22:00、▲土・日・祝のみ午後18:00 まで
受付時間：診療最終時間の1時間前まで。

自由診療の料金
HPを参照

保険：一般不妊治療 … ●	自由：体外受精 ……… ●	タイムラプス型インキュベーター ●
保険：体外受精 ……… ●	自由：顕微授精 ……… ●	ERA検査 …………… ●
保険：顕微授精 ……… ●	調節卵巣刺激法 ……… ●	EMMA・ALICE 検査 … ●
男性不妊 …………… ×	低刺激・自然周期法 … ●	SEET 法 …………… ●
不育症 …………… ●	着床不全 …………… ○	子宮内膜スクラッチ … ●
漢方薬の扱い ………… ×	勉強会・説明会 ……… △	PRP ……………… ×
治療費の公開 ………… ○	PICSI …………… ●	PGT-A …………… ×
妊婦健診 …………… ×	IMSI …………… ●	子宮内フローラ検査 … ○

❖ 明大前アートクリニック

杉並区

Tel.03-3325-1155　杉並区和泉 2-7-1 甘酒屋ビル 2F　since 2017.12

診療日	月	火	水	木	金	土	日	祝祭日
am	●	●	●	●	●	●	-	-
pm	●	★	●	★	●	▲	-	-

予約受付時間　8　9　10　11　12　13　14　15　16　17　18　19　20　21 時

★火・木曜は 18:00 まで、▲土曜は 17:00 まで

自由診療の料金
体外受精費用　30 万～50 万円
顕微授精費用　40 万～60 万円

保険：一般不妊治療 … ○	自由：体外受精 ……… ●	タイムラプス型インキュベーター ●
保険：体外受精 ……… ○	自由：顕微授精 ……… ●	ERA検査 …………… ○
保険：顕微授精 ……… ○	調節卵巣刺激法 ……… ●	EMMA・ALICE 検査 … ○
男性不妊…●連携施設あり	低刺激・自然周期法 … ●	SEET 法 …………… ○
不育症 …………… ○	着床不全 …………… ●	子宮内膜スクラッチ … ○
漢方薬の扱い ………… ○	勉強会・説明会 ……… ○	PFC-FD …………… ○
治療費の公開 ………… ○	PICSI …………… ○	PGT-A …………… ●
妊婦健診……○ 8～9 週まで	IMSI …………… ×	子宮内フローラ検査 … ○

❖ 松本レディースIVFクリニック

豊島区

Tel.03-5958-5633　豊島区東池袋 1-13-6 ロクマルゲートビル池袋 5・6F　since 1999.12

診療日	月	火	水	木	金	土	日	祝祭日
am	●	●	●	●	●	★	▲	▲
pm	●	●	-	●	●	★	-	-

予約受付時間　8　9　10　11　12　13　14　15　16　17　18　19　20　21 時

★土曜は 8:15～11:30、13:45～16:00
▲日・祝日は 8:15～11:30（予約のみ）

自由診療の料金
体外受精費用　27 万円～
顕微授精費用　29 万円～

保険：一般不妊治療 … ○	自由：体外受精 ……… ●	タイムラプス型インキュベーター ●
保険：体外受精 ……… ○	自由：顕微授精 ……… ●	ERA検査 …………… ●
保険：顕微授精 ……… ○	調節卵巣刺激法 ……… ●	EMMA・ALICE 検査 … ●
男性不妊 …………… ●	低刺激・自然周期法 … ●	SEET 法 …………… △
不育症 …………… ○	着床不全 …………… ●	子宮内膜スクラッチ … ×
漢方薬の扱い ………… ●	勉強会・説明会 ……… ○	PRP ……………… ●
治療費の公開 ………… ●	PICSI …………… ×	PGT-A …………… ●
妊婦健診 …………… ×	IMSI …………… ×	子宮内フローラ検査 … ●

❖ 幸町IVFクリニック

府中市

Tel.042-365-0341　府中市府中町 1丁目 18-17 コンテント府中 1F2F　since 1990.4

診療日	月	火	水	木	金	土	日	祝祭日
am	-	●	●	●	●	●	●	-
pm	-	●	●	●	●	▲	▲	-

予約受付時間　8　9　10　11　12　13　14　15　16　17　18　19　20　21 時

自由診療の料金
体外受精費用　27 万～35 万円
顕微授精費用　35 万～45 万円

保険：一般不妊治療 … △	自由：体外受精 ……… ●	タイムラプス型インキュベーター ●
保険：体外受精 ……… ●	自由：顕微授精 ……… ●	ERA検査 …………… ●
保険：顕微授精 ……… ●	調節卵巣刺激法 ……… ●	EMMA・ALICE 検査 … ●
男性不妊…○連携施設あり	低刺激・自然周期法 … ●	SEET 法 …………… ×
不育症 …………… ○	着床不全 …………… ●	子宮内膜スクラッチ … ○
漢方薬の扱い ………… ○	勉強会・説明会 ……… ●	PRP ……………… ●
治療費の公開 ………… ●	PICSI …………… ×	PGT-A …………… ●
妊婦健診……○ 10 週まで	IMSI …………… ×	子宮内フローラ検査 … ●

［各項目のチェックについて］ ○ … 実施している　● … 常に力を入れて実施している　△ … 検討中である　× … 実施していない

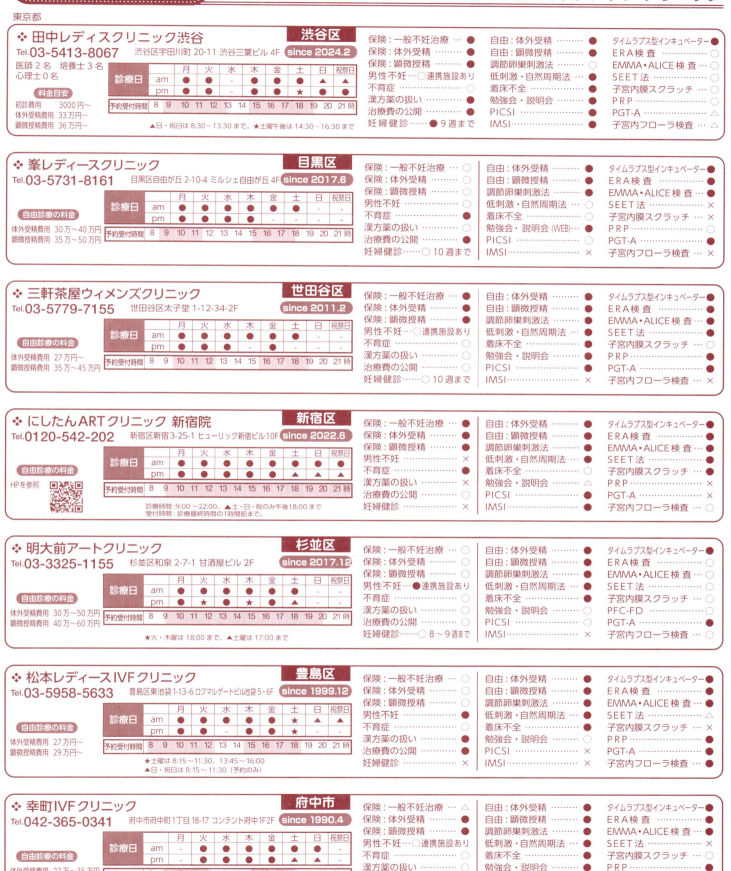

東京都

❖ みむろウィメンズクリニック

町田市

Tel.042-710-3609　町田市中町1-2-5 SHELL MIYAKO V 2F　since 2006.7

診療日	月	火	水	木	金	土	日	祝祭日
am	●	●	●	●	●	●	-	-
pm	●	▲	●	▲	●	-	-	-

予約受付時間	8	9	10	11	12	13	14	15	16	17	18	19	20	21時

▲火・木曜午後は再診患者さんのための相談及び検査の時間

自由診療の料金
体外受精費用　20万円～
顕微授精費用　30万円～

保険：一般不妊治療 … ○	自由：体外受精 ……… ●	タイムラプス型インキュベーター ○
保険：体外受精 ……… ○	自由：顕微授精 ……… ●	ERA検査 …………… ●
保険：顕微授精 ……… ○	調節卵巣刺激法 ……… ●	EMMA・ALICE検査 … ●
男性不妊…○連携施設あり	低刺激・自然周期法 … ●	SEET法 …………… ○
不育症 ………………… ○	着床不全 …………… ●	子宮内膜スクラッチ … ●
漢方薬の扱い ………… ○	勉強会・説明会 ……… ○	PRP ……………… ●
治療費の公開 ………… ○	PICSI ……………… ×	PGT-A ……………… ●
妊婦健診……○10週まで	IMSI ……………… ○	子宮内フローラ検査 … ●

神奈川県

❖ 神奈川レディースクリニック

横浜市

Tel.045-290-8666　横浜市神奈川区西神奈川1-11-5 ARTVISTA横浜ビル　since 2003.6

診療日	月	火	水	木	金	土	日	祝祭日
am	●	●	●	▲	●	●	▲	●
pm	●	●	●	▲	●	-	-	-

受付時間	8	9	10	11	12	13	14	15	16	17	18	19	20	21時

※時間予約制導入（当日受付もあり）※土・日（第2・第4）・祝日の午前は8:30～12:00、午後休診、水曜午後は14:00～19:30 ▲木曜、第1・第3・第5日曜の午前は予約制

自由診療の料金
体外受精費用　28万円～
顕微授精費用　34万～46万円

保険：一般不妊治療 … ●	自由：体外受精 ……… ●	タイムラプス型インキュベーター ●
保険：体外受精 ……… ●	自由：顕微授精 ……… ●	ERA検査 …………… ●
保険：顕微授精 ……… ●	調節卵巣刺激法 ……… ●	EMMA・ALICE検査 … ●
男性不妊…●連携施設あり	低刺激・自然周期法 … ●	SEET法 …………… ●
不育症 ………………… ●	着床不全 …………… ●	子宮内膜スクラッチ … ○
漢方薬の扱い ………… ○	勉強会・説明会 ……… △	PRP ……………… ●
治療費の公開 ………… ●	PICSI ……………… ○	PGT-A ……………… ●
妊婦健診 ……………… ×	IMSI ……………… ●	子宮内フローラ検査 … ●

❖ 馬車道レディスクリニック

横浜市

Tel.045-228-1680　横浜市中区相生町4-65-3 馬車道メディカルスクエア5F　since 2001.4

診療日	月	火	水	木	金	土	日	祝祭日
am	●	-	●	●	●	●	●	-
pm	●	-	●	●	●	-	-	-

予約受付時間	8	9	10	11	12	13	14	15	16	17	18	19	20	21時

※予約受付はWEBにて24時間対応

自由診療の料金
体外受精費用　25万～30万円
顕微授精費用　32万～37万円

保険：一般不妊治療 … ○	自由：体外受精 ……… ○	タイムラプス型インキュベーター △
保険：体外受精 ……… ○	自由：顕微授精 ……… ○	ERA検査 …………… ○
保険：顕微授精 ……… ○	調節卵巣刺激法 ……… ○	EMMA・ALICE検査 … ○
男性不妊…○連携施設あり	低刺激・自然周期法 … ○	SEET法 …………… △
不育症 ………………… ×	着床不全 …………… ×	子宮内膜スクラッチ … △
漢方薬の扱い ………… ○	勉強会・説明会 ……… ○	PRP ……………… ×
治療費の公開 ………… ○	PICSI ……………… ×	PGT-A ……………… ×
妊婦健診 ………○8週まで	IMSI ……………… ×	子宮内フローラ検査 … ○

❖ メディカルパークみなとみらい

横浜市

Tel.045-232-4741　横浜市中区桜木町1-1-8 日石横浜ビル4F　since 2019.5

診療日	月	火	水	木	金	土	日	祝祭日
am	●	●	●	●	●	●	-	●
pm	●	●	●	●	●	●	-	●

予約受付時間	8	9	10	11	12	13	14	15	16	17	18	19	20	21時

※予約受付時間 平日：10:00～18:30、土・祝：10:00～16:30

自由診療の料金
HPを参照

保険：一般不妊治療 … ●	自由：体外受精 ……… ●	タイムラプス型インキュベーター ●
保険：体外受精 ……… ●	自由：顕微授精 ……… ●	ERA検査 …………… ○
保険：顕微授精 ……… ●	調節卵巣刺激法 ……… ●	EMMA・ALICE検査 … ○
男性不妊 ……………… ○	低刺激・自然周期法 … ○	SEET法 …………… ○
不育症 ………………… ○	着床不全 …………… ○	子宮内膜スクラッチ … ×
漢方薬の扱い ………… ×	勉強会・説明会 ……… △	PRP ……………… ×
治療費の公開 ………… ○	PICSI ……………… ○	PGT-A ……………… ○
妊婦健診 ……………… ×	IMSI ……………… ×	子宮内フローラ検査 … ○

❖ 福田ウイメンズクリニック

横浜市

Tel.045-825-5525　横浜市戸塚区品濃町549-2 三宅ビル7F　since 1993.8

診療日	月	火	水	木	金	土	日	祝祭日
am	●	●	●	●	●	●	-	-
pm	●	●	●	-	●	-	-	-

予約受付時間	8	9	10	11	12	13	14	15	16	17	18	19	20	21時

※卵巣刺激のための注射は日曜日・祝日も行います

自由診療の料金
体外受精費用　25万～30万円
顕微授精費用　30万～35万円

保険：一般不妊治療 … ●	自由：体外受精 ……… ●	タイムラプス型インキュベーター △
保険：体外受精 ……… ●	自由：顕微授精 ……… ●	ERA検査 …………… ●
保険：顕微授精 ……… ●	調節卵巣刺激法 ……… ●	EMMA・ALICE検査 … ●
男性不妊…●連携施設あり	低刺激・自然周期法 … ○	SEET法 …………… ×
不育症 ………………… ●	着床不全 …………… ●	子宮内膜スクラッチ … ×
漢方薬の扱い ………… ○	勉強会・説明会 ……… △	PRP ……………… ×
治療費の公開 ………… ●	PICSI ……………… ×	PGT-A ……………… ●
妊婦健診 ……●8週まで	IMSI ……………… ×	子宮内フローラ検査 … ●

❖ 湘南レディースクリニック

藤沢市

Tel.0466-55-5066　藤沢市鵠沼花沢町1-12 第5相澤ビル5F 6F　since 2007.9

診療日	月	火	水	木	金	土	日	祝祭日
am	●	●	●	●	●	●	●	-
pm	●	●	●	●	●	-	-	-

予約受付時間	8	9	10	11	12	13	14	15	16	17	18	19	20	21時

※予約受付はWEBにて24時間対応

自由診療の料金
体外受精費用　15万～65万円
顕微授精費用　21万～80万円

保険：一般不妊治療 … ●	自由：体外受精 ……… ●	タイムラプス型インキュベーター △
保険：体外受精 ……… ●	自由：顕微授精 ……… ●	ERA検査 …………… △
保険：顕微授精 ……… ●	調節卵巣刺激法 ……… ●	EMMA・ALICE検査 … △
男性不妊…●連携施設あり	低刺激・自然周期法 … ●	SEET法 …………… ●
不育症 ………………… ●	着床不全 …………… ●	子宮内膜スクラッチ … ●
漢方薬の扱い ………… ○	勉強会・説明会 ……… ●	PRP ……………… △
治療費の公開 ………… ○	PICSI ……………… ●	PGT-A ……………… △
妊婦健診……○32週まで	IMSI ……………… ×	子宮内フローラ検査 … ●

［各項目のチェックについて］ ○…実施している　●…常に力を入れて実施している　△…検討中である　×…実施していない

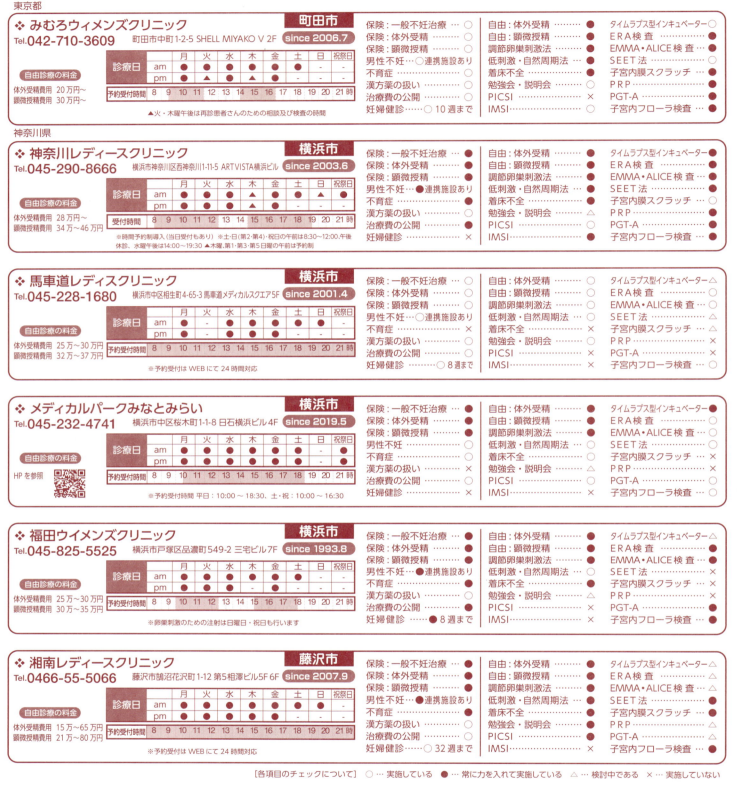

中部・東海地方

新潟県

● 立川綜合病院生殖医療センター
Tel.0258-33-3111 長岡市旭岡

● 長岡レディースクリニック
Tel.0258-22-7780 長岡市新保

セントポーリアウィメンズクリニック
Tel.0258-21-0800 長岡市南七日町

● 大島クリニック
Tel.025-522-2000 上越市鴨島

● 菅谷ウイメンズクリニック
Tel.025-546-7660 上越市新光町

● 源川産婦人科クリニック
Tel.025-272-5252 新潟市東区

● 新津産科婦人科クリニック
Tel.025-384-4103 新潟市江南区

● ミアグレースクリニック新潟
Tel.025-246-1122 新潟市中央区

● 産科・婦人科ロイヤルハートクリニック
Tel.025-244-1122 新潟市中央区

● 新潟大学医歯学総合病院
Tel.025-227-2320 新潟市中央区

● ART クリニック白山
Tel.025-378-3065 新潟市中央区

● 済生会新潟病院
Tel.025-233-6161 新潟市西区

荒川レディースクリニック
Tel.0256-72-2785 新潟市西蒲区

● レディスクリニック石黒
Tel.0256-33-0150 三条市荒町

● 関塚医院
Tel.0254-26-1405 新発田市小舟町

富山県

かみいち総合病院
Tel.076-472-1212 中新川郡上市町

● 富山赤十字病院
Tel.076-433-2222 富山市牛島本町

● 小嶋ウィメンズクリニック
Tel.076-432-1788 富山市五福

● 富山県立中央病院
Tel.0764-24-1531 富山市西長江

● 女性クリニック We! TOYAMA
Tel.076-493-5533 富山市根塚町

富山市民病院
Tel.0764-22-1112 富山市今泉北部町

● あい ART クリニック
Tel.0766-27-3311 高岡市下伏間江

済生会高岡病院
Tel.0766-21-0570 高岡市二塚

厚生連高岡病院
Tel.0766-21-3930 高岡市永楽町

黒部市民病院
Tel.0765-54-2211 黒部市三日市

● あわの産婦人科医院
Tel.0765-72-0588 下新川郡入善町

津田産婦人科医院
Tel.0763-33-3035 砺波市寿町

石川県

● 石川県立中央病院
Tel.076-237-8211 金沢市鞍月東

● 吉澤レディースクリニック
Tel.076-266-8155 金沢市稚日野町

金沢大学附属病院
Tel.076-265-2000 金沢市宝町

金沢医療センター
Tel.076-262-4161 金沢市石引

● 金沢たまごクリニック
Tel.076-237-3300 金沢市諸江町

うきた産婦人科医院
Tel.076-291-2277 金沢市新神田

● 鈴木レディスホスピタル
Tel.076-242-3155 金沢市寺町

金沢医科大学病院
Tel.076-286-2211 河北郡内灘町

やまぎしレディスクリニック
Tel.076-287-6066 野々市市藤平田

● 永遠幸レディスクリニック
Tel.0761-23-1555 小松市小島町

あらきクリニック
Tel.0761-22-0301 小松市若杉町

川北レイクサイドクリニック
Tel.0761-22-0232 小松市今江町

恵寿総合病院
Tel.0767-52-3211 七尾市富岡町

福井県

● ふくい輝クリニック
Tel.0776-50-2510 福井市大願寺

● 本多レディースクリニック
Tel.0776-24-6800 福井市宝永

● 西ウイミンズクリニック
Tel.0776-33-3663 福井市木田

公立丹南病院
Tel.0778-51-2260 鯖江市三六町

● 福井大学医学部附属病院
Tel.0776-61-3111 吉田郡永平寺町

山梨県

● このはな産婦人科
Tel.055-225-5500 甲斐市西八幡

● 薬袋レディースクリニック
Tel.055-226-3711 甲府市飯田

● 甲府昭和婦人クリニック
Tel.055-226-5566 中巨摩郡昭和町

● 山梨大学医学部附属病院
Tel.055-273-1111 中央市下河東

長野県

● 吉澤産婦人科医院
Tel.026-226-8475 長野市七瀬中町

● 長野赤十字病院
Tel.026-226-4131 長野市若里

● 長野市民病院
Tel.026-295-1199 長野市富竹

● OKA レディースクリニック
Tel.026-285-0123 長野市下氷鉋

● 南長野医療センター篠ノ井総合病院
Tel.026-292-2261 長野市篠ノ井会

● 佐久市立国保浅間総合病院
Tel.0267-67-2295 佐久市岩村田

● 佐久平エンゼルクリニック
Tel.0267-67-5816 佐久市長土呂

● 西澤産婦人科クリニック
Tel.0265-24-3800 飯田市本町

● わかばレディス＆マタニティクリニック
Tel.0263-45-0103 松本市浅間温泉

● 信州大学医学部附属病院
Tel.0263-35-4600 松本市旭

● 北原レディースクリニック
Tel.0263-48-3186 松本市島立

● このはなクリニック
Tel.0265-98-8814 伊那市上新田

平岡産婦人科
Tel.0266-72-6133 茅野市ちの

● 諏訪マタニティークリニック
Tel.0266-28-6100 諏訪郡下諏訪町

ひろおか さくらレディースウィメンズクリニック
Tel.0263-85-0013 塩尻市広丘吉田

岐阜県

● 高橋産婦人科
Tel.058-263-5726 岐阜市梅ケ枝町

● 古田産科婦人科クリニック
Tel.058-265-2395 岐阜市金町

● 岐阜大学医学部附属病院
Tel.058-230-6000 岐阜市柳戸

● 操レディスホスピタル
Tel.058-233-8811 岐阜市津島町

● おおのレディースクリニック
Tel.058-233-0201 岐阜市光町

アイリスベルクリニック
Tel.058-393-1122 羽島市竹鼻町

● クリニックママ
Tel.0584-73-5111 大垣市今宿

久美愛厚生病院
Tel.0577-32-1115 高山市中切町

● 中西ウィメンズクリニック
Tel.0572-25-8882 多治見市大正町

とまつレディースクリニック
Tel.0574-61-1138 可児市広見

● ぎなんレディースクリニック
Tel.058-201-5760 羽島郡岐南町

● 松波総合病院
Tel.058-388-0111 羽島郡笠松町

静岡県

● いながきレディースクリニック
Tel.055-926-1709 沼津市宮前町

● 沼津市立病院
Tel.055-924-5100 沼津市東椎路春ノ木

● 岩端医院
Tel.055-962-1368 沼津市大手町

● かぬき岩端医院
Tel.055-932-8189 沼津市下香貫前原

● 三島レディースクリニック
Tel.055-991-0770 三島市南本町

● 共立産婦人科医院
Tel.0550-82-2035 御殿場市二枚橋

● 富士市立中央病院
Tel.0545-52-1131 富士市高島町

● 長谷川産婦人科医院
Tel.0545-53-7575 富士市吉原

静岡市立静岡病院
Tel.054-253-3125 静岡市葵区

レディースクリニック古川
Tel.054-249-3733 静岡市葵区

● 静岡レディースクリニック
Tel.054-251-0770 静岡市葵区

● 静岡赤十字病院
Tel.054-254-4311 静岡市葵区

● 菊池レディースクリニック
Tel.054-272-4124 静岡市葵区

● 俵 IVF クリニック
Tel.054-288-2882 静岡市駿河区

静岡市立清水病院
Tel.054-336-1111 静岡市清水区

● 焼津市立総合病院
Tel.054-623-3111 焼津市道原

● 聖隷浜松病院
Tel.053-474-2222 浜松市中区

● アクトタワークリニック
Tel.053-413-1124 浜松市中区

● 西村ウイメンズクリニック
Tel.053-479-0222 浜松市中区

水本レディスクリニック
Tel.053-433-1103 浜松市東区

● 浜松医科大学病院
Tel.053-435-2309 浜松市東区

● 西垣 ART クリニック
Tel.0538-33-4455 磐田市中泉

愛知県

● 豊橋市民病院
Tel.0532-33-6111 豊橋市青竹町

● つつじが丘ウイメンズクリニック
Tel.0532-66-5550 豊橋市つつじが丘

● 竹内ARTクリニック
Tel.0532-52-3463 豊橋市新本町

豊川市民病院
Tel.0533-86-1111 豊川市八幡町

● ART クリニックみらい
Tel.0564-24-9293 岡崎市大樹寺

● 八千代病院
Tel.0566-97-8111 安城市住吉町

● ゆう ART クリニック
Tel.0566-95-8260 刈谷市一ツ木町

● G&O レディスクリニック
Tel.0566-27-4103 刈谷市泉田町

セントソフィアクリニック
Tel.052-551-1595 名古屋市中村区

● にしたんARTクリニック名古屋駅前院
Tel.052-433-8776 名古屋市中村区

● 浅田レディース名古屋駅前クリニック
Tel.052-551-2203 名古屋市中村区

かとうのりこレディースクリニック
Tel.052-587-2888 名古屋市中村区

● … 体外受精以上の生殖補助医療実施施設

● 江南厚生病院
Tel.0587-51-3333 江南市高屋町

● 小牧市民病院
Tel.0568-76-4131 小牧市常普請

● 浅田レディース勝川クリニック
Tel.0568-35-2203 春日井市松新町

● 中原クリニック
Tel.0561-88-0311 瀬戸市山手町

● つかはらレディースクリニック
Tel.0586-81-8000 一宮市浅野居森野

● 可世木レディスクリニック
Tel.0586-47-7333 一宮市平和

三重県

● こうのとり WOMAN'S CARE クリニック
Tel.059-355-5577 四日市市諏訪栄町

慈芳産婦人科
Tel.059-353-0508 四日市市ときわ

● みたき総合病院
Tel.059-330-6000 四日市市生桑町

● みのうらレディースクリニック
Tel.0593-80-0018 鈴鹿市磯山

● IVF 白子クリニック
Tel.059-388-2288 鈴鹿市南江島町

● ヨナハレディースクリニック
Tel.0594-27-1703 桑名市大字和泉イノ割

金丸産婦人科
Tel.059-229-5722 津市観音寺町

● 三重大学病院
Tel.059-232-1111 津市江戸橋

● 西山産婦人科　不妊治療センター
Tel.059-229-1200 津市栄町

● 済生会松阪総合病院
Tel.0598-51-2626 松阪市朝日町

本橋産婦人科
Tel.0596-23-4103 伊勢市一之木

武田産婦人科
Tel.0595-64-7655 名張市鴻之台

● 森川病院
Tel.0595-21-2425 伊賀市上野忍町

● 稲垣婦人科
Tel.052-910-5550 名古屋市北区

星ケ丘マタニティ病院
Tel.052-782-6211 名古屋市千草区

咲江レディスクリニック
Tel.052-757-0222 名古屋市千草区

● さわだウィメンズクリニック
Tel.052-788-3588 名古屋市千草区

● まるた ART クリニック
Tel.052-764-0010 名古屋市千草区

レディースクリニック山原
Tel.052-731-8181 名古屋市千草区

若葉台クリニック
Tel.052-777-2888 名古屋市名東区

● あいこ女性クリニック
Tel.052-777-8080 名古屋市名東区

● 名古屋大学医学部附属病院
Tel.052-741-2111 名古屋市昭和区

● 名古屋市立大学病院
Tel.052-851-5511 名古屋市瑞穂区

● 八事レディースクリニック
Tel.052-834-1060 名古屋市天白区

● 平針北クリニック
Tel.052-803-1103 日進市赤池町

● 森脇レディースクリニック
Tel.0561-33-5512 みよし市三好町

● 藤田医科大学病院
Tel.0562-93-2111 豊明市沓掛町

とよた美里レディースクリニック
Tel.0565-87-2237 豊田市美里

● とよた星の夢 ART クリニック
Tel.0120-822-229 豊田市喜多町

● トヨタ記念病院不妊センター
Tel.0565-28-0100 豊田市平和町

● 常滑市民病院
Tel.0569-35-3170 常滑市飛香台

● ふたばクリニック
Tel.0569-20-5000 半田市吉田町

● 原田レディースクリニック
Tel.0562-36-1103 知多市寺本新町

愛知県

● レディースクリニックミュウ
Tel.052-551-7111 名古屋市中村区

かなくらレディスクリニック
Tel.052-587-3111 名古屋市中村区

● 名古屋第一赤十字病院
Tel.052-481-5111 名古屋市中村区

● なごや ART クリニック
Tel.052-451-1103 名古屋市中村区

● 名古屋市立大学医学部附属西部医療センター
Tel.052-991-8121 名古屋市北区

● ダイヤビルレディースクリニック
Tel.052-561-1881 名古屋市西区

川合産婦人科
Tel.052-502-1501 名古屋市西区

野崎クリニック
Tel.052-303-3811 名古屋市中川区

● 金山レディースクリニック
Tel.052-681-2241 名古屋市熱田区

● 山口レディスクリニック
Tel.052-823-2121 名古屋市南区

名古屋市立緑市民病院
Tel.052-892-1331 名古屋市緑区

● ロイヤルベルクリニック不妊センター
Tel.052-879-6673 名古屋市緑区

● おち夢クリニック名古屋
Tel.052-968-2203 名古屋市中区

● いくたウィメンズクリニック
Tel.052-263-1250 名古屋市中区

● 可世木婦人科 ART クリニック
Tel.052-251-8801 名古屋市中区

● 成田産婦人科
Tel.052-221-1595 名古屋市中区

● おかだウィメンズクリニック
Tel.052-683-0018 名古屋市中区

AOI 名古屋病院
Tel.052-932-7128 名古屋市東区

平田レディースクリニック
Tel.052-914-7277 名古屋市北区

PICK UP!

中部・東海地方 / ピックアップ クリニック

長野県

❖ 吉澤産婦人科医院

長野市

Tel.026-226-8475 長野市七瀬中町 96

since 1966.2

診療日	月	火	水	木	金	土	日	祝祭日
am	●	●	●	●	●	●	-	-
pm	●	●	-	●	●	-	-	-

予約受付時間 8 9 10 11 12 13 14 15 16 17 18 19 20 21 時

自由診療の料金

体外受精費用 27 万～35 万円
顕微授精費用 35 万～45 万円

保険：一般不妊治療	○	自由：体外受精	●	タイムラプス型インキュベーター	×
保険：体外受精	○	自由：顕微授精	●	ERA検査	●
保険：顕微授精	○	調節卵巣刺激法	●	EMMA・ALICE検査	●
男性不妊	○	低刺激・自然周期法	△	SEET法	×
不育症	○	着床不全	○	子宮内膜スクラッチ	×
漢方薬の扱い	○	勉強会・説明会	○	PRP	×
治療費の公開	●	PICSI	×	PGT-A	×
妊婦健診	×	IMSI	×	子宮内フローラ検査	●

❖ 佐久平エンゼルクリニック

佐久市

Tel.0267-67-5816 佐久市長土呂 1210-1

since 2014.4

診療日	月	火	水	木	金	土	日	祝祭日
am	●	●	●	●	●	●	▲	-
pm	●	●	-	●	●	-	-	-

予約受付時間 8 9 10 11 12 13 14 15 16 17 18 19 20 21 時

※ WEB 予約は 24 時間受付 ▲医師が必要と判断した場合は診察、採卵等の処置を行います。

自由診療の料金

体外受精費用 27 万～45 万円
顕微授精費用 35 万～45 万円

保険：一般不妊治療	●	自由：体外受精	●	タイムラプス型インキュベーター	●
保険：体外受精	●	自由：顕微授精	●	ERA検査	●
保険：顕微授精	●	調節卵巣刺激法	●	EMMA・ALICE検査	●
男性不妊	●	低刺激・自然周期法	●	SEET法	●
不育症	●	着床不全	●	子宮内膜スクラッチ	●
漢方薬の扱い	●	勉強会・説明会	●	PRP	●
治療費の公開	●	PICSI	●	PGT-A	●
妊婦健診	● 10 週まで	IMSI	×	子宮内フローラ検査	●

[各項目のチェックについて] ○ … 実施している ● … 常に力を入れて実施している △ … 検討中である × … 実施していない

PICK UP!

中部・東海地方 / ピックアップ クリニック

愛知県

❖ ダイヤビルレディースクリニック

名古屋市

Tel.052-561-1881　名古屋市西区名駅 1-1-17 名駅ダイヤメイテツビル 2F　since 2004.4

診療日		月	火	水	木	金	土	日	祝祭日
	am	●	●	●	●	●	●	-	-
	pm	●	●	●	-	●	-	-	-

予約受付時間　8　9　10　11　12　13　14　15　16　17　18　19　20　21 時

自由診療の料金

体外受精費用　30 万～50 万円
顕微授精費用　40 万～60 万円

保険：一般不妊治療 … ○	自由：体外受精 ……… ○	タイムラプス型インキュベーター○
保険：体外受精 ……… ○	自由：顕微授精 ……… ○	ERA検査 …………… ○
保険：顕微授精 ……… ○	調節卵巣刺激法 ……… ○	EMMA・ALICE 検査 … ○
男性不妊…○連携施設あり	低刺激・自然周期法 … ○	SEET 法 …………… ○
不育症 ………………… ○	着床不全 …………… ○	子宮内膜スクラッチ … ○
漢方薬の扱い ………… ○	勉強会・説明会 ……… ○	PRP ………………… ○
治療費の公開 ………… ○	PICSI ……………… ×	PGT-A ……………… △
妊婦健診……○ 14 週まで	IMSI………………… ×	子宮内フローラ検査 … ○

❖ おかだウィメンズクリニック

名古屋市

Tel.052-683-0018　名古屋市中区正木 4-8-7 れんが橋ビル 3F　since 2014.4

診療日		月	火	水	木	金	土	日	祝祭日
	am	●	●	●	●	●	▲	-	-
	pm	●	●	-	●	●	-	-	-

予約受付時間　8　9　10　11　12　13　14　15　16　17　18　19　20　21 時

▲土曜日は 10:00 ～ 13:00 まで

自由診療の料金

体外受精費用　50 万円～
顕微授精費用　60 万～70 万円

保険：一般不妊治療 … ○	自由：体外受精 ……… ●	タイムラプス型インキュベーター●
保険：体外受精 ……… ○	自由：顕微授精 ……… ●	ERA検査 …………… ○
保険：顕微授精 ……… ○	調節卵巣刺激法 ……… ●	EMMA・ALICE 検査 … ○
男性不妊…○連携施設あり	低刺激・自然周期法 … ●	SEET 法 …………… ○
不育症 ………………… ○	着床不全 …………… ●	子宮内膜スクラッチ … ○
漢方薬の扱い ………… ○	勉強会・説明会 ……… ●	PRP ………………… ×
治療費の公開 ………… ○	PICSI ……………… ×	PGT-A ……………… ×
妊婦健診……○ 10 週まで	IMSI………………… ●	子宮内フローラ検査 … ○

❖ さわだウィメンズクリニック 名古屋不妊センター

名古屋市

Tel.052-788-3588　名古屋市千種区四谷通 1-18-1 RICCA11 ビル 3F　since 2001.4

診療日		月	火	水	木	金	土	日	祝祭日
	am	●	●	●	●	●	●	-	-
	pm	●	●	-	●	●	-	-	-

予約受付時間　8　9　10　11　12　13　14　15　16　17　18　19　20　21 時

自由診療の料金

体外受精費用　40 万円～
顕微授精費用　45 万円～

保険：一般不妊治療 … ●	自由：体外受精 ……… ●	タイムラプス型インキュベーター●
保険：体外受精 ……… ●	自由：顕微授精 ……… ●	ERA検査 …………… ●
保険：顕微授精 ……… ●	調節卵巣刺激法 ……… ●	EMMA・ALICE 検査 … ●
男性不妊…○連携施設あり	低刺激・自然周期法 … ●	SEET 法 …………… ×
不育症 ………………… ●	着床不全 …………… ●	子宮内膜スクラッチ … ×
漢方薬の扱い ………… ●	勉強会・説明会 ……… ●	PRP ………………… ○
治療費の公開 ………… ●	PICSI ……………… ×	PGT-A ……………… ●
妊婦健診…… ○ 8 週まで	IMSI………………… ×	子宮内フローラ検査 … ×

❖ あいこ女性クリニック

名古屋市

Tel.052-777-8080　名古屋市名東区よもぎ台 2-904　since 2012.5

診療日		月	火	水	木	金	土	日	祝祭日
	am	●	●	●	●	●	●	-	-
	pm	●	●	●	-	●	-	-	-

診療受付時間　8　9　10　11　12　13　14　15　16　17　18　19　20　21 時

自由診療の料金

HP を参照

保険：一般不妊治療 … ●	自由：体外受精 ……… ●	タイムラプス型インキュベーター×
保険：体外受精 ……… ●	自由：顕微授精 ……… ●	ERA検査 …………… ○
保険：顕微授精 ……… ●	調節卵巣刺激法 ……… ●	EMMA・ALICE 検査 … ×
男性不妊 ……………… ○	低刺激・自然周期法 … ○	SEET 法 …………… ○
不育症 ………………… ○	着床不全 …………… ○	子宮内膜スクラッチ … ×
漢方薬の扱い ………… ●	勉強会・説明会 ……… ●	PRP ………………… ○
治療費の公開 ………… ●	PICSI ……………… ×	PGT-A ……………… ×
妊婦健診 ……………… ×	IMSI………………… ×	子宮内フローラ検査 … ○

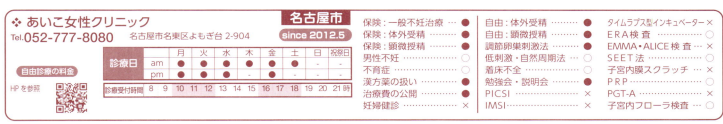

[各項目のチェックについて]　○ … 実施している　● … 常に力を入れて実施している　△ … 検討中である　× … 実施していない

近畿地方

滋賀県

● リプロダクション浮田クリニック
Tel.077-572-7624　大津市真野

● 木下レディースクリニック
Tel.077-526-1451　大津市打出浜

● 桂川レディースクリニック
Tel.077-511-4135　大津市御殿浜

● 竹林ウィメンズクリニック
Tel.077-547-3557　大津市大萱

● 滋賀医科大学医学部附属病院
Tel.077-548-2111　大津市瀬田月輪町

● 希望が丘クリニック
Tel.077-586-4103　野洲市三宅

甲西 野村産婦人科
Tel.0748-72-6633　湖南市柑子袋

山崎クリニック
Tel.0748-42-1135　東近江市山路町

● イーリスウィメンズクリニック
Tel.0749-22-6216　彦根市中央町

足立レディースクリニック
Tel.0749-22-2155　彦根市佐和町

● 草津レディースクリニック
Tel.077-566-7575　草津市渋川

● 清水産婦人科
Tel.077-562-4332　草津市野村

南草津 野村病院
Tel.077-561-3788　草津市野路

産科・婦人科ハピネスバースクリニック
Tel.077-564-3101　草津市矢橋町

京都府

志馬クリニック四条烏丸
Tel.075-221-6821　京都市下京区

● 京都 IVF クリニック
Tel.077-526-1451　京都市下京区

南部産婦人科
Tel.075-313-6000　京都市下京区

● 醍醐渡辺クリニック
Tel.075-571-0226　京都市伏見区

● 京都府立医科大学病院
Tel.075-251-5560　京都市上京区

● 田村秀子婦人科医院
Tel.075-213-0523　京都市中京区

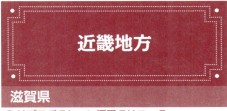

● 足立病院
Tel.075-253-1382　京都市中京区

京都第一赤十字病院
Tel.075-561-1121　京都市東山区

日本バプテスト病院
Tel.075-781-5191　京都市左京区

● 京都大学医学部附属病院
Tel.075-751-3712　京都市左京区

● IDA クリニック
Tel.075-583-6515　京都市山科区

西院レディースクリニック
Tel.075-321-1130　京都市右京区

細田クリニック
Tel.075-322-0311　京都市右京区

● 身原病院
Tel.075-392-3111　京都市西京区

桂駅前 Mihara Clinic
Tel.075-394-3111　京都市西京区

● ハシイ産婦人科
Tel.075-924-1700　向日市寺戸町

田村産婦人科医院
Tel.0771-24-3151　亀岡市安町

大阪府

● にしたん ART クリニック 大阪院
Tel.06-6147-2844　大阪市北区

● … 体外受精以上の生殖補助医療実施施設

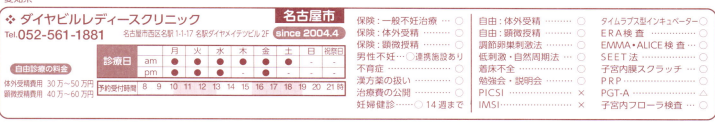

明和病院
Tel.0798-47-1767　西宮市上鳴尾町

木内女性クリニック
Tel.0798-63-2271　西宮市高松町

● レディースクリニック Taya
Tel.072-771-7717　伊丹市伊丹

● 近畿中央病院
Tel.072-781-3712　伊丹市車塚

● 小原ウイメンズクリニック
Tel.0797-82-1211　宝塚市山本東

● 第二協立病院 ART センター
Tel.072-758-1123　川西市栄町

● シオタニレディースクリニック
Tel.079-561-3500　三田市中央町

● 中林産婦人科クリニック
Tel.079-282-6581　姫路市白国

● 中林レディースクリニック
Tel.079-263-7802　姫路市駅前町

● koba レディースクリニック
Tel.079-223-4924　姫路市北条口

● 西川産婦人科
Tel.079-253-2195　姫路市花田町

● 親愛産婦人科
Tel.079-271-6666　姫路市網干区

久保みずきレディースクリニック 明石診療所
Tel.078-913-9811　明石市本町

● 博愛産科婦人科
Tel.078-941-8803　明石市二見町

● 親愛レディースクリニック
Tel.079-421-5511　加古川市加古川町

ちくご・ひらまつ産婦人科
Tel.079-424-5163　加古川市加古川町

● 小野レディースクリニック
Tel.0794-62-1103　小野市西本町

● 福田レディースクリニック
Tel.0791-43-5357　赤穂市加里屋

● 赤穂中央病院
Tel.0791-45-7290　赤穂市惣門町

公立神崎総合病院
Tel.0790-32-1331　神崎郡神河町

奈良県

好川婦人科クリニック
Tel.0743-75-8600　生駒市東新町

高山クリニック
Tel.0742-35-3611　奈良市柏木町

● ASKA レディース・クリニック
Tel.0742-51-7717　奈良市北登美ヶ丘

すぎはら婦人科
Tel.0742-46-4127　奈良市中登美ヶ丘

● 富雄産婦人科
Tel.0742-43-0381　奈良市三松

● 久永婦人科クリニック
Tel.0742-32-5505　奈良市西大寺東町

● 赤崎クリニック　高度生殖医療センター
Tel.0744-43-2468　桜井市谷

桜井病院
Tel.0744-43-3541　桜井市桜井

奈良県立医科大学病院
Tel.0744-22-3051　橿原市四条町

● ミズクリニックメイワン
Tel.0744-20-0028　橿原市四条町

● 三橋仁美レディースクリニック
Tel.0743-51-1135　大和郡山市矢田町

和歌山県

● 日赤和歌山医療センター
Tel.073-422-4171　和歌山市小松原通

● うつのみやレディースクリニック
Tel.073-474-1987　和歌山市美園町

● 岩橋産科婦人科
Tel.073-444-4060　和歌山市関戸

いくこレディースクリニック
Tel.073-482-0399　海南市日方

榎本産婦人科
Tel.0739-22-0019　田辺市湊

● 奥村レディースクリニック
Tel.0736-32-8511　橋本市東家

● … 体外受精以上の生殖補助医療実施施設

折野産婦人科
Tel.072-857-0243　枚方市楠葉朝日

● 関西医科大学附属病院
Tel.072-804-0101　枚方市新町

● 天の川レディースクリニック かたの院
Tel.072-892-1124　交野市私部西

● IVF 大阪クリニック
Tel.06-4308-8824　東大阪市長田東

なかじまレディースクリニック
Tel.072-929-0506　東大阪市長田東

船内クリニック
Tel.072-955-0678　藤井寺市藤井寺

● てらにしレディースクリニック
Tel.072-367-0666　大阪狭山市池尻自由丘

● 近畿大学病院
Tel.072-366-0221　大阪狭山市大野東

● ルナレディースクリニック　不妊・更年期センター
Tel.072-224-6317　堺市堺区

● いしかわクリニック
Tel.072-232-8751　堺市堺区

● KAWA レディースクリニック
Tel.072-297-2700　堺市南区

小野クリニック
Tel.072-285-8110　堺市東区

● 府中のぞみクリニック
Tel.0725-40-5033　和泉市府中町

● 谷口病院
Tel.072-463-3232　泉佐野市大西

● レオゲートタワーレディースクリニック
Tel.072-460-2800　泉佐野市りんくう往来北

兵庫県

神戸大学医学部附属病院
Tel.078-382-5111　神戸市中央区

● 英ウィメンズクリニック
Tel.078-392-8723　神戸市中央区

● 神戸元町夢クリニック
Tel.078-325-2121　神戸市中央区

● 山下レディースクリニック
Tel.078-265-6475　神戸市中央区

● にしたんARTクリニック 神戸三宮院
Tel.078-261-3500　神戸市中央区

● 神戸アドベンチスト病院
Tel.078-981-0161　神戸市北区

● 中村レディースクリニック
Tel.,078-925-4103　神戸市西区

● 久保みずきレディースクリニック 菅原記念診療所
Tel.078-961-3333　神戸市西区

英ウイメンズクリニック たるみ
Tel.078-704-5077　神戸市垂水区

● くぼたレディースクリニック
Tel.078-843-3261　神戸市東灘区

プリュームレディースクリニック
Tel.078-600-2675　神戸市東灘区

● レディースクリニックごとう
Tel.0799-45-1131　南あわじ市山添

● オガタファミリークリニック
Tel.0797-25-2213　芦屋市松ノ内町

吉田レディースクリニック
Tel.06-6483-6111　尼崎市西大物町

武庫之荘レディースクリニック
Tel.06-6435-0488　尼崎市南武庫之荘

産科・婦人科衣笠クリニック
Tel.06-6494-0070　尼崎市東園田町

JUN レディースクリニック
Tel.06-4960-8115　尼崎市潮江

● 徐クリニック・ART センター
Tel.0798-54-8551　西宮市松籟荘

● すずきレディースクリニック
Tel.0798-39-0555　西宮市田中町

● レディース＆ARTクリニック サンタクルス ザ ニシキタ
Tel.0798-62-1188　西宮市高松町

● 英ウイメンズクリニック にしのみや院
Tel.0798-63-8723　西宮市高松町

● 兵庫医科大学病院
Tel.0798-45-6111　西宮市武庫川町

山田産婦人科
Tel.0798-41-0272　西宮市甲子園町

大阪府

● 大阪 New ART クリニック
Tel.06-6341-1556　大阪市北区

● オーク梅田レディースクリニック
Tel.0120-009-345　大阪市北区

● HORAC グランフロント大阪クリニック
Tel.06-6377-8824　大阪市北区

● リプロダクションクリニック大阪
Tel.06-6136-3344　大阪市北区

● レディース＆ARTクリニック サンタクルス ザ オオサカ
Tel.06-6676-8893　大阪市北区

● 越田クリニック
Tel.06-6316-6090　大阪市北区

● 扇町レディースクリニック
Tel.06-6311-2511　大阪市北区

● うめだファティリティ―クリニック
Tel.06-6371-0363　大阪市北区

● レディースクリニックかたかみ
Tel.06-6100-2525　大阪市淀川区

かわばたレディスクリニック
Tel.06-6308-7660　大阪市淀川区

● 小林産婦人科
Tel.06-6924-0934　大阪市都島区

● レディースクリニック北浜
Tel.06-6202-8739　大阪市中央区

● 西川婦人科内科クリニック
Tel.06-6201-0317　大阪市中央区

● ウィメンズクリニック本町
Tel.06-6251-8686　大阪市中央区

● 春木レディースクリニック
Tel.06-6281-3788　大阪市中央区

● 脇本産婦人科・麻酔科
Tel.06-6761-5537　大阪市天王寺区

大阪赤十字病院
Tel.06-6771-5131　大阪市天王寺区

おおつかレディースクリニック
Tel.06-6776-8856　大阪市天王寺区

都竹産婦人科医院
Tel.06-6754-0333　大阪市生野区

● おくの ART クリニック
Tel.06-6719-2200　大阪市阿倍野区

大阪市立大学病院
Tel.06-6645-2121　大阪市阿倍野区

● 大阪鉄道病院
Tel.06-6628-2221　大阪市阿倍野区

● IVF なんばクリニック
Tel.06-6534-8824　大阪市西区

● オーク住吉産婦人科
Tel.0120-009-345　大阪市西成区

● 岡本クリニック
Tel.06-6696-0201　大阪市住吉区

沢井産婦人科医院
Tel.06-6694-1115　大阪市住吉区

● 大阪急性期総合医療センター
Tel.06-6692-1201　大阪市住吉区

たかせ産婦人科
Tel.06-6855-4135　豊中市上野東

● 園田桃代 ART クリニック
Tel.06-6155-1511　豊中市新千里東町

● たまごクリニック　内分泌センター
Tel.06-4865-7017　豊中市曽根西町

松崎産婦人科クリニック
Tel.072-750-2025　池田市菅原町

● なかむらレディースクリニック
Tel.06-6378-7333　吹田市豊津町

● たはらウィメンズクリニック
Tel.06-6337-0260　吹田市片山町

市立吹田市民病院
Tel.06-6387-3311　吹田市片山町

● 大阪医科薬科大学病院
Tel.072-683-1221　高槻市大学町

● 後藤レディースクリニック
Tel.072-683-8510　高槻市白梅町

● イワサクリニック香里診療所 セントマリー不妊センター
Tel.072-831-1666　寝屋川市香里本通町

● 天の川レディースクリニック ひらかた院
Tel.072-804-4124　枚方市大垣内町

PICK UP!

近畿地方 / ピックアップ クリニック

滋賀県

❖ リプロダクション浮田クリニック

大津市

Tel.077-572-7624 大津市真野 1 丁目 45-8

since 2020.10

診療日		月	火	水	木	金	土	日	祝祭日
	am	●	●	●	●	●	●	-	-
	pm	●	●	▲	●	●	-	-	-

予約受付時間	8	9	10	11	12	13	14	15	16	17	18	19	20	21 時

※ 14:00 ～ 16:00 は検査・処置、▲は漢方外来

自由診療の料金

体外受精費用 27 万～35 万円
顕微授精費用 35 万～45 万円

保険：一般不妊治療 … ○	自由：体外受精 … ●	タイムラプス型インキュベーター ●
保険：体外受精 … ○	自由：顕微授精 … ●	ERA検査 … ○
保険：顕微授精 … ○	調節卵巣刺激法 … ●	EMMA・ALICE 検査 … ○
男性不妊 … ○連携施設あり	低刺激・自然周期法 … ○	SEET 法 … ○
不育症 … ○	着床不全 … ○	子宮内膜スクラッチ … ○
漢方薬の扱い … ○	勉強会・説明会 … ○	PRP … ×
治療費の公開 … ○	PICSI … ×	PGT-A … ×
妊婦健診 … ○ 41 週まで	IMSI … △	子宮内フローラ検査 … ○

京都府

❖ 醍醐渡辺クリニック

京都市

Tel.075-571-0226 京都市伏見区醍醐高畑町 30-15

since 1971.9

診療日		月	火	水	木	金	土	日	祝祭日
	am	●	●	●	●	●	●	▲	▲
	pm	●	-	●	-	●	-	-	-

予約受付時間	8	9	10	11	12	13	14	15	16	17	18	19	20	21 時

※電話受付は月・水・金は 9:00～20:30、火・木・土は 9:00～17:00
日・祝は 9:30～11:00(予約のみ)

自由診療の料金

体外受精費用 20 万～30 万円
顕微授精費用 20 万～35 万円

保険：一般不妊治療 … ●	自由：体外受精 … ●	タイムラプス型インキュベーター △
保険：体外受精 … ●	自由：顕微授精 … ●	ERA 検査 … ●
保険：顕微授精 … ●	調節卵巣刺激法 … ●	EMMA・ALICE 検査 … ●
男性不妊 … ○連携施設あり	低刺激・自然周期法 … ●	SEET 法 … ○
不育症 … ○	着床不全 … ●	子宮内膜スクラッチ … △
漢方薬の扱い … ○	勉強会・説明会 … ○	PRP (PFC-FD) … ○
治療費の公開 … ○	PICSI … ○	PGT-A … △
妊婦健診 … ●分娩まで	IMSI … ×	子宮内フローラ検査 … ○

大阪府

❖ にしたんARTクリニック 大阪院

北区

Tel.0120-542-202 大阪市北区梅田 1-8-17 大阪第一生命ビル MB1F

since 2023.2

診療日		月	火	水	木	金	土	日	祝祭日
	am	●	●	●	●	●	●	●	●
	pm	●	●	●	●	●	▲	▲	▲

予約受付時間	8	9	10	11	12	13	14	15	16	17	18	19	20	21 時

診療時間 :9:00 ～22:00、▲土・日・祝のみ午後18:00 まで
受付時間：診療最終時間の1時間前まで。

自由診療の料金

HP を参照

保険：一般不妊治療 … ●	自由：体外受精 … ●	タイムラプス型インキュベーター ●
保険：体外受精 … ●	自由：顕微授精 … ●	ERA検査 … ●
保険：顕微授精 … ●	調節卵巣刺激法 … ●	EMMA・ALICE 検査 … ●
男性不妊 … ×	低刺激・自然周期法 … ●	SEET 法 … ●
不育症 … ●	着床不全 … ○	子宮内膜スクラッチ … ●
漢方薬の扱い … ×	勉強会・説明会 … △	PRP … ×
治療費の公開 … ○	PICSI … ●	PGT-A … ×
妊婦健診 … ×	IMSI … ●	子宮内フローラ検査 … ○

❖ 岡本クリニック

大阪市

Tel.06-6696-0201 大阪市住吉区長居東 3-4-28

since 1993.5

診療日		月	火	水	木	金	土	日	祝祭日
	am	●	●	●	●	●	●	-	-
	pm	●	-	●	-	●	-	-	-

予約受付時間	8	9	10	11	12	13	14	15	16	17	18	19	20	21 時

自由診療の料金

体外受精費用 30.5 万～59 万円
顕微授精費用 33 万～71 万円

保険：一般不妊治療 … ○	自由：体外受精 … ○	タイムラプス型インキュベーター ○
保険：体外受精 … ○	自由：顕微授精 … ○	ERA検査 … ○
保険：顕微授精 … ○	調節卵巣刺激法 … ○	EMMA・ALICE 検査 … ○
男性不妊 … ●連携施設あり	低刺激・自然周期法 … ○	SEET 法 … ○
不育症 … ●	着床不全 … ○	子宮内膜スクラッチ … ○
漢方薬の扱い … ●	勉強会・説明会 … ×	PRP … ×
治療費の公開 … ●	PICSI … ×	PGT-A … △
妊婦健診 … ×	IMSI … ×	子宮内フローラ検査 … ○

❖ 園田桃代ARTクリニック

豊中市

Tel.06-6155-1511 豊中市新千里東町 1-5-3 千里朝日阪急ビル 3F

since 2010.9

診療日		月	火	水	木	金	土	日	祝祭日
	am	●	●	●	●	●	●	-	-
	pm	●	-	●	-	●	-	-	-

予約受付時間	8	9	10	11	12	13	14	15	16	17	18	19	20	21 時

土曜は 15:00 まで

自由診療の料金

体外受精費用 26 万～38 万円
顕微授精費用 28 万～49 万円

保険：一般不妊治療 … ○	自由：体外受精 … ●	タイムラプス型インキュベーター ●
保険：体外受精 … ○	自由：顕微授精 … ●	ERA検査 … ●
保険：顕微授精 … ○	調節卵巣刺激法 … ●	EMMA・ALICE 検査 … ●
男性不妊 … ●	低刺激・自然周期法 … ●	SEET 法 … ●
不育症 … ●	着床不全 … ●	子宮内膜スクラッチ … ●
漢方薬の扱い … ●	勉強会・説明会 … ●	PFC-FD … ●
治療費の公開 … ●	PICSI … ●	PGT-A … ●
妊婦健診 … ● 8 週まで	IMSI … ×	子宮内フローラ検査 … ×

兵庫県

❖ 神戸元町 夢クリニック

神戸市

Tel.078-325-2121 神戸市中央区明石町 44 神戸御幸ビル 3F

since 2008.11

診療日		月	火	水	木	金	土	日	祝祭日
	am	●	●	●	●	●	●	●	●
	pm	●	●	●	●	●	-	▲	-

予約受付時間	8	9	10	11	12	13	14	15	16	17	18	19	20	21 時

▲第 2、第 4 日曜日の 15:00 ～ 17:00 は男性不妊外来実施

自由診療の料金

HP を参照

保険：一般不妊治療 … ○	自由：体外受精 … ●	タイムラプス型インキュベーター ●
保険：体外受精 … ●	自由：顕微授精 … ●	ERA検査 … ○
保険：顕微授精 … ●	調節卵巣刺激法 … ×	EMMA・ALICE 検査 … ○
男性不妊 … ○	低刺激・自然周期法 … ●	SEET 法 … ×
不育症 … ○	着床不全 … ○	子宮内膜スクラッチ … ○
漢方薬の扱い … ○	勉強会・説明会 … ○	PRP … ×
治療費の公開 … ○	PICSI … ×	PGT-A … ●
妊婦健診 … ○ 9 週まで	IMSI … ×	子宮内フローラ検査 … ×

❖ Kobaレディースクリニック

姫路市

Tel.079-223-4924 姫路市北条口 2-18 宮本ビル 1F

since 2003.6

診療日		月	火	水	木	金	土	日	祝祭日
	am	●	●	●	●	●	●	-	-
	pm	●	●	●	-	●	-	-	-

予約受付時間	8	9	10	11	12	13	14	15	16	17	18	19	20	21 時

自由診療の料金

体外受精費用 26 万円前後
顕微授精費用 30 万円前後

保険：一般不妊治療 … ○	自由：体外受精 … ●	タイムラプス型インキュベーター ●
保険：体外受精 … ○	自由：顕微授精 … ●	ERA検査 … ○
保険：顕微授精 … ○	調節卵巣刺激法 … ●	EMMA・ALICE 検査 … ●
男性不妊 … ●連携施設あり	低刺激・自然周期法 … ●	SEET 法 … ×
不育症 … ●	着床不全 … ●	子宮内膜スクラッチ … △
漢方薬の扱い … ○	勉強会・説明会 … ●	PRP … △
治療費の公開 … ○	PICSI … ×	PGT-A … ●
妊婦健診 … ● 9 週まで	IMSI … ×	子宮内フローラ検査 … △

[各項目のチェックについて] ○ … 実施している ● … 常に力を入れて実施している △ … 検討中である × … 実施していない

近畿

● 愛媛労災病院
Tel.0897-33-6191 新居浜市南小松原町

サカタ産婦人科
Tel.0897-55-1103 西条市下島山甲

県立今治病院
Tel.0898-32-7111 今治市石井町

高知県

愛宕病院
Tel.088-823-3301 高知市愛宕町

● レディスクリニックコスモス
Tel.088-861-6700 高知市杉井流

● 高知医療センター
Tel.088-837-3000 高知市池

小林レディスクリニック
Tel.088-805-1777 高知市竹島町

北村産婦人科
Tel.0887-56-1013 香南市野市町

● 高知大学医学部附属病院
Tel.088-886-5811 南国市岡豊町

九州・沖縄地方

福岡県

産婦人科麻酔科いわさクリニック
Tel.093-371-1131 北九州市門司区

● 石松ウイメンズクリニック
Tel.093-474-6700 北九州市小倉南区

● ほりたレディースクリニック
Tel.093-513-4122 北九州市小倉北区

● セントマザー産婦人科医院
Tel.093-601-2000 北九州市八幡西区

● 齋藤シーサイドレディースクリニック
Tel.093-701-8880 遠賀郡芦屋町

野崎ウイメンズクリニック
Tel.092-733-0002 福岡市中央区

● 井上　善レディースクリニック
Tel.092-406-5302 福岡市中央区

● アイブイエフ詠田クリニック
Tel.092-735-6655 福岡市中央区

● 古賀文敏ウイメンズクリニック
Tel.092-738-7711 福岡市中央区

● 中央レディスクリニック
Tel.092-736-3355 福岡市中央区

MR しょうクリニック＜男性不妊専門＞
Tel.092-739-8688 福岡市中央区

● en 婦人科クリニック
Tel.092-791-2533 福岡市中央区

● 日浅レディースクリニック
Tel.092-726-6105 福岡市中央区

● 浜の町病院
Tel.092-721-0831 福岡市中央区

● 蔵本ウイメンズクリニック
Tel.092-482-5558 福岡市博多区

にしたん ARTクリニック博多駅前院
Tel.092-260-5441 福岡市博多区

● 九州大学病院
Tel.092-641-1151 福岡市東区

● 福岡山王病院
Tel.092-832-1100 福岡市早良区

すみい婦人科クリニック
Tel.092-534-2301 福岡市南区

● 婦人科永田おさむクリニック
Tel.092-938-2209 糟屋郡粕屋町

● 福岡東医療センター
Tel.092-943-2331 古賀市千鳥

● 久留米大学病院
Tel.0942-35-3311 久留米市旭町

● 空の森 KYUSHU
Tel.0942-46-8866 久留米市天神町

● いでウィメンズクリニック
Tel.0942-33-1114 久留米市天神町

● 高木病院
Tel.0944-87-0001 大川市酒見

● メディカルキューブ平井外科産婦人科
Tel.0944-54-3228 大牟田市明治町

● 笠岡レディースクリニック
Tel.0823-23-2828 呉市西中央

松田医院
Tel.0824-28-0019 東広島市八本松町

山口県

周東総合病院
Tel.0820-22-3456 柳井市古開作

山下ウイメンズクリニック
Tel.0833-48-0211 下松市瑞穂町

● 徳山中央病院
Tel.0834-28-4411 周南市孝田町

● 山口県立総合医療センター
Tel.0835-22-4411 防府市大崎

● 関門医療センター
Tel.083-241-1199 下関市長府外浦町

● 済生会下関総合病院
Tel.083-262-2300 下関市安岡町

総合病院山口赤十字病院
Tel.083-923-0111 山口市八幡馬場

● 新山口こうのとりクリニック
Tel.083-902-8585 山口市小郡花園町

● 山口大学医学部附属病院
Tel.0836-22-2522 宇部市南小串

なかむらレディースクリニック
Tel.0838-22-1557 萩市熊谷町

徳島県

● 蕙愛レディースクリニック
Tel.0886-53-1201 徳島市佐古三番町

● 徳島大学病院
Tel.088-631-3111 徳島市蔵本町

春名産婦人科
Tel.088-652-2538 徳島市南二軒屋町

徳島市民病院
Tel.088-622-5121 徳島市北常三島町

● 中山産婦人科
Tel.0886-92-0333 板野郡藍住町

徳島県鳴門病院
Tel.088-683-1857 鳴門市撫養町

木下産婦人科内科医院
Tel.0884-23-3600 阿南市学原町

香川県

● 高松市立みんなの病院
Tel.087-813-7171 高松市仏生山町

● 高松赤十字病院
Tel.087-831-7101 高松市番町

美術館診療所
Tel.087-881-2776 高松市香西東町

● よつばウィメンズクリニック
Tel.087-885-4103 高松市円座町

● 安藤レディースクリニック
Tel.087-815-2833 高松市多肥下町

香川大学医学部附属病院
Tel.087-898-5111 木田郡三木町

回生病院
Tel.0877-46-1011 坂出市室町

● 厚仁病院
Tel.0877-85-5353 丸亀市通町

● 四国こどもとおとなの医療センター
Tel.0877-62-1000 善通寺市仙遊町

谷病院
Tel.0877-63-5800 善通寺市原田町

高瀬第一医院
Tel.0875-72-3850 三豊市高瀬町

愛媛県

● 梅岡レディースクリニック
Tel.089-943-2421 松山市竹原町

● 矢野産婦人科
Tel.089-921-6507 松山市昭和町

● 福井ウイメンズクリニック
Tel.089-969-0088 松山市星岡町

● つばきウイメンズクリニック
Tel.089-905-1122 松山市北土居

● パールレディースクリニック
Tel.089-955-0082 東温市野田

● 愛媛大学医学部附属病院
Tel.089-964-5111 東温市志津川

● こにしクリニック
Tel.0897-33-1135 新居浜市庄内町

中国・四国地方

鳥取県

● タグチ IVF レディースクリニック
Tel.0857-39-2121 鳥取市覚寺区

● 鳥取県立中央病院
Tel.0857-26-2271 鳥取市江津区

● ミオ　ファティリティクリニック
Tel.0859-35-5211 米子市車尾南区

● 鳥取大学医学部附属病院
Tel.0859-33-1111 米子市西町区

● 彦名レディスライフクリニック
Tel.0859-29-0159 米子市彦名町区

島根県

● 内田クリニック
Tel.0120-582-889 松江市浜乃木区

● 八重垣レディースクリニック
Tel.0852-52-7790 松江市東出雲町

家族・絆の吉岡医院
Tel.0854-22-2065 安来市安来町

● 島根大学医学部附属病院
Tel.0853-20-2389 出雲市塩冶町

島根県立中央病院
Tel.0853-22-5111 出雲市姫原

大田市立病院
Tel.0854-82-0330 大田市大田町

岡山県

くにかたウィメンズクリニック
Tel.086-255-0080 岡山市北区

● 岡山大学病院
Tel.086-223-7151 岡山市北区

● 名越産婦人科リプロダクションセンター
Tel.086-293-0553 岡山市北区

● 岡山二人クリニック
Tel.086-256-7717 岡山市北区

● 三宅医院生殖医療センター
Tel.086-282-5100 岡山市南区

● 岡南産婦人科医院
Tel.086-264-3366 岡山市南区

ペリネイト母と子の病院
Tel.086-276-8811 岡山市中区

● 赤堀クリニック
Tel.0868-24-1212 津山市椿高下

石井医院
Tel.0868-24-4333 津山市沼

● 倉敷中央病院
Tel.086-422-0210 倉敷市美和

● 倉敷成人病センター
Tel.086-422-2111 倉敷市白楽町

落合病院
Tel.0867-52-1133 真庭市上市瀬

広島県

まつなが産婦人科
Tel.084-923-0145 福山市三吉町

● 幸の鳥レディスクリニック
Tel.084-940-1717 福山市春日町

● よしだレディースクリニック内科・小児科
Tel.084-954-0341 福山市新涯町

● 広島中央通り　香月産婦人科
Tel.082-546-2555 広島市中区

● 絹谷産婦人科
Tel.082-247-6399 広島市中区

● 広島 HART クリニック
Tel.082-567-3866 広島市南区

● IVF クリニックひろしま
Tel.082-264-1131 広島市南区

● 県立広島病院
Tel.082-254-1818 広島市南区

● 香月産婦人科
Tel.082-272-5588 広島市西区

藤東クリニック
Tel.082-284-2410 安芸郡府中町

● あかつき ART クリニック
Tel.099-296-8177　鹿児島市中央町

中江産婦人科
Tel.099-255-9528　鹿児島市中央町

● 鹿児島大学病院
Tel.099-275-5111　鹿児島市桜ケ丘

マミィクリニック伊集院
Tel.099-263-1153　鹿児島市中山町

● レディースクリニックあいいく
Tel.099-260-8878　鹿児島市小松原

● 松田ウイメンズクリニック 不妊生殖医療センター
Tel.099-224-4124　鹿児島市山之口町

中村（哲）産婦人科内科
Tel.099-223-2236　鹿児島市樋之口町

● 境田医院
Tel.0996-67-2600　出水市米ノ津町

みつお産婦人科
Tel.0995-44-9339　霧島市隼人町

● フィオーレ第一病院
Tel.0995-63-2158　姶良市加治木町

● 竹内レディースクリニック附設高度生殖医療センター
Tel.0995-65-2296　姶良市東餅田

沖縄県

● ウイメンズクリニック糸数
Tel.098-869-8395　那覇市泊

● 友愛医療センター
Tel.098-850-3811　豊見城市与根

● 空の森クリニック
Tel.098-998-0011　島尻郡八重瀬町

Ｎａｏｋｏ女性クリニック
Tel.098-988-9811　浦添市経塚

● うえむら病院　リプロ・センター
Tel.098-895-3535　中頭郡中城村

● 琉球大学医学部附属病院
Tel.098-895-3331　中頭郡西原町

● やびく産婦人科・小児科
Tel.098-936-6789　中頭郡北谷町

● … 体外受精以上の生殖補助医療実施施設

● 片岡レディスクリニック
Tel.0965-32-2344　八代市本町

愛甲産婦人科医院
Tel.0966-22-4020　人吉市蟹作町

大分県

● セント・ルカ産婦人科
Tel.097-547-1234　大分市東大道

● 大川産婦人科・高砂
Tel.097-532-1135　大分市高砂町

別府医療センター
Tel.0977-67-1111　別府市大字内竈

宇佐レディースクリニック
Tel.0978-33-3700　宇佐市宝鏡寺

● 大分大学医学部附属病院
Tel.097-549-4411　由布市挾間町

宮崎県

● 古賀総合病院
Tel.0985-39-8888　宮崎市池内町

● ゆげレディスクリニック
Tel.0985-77-8288　宮崎市橘通東

● ART レディスクリニックやまうち
Tel.0985-32-0511　宮崎市高千穂通

● 渡辺産婦人科
Tel.0982-57-1011　日向市大字平岩

● 野田産婦人科医院
Tel.0986-24-8553　都城市蔵原町

● 丸田病院
Tel.0986-23-7060　都城市八幡町

宮崎大学医学部附属病院
Tel.0985-85-1510　宮崎市清武町

鹿児島県

● 徳永産婦人科
Tel.099-202-0007　鹿児島市田上

● 竹内レディースクリニック ART 鹿児島院
Tel.099-208-1155　鹿児島市高麗町

佐賀県

● 谷口眼科婦人科
Tel.0954-23-3170　武雄市武雄町

● おおくま産婦人科
Tel.0952-31-6117　佐賀市高木瀬西

長崎県

● 岡本ウーマンズクリニック
Tel.095-820-2864　長崎市江戸町

● 長崎大学病院
Tel.095-849-7363　長崎市坂本

● みやむら女性のクリニック
Tel.095-849-5507　長崎市川口町

杉田レディースクリニック
Tel.095-849-3040　長崎市松山町

山崎医院
Tel.0957-64-1103　島原市湊町

レディースクリニックしげまつ
Tel.0957-54-9200　大村市古町

佐世保共済病院
Tel.0956-22-5136　佐世保市島地町

熊本県

● 福田病院
Tel.096-322-2995　熊本市中央区

● 熊本大学医学部附属病院
Tel.096-344-2111　熊本市中央区

● ソフィアレディースクリニック水道町
Tel.096-322-2996　熊本市中央区

森川レディースクリニック
Tel.096-381-4115　熊本市中央区

伊井産婦人科病院
Tel.096-364-4003　熊本市中央区

● 北くまもと井上産婦人科
Tel.096-345-3916　熊本市北区

● ART 女性クリニック
Tel.096-360-3670　熊本市東区

熊本労災病院
Tel.0965-33-4151　八代市竹原町

PICK UP!

九州地方 / ピックアップ クリニック

福岡県

❖ アイブイエフ詠田クリニック

福岡市

Tel.092-735-6655　福岡市中央区天神1-12-1 日之出福岡ビル 6F　since 1999.4

診療日		月	火	水	木	金	土	日	祝祭日
	am	●	●	●	●	●	●	-	-
	pm	●	●	-	●	-	▲	-	-

受付時間	8	9	10	11	12	13	14	15	16	17	18	19	20	21 時

※完全予約制　▲土曜日は 9:00～14:00

自由診療の料金
体外受精費用　24 万円～
顕微授精費用　32 万円～

保険：一般不妊治療 … ○
保険：体外受精 ……… ○
保険：顕微授精 ……… ○
男性不妊…○連携施設あり
不育症 ………………… ○
漢方薬の扱い ………… ○
治療費の公開 ………… ○
妊婦健診……○ 10 週まで

自由：体外受精 ……… ●
自由：顕微授精 ……… ●
調節卵巣刺激法 ……… ○
低刺激・自然周期法 … ○
着床不全 ……………… ○
勉強会・説明会 ……… ○
PICSI ………………… ○
IMSI………………… ×

タイムラプス型インキュベーター●
ERA検 査 ……………… ○
EMMA・ALICE 検 査 … ○
SEET 法 ……………… ○
子宮内膜スクラッチ … ×
PRP ………………… ○
PGT-A ……………… ○
子宮内フローラ検査 … ○

❖ 日浅レディースクリニック

福岡市

Tel.092-726-6105　福岡市中央区大名 2-2-7 大名センタービル2F　since 2020.10

診療日		月	火	水	木	金	土	日	祝祭日
	am	●	●	●	●	●	●	-	-
	pm	●	●	-	●	●	▲	-	-

診療時間	8	9	10	11	12	13	14	15	16	17	18	19	20	21 時

▲土曜午後は 14:30 まで

自由診療の料金
体外受精費用　24 万円～
顕微授精費用　31 万円～

保険：一般不妊治療 … ○
保険：体外受精 ……… ○
保険：顕微授精 ……… ○
男性不妊 ……………… ×
不育症 ………………… ○
漢方薬の扱い ………… ○
治療費の公開 ………… ○
妊婦健診…… ○ 9 週まで

自由：体外受精 ……… ○
自由：顕微授精 ……… ○
調節卵巣刺激法 ……… ○
低刺激・自然周期法 … ○
着床不全 ……………… ○
ART 前カウンセリング … ○
PICSI ………………… ○
IMSI………………… ×

タイムラプス型インキュベーター○
ERA検 査 ……………… ○
EMMA・ALICE 検 査 … ○
SEET 法 ……………… ○
子宮内膜スクラッチ … ○
PRP ………………… ○
PGT-A ……………… ○
子宮内フローラ検査 … ○

[各項目のチェックについて]　○ … 実施している　● … 常に力を入れて実施している　△ … 検討中である　× … 実施していない

全国の不妊・不育専門相談センター 一覧

都道府県、指定都市、中核市が設置している不妊・不育専門相談センターでは、不妊や不育に悩む夫婦に対し、医学的・専門的な相談や心の悩み等について医師・助産師等の専門家が相談に対応したり、診療機関ごとの不妊治療の実施状況などに関する情報提供を行っています。（各センターの受付は祝祭日と年末年始を除きます）

（2024 年 10 月 31 日現在）

北海道・東北地方

実 施	開設場所	相談方式			電話番号、相談日及び時間など（変更となることがあります）
		電話	面接	メール	
北海道	不妊専門相談センター（おびひろ ART クリニック）	×	×	○	月～土曜日　メール相談　office-oac@keiai.or.jp
札幌市	札幌市不妊専門相談センター	○	○	×	月～金曜日　9:00 ～ 12:15　13:00 ～ 17:00　電話相談　☎ 011-211-3900（専用） 毎月第 1・3 火曜日 / 午後　専門相談／医師による相談　※要予約　☎ 011-211-3900 毎月第 2・4 月曜日 / 午後　専門相談／不妊カウンセラーによる相談　※要予約　☎ 同上
函館市	函館市不妊相談窓口	○	○	○	月～金曜日 8:45 ～ 17:30　一般相談　☎ 0138-32-1531 産婦人科医師による相談　※要予約　☎ 0138-32-1531 メールアドレス f-soudan@city.hakodate.hokkaido.jp
青森県	青森県不妊専門相談センター（弘前大学医学部附属病院産科婦人科内）	×	○	○	金曜日　14:00 ～ 16:00　※要予約　☎ 017-734-9295　青森県こどもみらい課 Web 相談　https://www.pref.aomori.lg.jp/life/family/funincenter.html　※青森県電子申請システム経由で受付
青森市	青森市保健所	×	○	×	月 1 回　産婦人科医師等による面接　※要予約　☎ 017-718-2984　青森市保健所あおもり親子はぐくみプラザ
八戸市	八戸市保健所　すくすく親子健康課（八戸市総合保健センター内）	×	○	×	月 1 回指定日　産婦人科医による面接相談　※要予約　☎ 0178-38-0714
岩手県・盛岡市	岩手・盛岡不妊専門相談センター（岩手医科大学附属内丸メディカルセンター）	○	○	×	火・水曜日　14:30 ～ 16:30　電話相談　☎ 019-653-6251 木曜日　14:30 ～ 16:30　面接相談　※要予約　電話相談実施日に受付 Web 予約は随時　https://reserva.be/iwatefuninsoudan
宮城県・仙台市	みやぎ・せんだい不妊・不育専門相談センター （東北大学病院産婦人科）	○	○	×	不妊・不育専門相談／認定看護師が対応 毎週水曜日　9:00 ～ 10:00 ／ 毎週木曜日　15:00 ～ 17:00　電話相談　☎ 022-728-5225 面接相談 : 事前に電話で相談の上予約 グリーフケア相談（流産や死産を経験した方の相談）／心理士が対応 第 1・第 3 月曜日　13:00 ～ 14:00　電話相談のみ　☎ 090-9714-7774
秋田県	「こころとからだの相談室」 秋田大学医学部附属病院婦人科	○	○	○	毎週月・金曜日　13:00 ～ 14:00　電話相談　☎ 018-884-6234 月～金曜日　9:00 ～ 17:00　☎ 018-884-6666　面接相談予約専用 毎週月曜日と金曜日　14:00 ～ 16:00　治療・費用等 第 1・3 水曜日　14:00 ～ 16:00　心理的な相談 メール相談 ホームページ上の専用フォーム使用
山形県	山形大学医学部附属病院産婦人科	○	○	×	月・水・金曜日　9:00 ～ 12:00　面接相談予約受付　☎ 023-628-5571 火・金曜日　15:00 ～ 16:00　電話及び面接相談　☎ 023-628-5571
福島県	福島県不妊専門相談センター （福島県立医科大学附属病院 生殖医療センター内） 一般相談 各保健福祉事務所	○	○	×	（専門相談） 毎週水曜日（カウンセラー）・木曜日（医師）※要予約 予約は以下の各保健福祉事務所及び中核市で受け付けます。 （一般相談） 県北保健福祉事務所　☎ 024-535-5615、県中保健福祉事務所　☎ 0248-75-7822 県南保健福祉事務所　☎ 0248-21-0067、会津保健福祉事務所　☎ 0242-27-4550 南会津保健福祉事務所　☎ 0241-62-1700、相双保健福祉事務所　☎ 0244-26-1186 福島市こども家庭課　☎ 024-525-7671、郡山市こども家庭課　☎ 024-924-3691 いわき市こども家庭課　☎ 0246-27-8597 相談日時：月～金曜日（祝祭日、年末年始を除く）8:30 ～ 17:15
郡山市	郡山市こども総合支援センター	×	○	×	☎ 024-924-3691 偶数月に専門相談日を開設　事前予約制　不妊症看護認定看護師等対応

関東地方

茨城県	茨城県不妊専門相談センター （茨城県三の丸庁舎 茨城県県南生涯学習センター）	○	○	○	月～金曜日　9:00 ～ 15:00　※要予約　☎ 029-241-1130 第 1･4 日曜日 14:00 ～ 17:00 ／第 2･3 木曜日 17:30 ～ 20:30　県三の丸庁舎 第 1･3 木曜日 18:00 ～ 21:00 ／第 2･4 日曜日　9:00 ～ 12:00　県南生涯学習センター URL:http://ibaog.jpn.org/funin/　メール相談 ホームページ上の専用フォーム使用
栃木県	栃木県不妊・不育専門相談センター とちぎ男女共同参画センター（パルティ）	○	○	○	火～土曜日及び第 4 日曜日　10:00 ～ 12:30、13:30 ～ 16:00　助産師による電話相談 面接相談　※要予約　☎ 028-665-8099　相談日は HP で確認を メール相談　funin.fuiku-soudan@air.ocn.ne.jp
群馬県	群馬県不妊・不育専門相談センター （群馬大学医学部附属病院内）	×	○	×	第 2 水曜日、第 4 水曜日　14:00 ～ 16:00 ※要予約 / 月～金曜日　9:00 ～ 16:00　☎ 027 - 220 - 8425
埼玉県	埼玉医科大学総合医療センター	×	○	×	医師による面接相談　※要予約　ホームページ上の専用フォーム使用（電話での問合せ　月～金曜日 15:00 ～ 16:00 ☎ 049-228-3732）
	埼玉県不妊症・不育症ピアサポートセンター「ふわり」	○	○	×	Zoom による通話相談、Zoom による面談相談　https://counseling.fine-peer.com/fuwari/ 問い合わせ　saitama-peer@j-fine.jp
さいたま市	さいたま市保健所	○	○	×	月・木・金曜日　10:00 ～ 16:00 毎月第 3 水曜日　10:00 ～、11:00 ～　不妊カウンセラーによる面接相談　※要予約　☎ 048-829-1587 不妊カウンセラーによる面接相談を Zoom で受ける場合はホームページ上の専用フォームを使用
川越市	埼玉医科大学総合医療センター	×	○	×	※要予約　月～金曜日 15:00 ～ 16:00　☎ 049-228-3732
川口市	埼玉医科大学総合医療センター	×	○	×	※要予約　月～金曜日 15:00 ～ 16:00　☎ 049-228-3732
	性と健康の相談 （川口市保健所　地域保健センター）	○	○	×	木曜日　10:00 ～ 15:00　☎ 048-242-5152 火・水曜日　不妊カウンセラーによる面接相談　※要予約　☎ 048-242-5152 オンラインでの相談も可　※要予約
越谷市	埼玉医科大学総合医療センター	×	○	×	※要予約　予約はホームページ上の専用フォーム使用　月～金曜日 15:00 ～ 16:00　☎ 049-228-3732

実 施	開設場所	相談方式			電話番号、相談日及び時間など（変更となることがあります）
		電話	面接	メール	
千葉県	千葉県不妊・不育オンライン相談	○	○	×	木曜日　18:00 ～ 22:00、土曜日　10:00 ～ 14:00（Zoom による音声相談） 第２・４火曜日、第３日曜日　10:00 ～ 13:45　不妊ピア・カウンセラーによる相談 第３土曜日　18:00 ～ 19:45 不妊症看護認定看護師による面接（1 組約 45 分）（Zoom によるビデオ通話）　予約はホームページ上の専用フォーム使用
千葉市	千葉市不妊専門相談センター （電話相談）千葉市助産師会・（面接相談） 千葉市保健所（健康支援課）	○	○	×	年 15 回（電話で要予約、開催日等詳細はお問い合わせください）助産師による電話相談　☎ 043-238-9925
船橋市	不妊・不育専門相談 船橋市保健所（地域保健課）	○	○	×	医師による面接相談　※要予約　☎ 047-409-3274 助産師による面接・電話相談（要予約）　☎ 047-409-3274
東京都	不妊・不育ホットライン	○	×	×	毎週火曜日　10:00 ～ 19:00、毎月１回土曜日　10:00 ～ 16:00　☎ 03-6407-8270
八王子市＊	八王子市保健所＊	○	○	×	月～金曜日　9:00 ～ 16:30　保健師による電話相談　☎ 042-645-5162
神奈川県	神奈川県不妊・不育専門相談センター	○	○	×	毎月２～３回　9:00 ～ 11:30　助産師による電話相談　☎ 045-212-1052 毎月２～３回　14:00 ～ 16:00　医師・臨床心理士等面接相談 ※要予約　☎ 045-210-4786 神奈川県健康増進課　8:30 ～ 17:15(来所または Zoom)
横浜市	横浜市立大学附属市民総合医療センター	×	○	×	月２～３回　水曜日　16:00 ～ 17:00　女性の不妊相談 年９回　月曜日　14:30 ～ 15:00　不育相談 年３回　水曜日　16:00 ～ 17:00　男性の不妊相談 / 夫婦相談 ※全て要予約　☎ 045-671-3874　8:45 ～ 17:00（こども青少年局地域子育て支援課）
	済生会横浜市東部病院	×	○	×	毎月第３水曜日　9:30 ～ 10:30　公認心理師による心理相談 ※要予約　☎ 045-671-3874　8:45 ～ 17:00（こども青少年局地域子育て支援課）
川崎市	川崎市ナーシングセンター（川崎市不妊・不育専門相談センター）	×	○	×	月１回土曜日　9:30 ～ 16:30 受付　※全て要予約　☎ 044-711-3995　面接相談 9:30 ～ 11:30
相模原市	妊活サポート相談（不妊・不育専門相談） ウェルネスさがみはら	○	○	×	毎月第２火曜日　9:00 ～ 11:30　電話相談　☎ 042-769-8345（相模原市こども家庭課） 月１回　13:00 ～ 15:30　※要予約　メール受付 kodomokatei@city.sagamihara.kanagawa.jp
横須賀市	横須賀市不妊・不育専門相談センター （地域健康課内）	○	○	○	月～金曜日　8:30 ～ 17:00　電話相談　☎ 046-822-9818 月１回程度　医師による面接相談　※要予約 メール相談 :chaw-cfr@city.yokosuka.kanagawa.jp

中部・東海地方

新潟県	新潟大学医歯学総合病院	○	○	○	火曜日　15:00 ～ 17:00　電話相談　面接相談　※要予約 平日 10:00 ～ 16:00　☎ 025-225-2184 メール相談 :sodan@med.niigata-u.ac.jp
富山県	富山県女性健康相談センター・ 富山県不妊専門相談センター	○	○	×	火、木、土曜日　9:00 ～ 13:00　水、金曜日　14:00 ～ 18:00　電話相談　☎ 076-482-3033 火、木、土曜日 14:00 ～ 18:00　水、金曜日　9:00 ～ 13:00　面接相談　※要予約
石川県	石川県不妊相談センター	○	○	○	月～土曜日　9:30 ～ 12:30　火曜日　18:00 ～ 21:00　助産師による（電話・面接・メール） 年４回　14:00 ～ 16:00　＜泌尿器科医師による男性不妊専門 面接相談＞ ※面接要予約　☎ 076-237-1871　メール相談 :funin@pref.ishikawa.lg.jp
福井県＊	助産師による女性の健康相談 福井県看護協会＊	○	○	○	月・水曜日　13:30 ～ 16:00　電話相談　☎ 0776-54-0080 月曜日　17:00 ～ 18:00、毎月第２火　15:00 ～ 16:00　医師による面接相談　※要予約 水曜日　13:30 ～ 16:00　助産師による面接相談　※要予約 メール相談：jkenkou@kango-fukui.com
山梨県	不妊（不育）専門相談センター ルピナス 山梨県福祉プラザ３階	○	○	×	第２、第４水曜日　15:00 ～ 18:00　助産師による電話相談　☎ 055-254-2001 第２、第４水曜日　15:00 ～ 18:00　専門医師、心理カウンセラーによる面接相談　※要予約
長野県	長野県不妊・不育専門相談センター 長野県看護協会会館 ((公社) 長野県看護協会内)	○	○	○	火・木曜日　10:00 ～ 16:00　毎週土曜日　13:00 ～ 16:00　電話相談　☎ 0263-35-1012 ／不妊相談コーディネーターによる面接相談　※要予約 / 電話相談日 第４木曜日　13:30 ～ 16:00　産婦人科医師による面接相談　※要予約 / 電話相談日 メール相談 :funin@nursen.or.jp
長野市	長野市保健所	○	○	×	平日 8:30 ～ 17:00　保健師による電話相談　☎ 026-226-9963 毎月第３水曜日　13:00 ～ 16:00　不妊カウンセラーによる面接相談　※要予約
岐阜県	岐阜県不妊・不育症相談センター （岐阜県健康科学センター内・他）	○	○	○	月・金曜日　10:00 ～ 12:00　13:00 ～ 16:00　電話相談　☎ 058-389-8258　※面接要予約 メール相談： c11223a@pref.gifu.lg.jp 土・日曜日　10:00 ～ 12:00　13:00 ～ 16:00　電話相談のみ　☎ 080-3638-4103
静岡県	静岡県不妊・不育専門相談センター （一般社団法人静岡県助産師会内）	○	○	×	火曜日　10:00 ～ 19:00　木・土曜日　10:00 ～ 15:00　☎ 080-3636-3229 年数回（開設日は電話でお問い合わせください）　医師による面接相談　※要予約 問い合わせ先：静岡県庁こども家庭課　☎ 054-221-3309
浜松市	浜松市保健所	×	○	×	開催日等詳細はお問合せください　医師による面接相談　※要予約 ☎ 053-453-6188　はままつ女性の健康相談　月～金曜日　13:00 ～ 16:00
愛知県	愛知県不妊・不育専門相談センター 名古屋大学医学部附属病院	○	○	○	月曜日 10:00 ～ 14:00　木曜日 10:00 ～ 13:00、第３水曜日 18:00 ～ 21:00 電話相談　☎ 052-741-7830 火曜日 16:00 ～ 17:30　医師による面接相談　※要予約 第１・３月曜日 14:30 ～ 15:30、第２・４木曜日 13:30 ～ 14:30 カウンセラーによる面接相談　※要予約 メール相談は HP 上の不妊相談 Q&A より :https://aichi-soudan.com
名古屋市	名古屋市立大学病院内	○	×	×	火曜日　12:00 ～ 15:00　金曜日　9:00 ～ 12:00　☎ 052-851-4874
豊田市	豊田市役所	×	○	×	広報とよた・市ホームページに日時を掲載　不妊症看護認定看護師による面接相談　☎ 0565-34-6636
豊橋市	豊橋市不妊・不育専門相談センター （豊橋市保健所こども保健課内）	○	○	×	月～金曜日　8:30 ～ 17:15　予約不要、随時相談可　☎ 0532-39-9160
岡崎市	岡崎市保健所	×	○	×	毎月第４金曜日の午後　※２日前までの事前予約必要　☎ 0564-23-6962
一宮市	一宮市保健所	×	○	×	毎月第４金曜日　14:00 ～ 15:50　※要予約　☎ 0586-52-3858
三重県	三重県不妊専門相談センター （三重県立看護大学内）	○	○	×	相談専用ダイヤル　☎ 059-211-0041 第１土曜日 10:00 ～ 16:00、第２以降火曜日 10:00 ～ 20:00　電話相談　☎ 059-211-0041 面接相談　※要予約 三重県子ども・福祉部子どもの育ち支援課　☎ 059-224-2248

＊は国庫補助を受けず、自治体単独で実施している事業

近畿地方

実 施	開設場所	相談方式			電話番号、相談日及び時間など（変更となることがあります）
		電話	面接	メール	
滋賀県	滋賀県不妊専門相談センター （滋賀医科大学附属病院内）	○	○	○	水曜日　9:00 ～ 16:00　電話相談　☎ 077-548-9083 面接相談　※要予約　日程は電話にて応相談 メール相談フォーム : https://www.sumsog.jp/funin_mailform/
大津市	大津市総合保健センター内	○	○	×	平日 10:00 ～ 16:00　☎ 077-511-9182　※要予約
京都府	きょうと子育てピアサポートセンター	○	○	×	妊娠出産・不妊ほっとコール 月～金曜日　9:15 ～ 13:15、14:00 ～ 16:00　☎ 075-692-3449 電話相談 予約不要 / 面接相談 要予約 仕事と不妊治療の両立支援コール 24 時間 365 日　（ホームページの予約フォームから事前予約） 平日 9:00 ～ 17:00　（面接相談 4 日前までに要予約）
京都市	SNS 等によるオンライン相談事業 ～みんはぐ～	×	○	○	オンラインによるテキスト相談、ビデオ通話相談 https://wellbeing.famione.com/lp/kyoto/#famione 問い合わせ　京都市子ども家庭支援課 ☎ 075-746-7625
大阪府・ 大阪市	おおさか性と健康の相談センター caran-coron	○	○	×	☎ 06-6910-8655(電話相談専用)　☎ 06-6910-1310(面接相談予約電話) 電話相談　第 1・3 水曜日 10:00 ～ 19:00　第 2・4 水曜日 10:00 ～ 16:00　第 1 ～ 4 金曜日 10:00 ～ 16:00　第 4 土曜日 13:00 ～ 16:00　（第 5 水曜日、第 5 金曜日、平日の祝日は除く） 面接相談　第 4 土曜日 14:00 ～ 17:00 (30 分 /4 組)　※要予約　火～金曜日 13:30 ～ 18:00 18:45 ～ 21:00 、土・日曜日　9:30 ～ 13:00　13:45 ～ 18:00
豊中市＊	中部保健センター＊	○	○	×	不妊症・不育症専門相談　婦人科医師によるオンライン専門相談（※要予約）　豊中市ホームページ参照 保健師や助産師による相談　月～金曜日 9:00 ～ 17:00　☎ 06-6858-2293
堺市	堺市役所等	×	○	×	助産師・不妊カウンセラーによる面接相談　（要予約）各保健センター受付 相談日時　月 1 回 午後 (相談時間 45 分間　1 日 3 組まで)
兵庫県	兵庫県立男女共同参画センター （神戸クリスタルタワー 7 階）	○	○	×	不妊・不育専門相談 電話相談　☎ 078-360-1388　第 1、3 土曜日 10:00 ～ 16:00 助産師 (不妊症看護認定看護師) 面接相談 (完全予約制予約専用　☎ 078-362-3250) 第 2 土曜日 14:00 ～ 17:00 助産師 (不妊症看護認定看護師) 第 3 水曜日 14:00 ～ 17:00 産婦人科医師
	兵庫医科大学病院内	×	○	×	不妊・不育専門相談　面接相談 (完全予約制 ☎ 078-362-3250) 第 3 水曜・第 3 土曜日 14:00 ～ 15:30　産婦人科医師（5 月、10 月は除く）
	男性不妊専門相談 : 兵庫県民総合相談センター	○	○	×	電話相談　☎ 078-360-1388 第 1、3 土曜日 10:00 ～ 16:00 助産師 (不妊症看護認定看護師) 面接相談 (完全予約制) 予約専用　☎ 078-362-3250 第 1 水曜日 15:00 ～ 17:00 泌尿器科医師
明石市	あかし保健所	×	○	×	毎月第 4 水曜日 13:30 ～ 16:30（一人 1 時間まで）予約受付　☎ 078-918-5414(保健総務課) (広報あかしに日時を掲載) 市の委託保健師による面接相談（不育症相談窓口を兼ねる）
奈良県	奈良県性と健康の相談センター 「ならはぐ」	×	○	○	オンラインによるテキスト相談、ビデオ通話相談 https://www.pref.nara.jp/66254.htm 問い合わせ　奈良県健康推進課 ☎ 0742-27-8661
和歌山県	「こうのとり相談」県内 3 保健所 (岩出、湯浅、田辺)	○	○	○	相談受付 (予約兼用)　岩出 ☎ 0736-61-0049　湯浅　☎ 0737-64-1294　田辺　☎ 0739-26-7952 電話相談　月～金曜日 9:00 ～ 17:45(保健師)　面接相談　（医師）要予約 メール相談 :e0412004@pref.wakayama.lg.jp
和歌山市＊	和歌山市保健所 地域保健課＊	○	○	×	月～金　8:30 ～ 17:00　☎ 073-488-5120　保健師による電話相談 医師による面接相談 (予約制)　毎月第 1 水曜日 13:00 ～ 15:15

中国地方

鳥取県	鳥取県東部不妊専門相談センター はぐてらす （鳥取県立中央病院内）	○	○	○	火・金・土曜日　8:30 ～ 17:00　☎ 0857-26-2271 水・木曜日 13:00 ～ 17:00（電話のみ）　※面接要予約 メール相談 :funinsoudan@pref.tottori.lg.jp　FAX 相談： 0857-29-3227
	鳥取県西部不妊専門相談センター はぐてらす （ミオ・ファティリティ・クリニック内）	○	○	○	月～土曜日 10:00 ～ 12:00 、月・水・金曜日 10:00 ～ 17:00　☎ k0859-35-5209 メール相談 :seibufuninsoudan@mfc.or.jp ZOOM による遠隔相談も行っています。（要予約）
鳥取市	鳥取県東部不妊専門相談センター はぐてらす （鳥取県立中央病院内）	○	○	○	火・金・土曜日　8:30 ～ 17:00　☎ 0857-26-2271 水・木曜日　13:00 ～ 17:00（電話のみ）　※面接要予約 メール相談 :funinsoudan@pref.tottori.lg.jp　FAX 相談： 0857-29-3227
島根県	しまね妊娠・出産相談センター (島根大学医学部附属病院）	○	○	○	月～金、第 2・4 土曜日　10:00 ～ 16:00　電話相談　☎ 070-6690-5848 面接　※要予約　☎ 070-6690-5848 メール相談 :shimanesoudan@med.shimane-u.ac.jp
岡山県	岡山県不妊専門相談センター 「不妊、不育とこころの相談室」 （岡山大学病院内）	○	○	○	月・水・金曜日 13:00 ～ 17:00 毎月 第 1 土・日曜日 10:00 ～ 13:00　電話／面接　※面接相談は要予約　☎ 086-235-6542 メール相談 :funin@cc.okayama-u.ac.jp オンライン相談　funin@cc.okayama-u.ac.jp　または☎ 086-235-6542
広島県	広島県不妊専門相談センター	○	○	○	月・木・土曜日　10:00 ～ 12:30　火・水・金曜日 15:00 ～ 17:30　☎ 082-870-5445 金曜日　15:00 ～ 17:00　助産師による面接相談　※要予約 月 1 回　心理士による面接相談　※要予約 予約申込・詳細は :https://www.pref.hiroshima.lg.jp/soshiki/248/funinsenmonsoudan.html ※ FAX 相談・メール相談／原則 1 週間以内に返信
山口県	女性のなやみ相談室 （山口県立総合医療センター）	○	○	○	9:30 ～ 16:00　保健師又は助産師　電話相談　☎ 0835-22-8803 第 1・第 3 月曜日　14:00 ～ 16:00　臨床心理士による面接相談　☎ 0835-22-8803 産婦人科医師による面接相談　※要予約　☎ 0835-22-8803 メール相談 :nayam119@ymghp.jp
下関市	下関市役所	○	○	×	産婦人科医師・泌尿器科医師・臨床心理士による専門相談　※要予約 詳細は、URL:　https://www.city.shimonoseki.lg.jp/soshiki/51/5667.html 保健師による一般相談　☎ 083-231-1447 下関市保健部健康推進課

四国地方

実 施	開設場所	相談方式			電話番号、相談日及び時間など（変更となることがあります）
		電話	面接	メール	
徳島県	徳島県不妊・不育相談室 （徳島大学病院）	×	○	×	月・金曜日 15:00 ～ 16:00、16:00 ～ 17:00　水・木曜日 11:00 ～ 12:00 ※要予約　水曜日、金曜日　10:00 ～ 12:00　☎ 088-633-7227
香川県	不妊・不育症相談センター （高松赤十字病院）	○	○	×	専用ダイヤル　☎ 080-8644-0050（相談と予約） 月・金曜日　14:00 ～ 16:00　電話相談 火・木曜日　14:00 ～ 16:00　心理カウンセラーによる面接相談　※要予約
愛媛県・松山市	愛媛県不妊専門相談センター （愛媛大学医学部附属病院内）	○	○	○	水曜日　13:30 ～ 16:30　電話相談　☎ 080-7028-9836 水曜日　面接相談、随時　メール相談　※要予約 / ホームページ上の専用フォーム使用
	休日不妊相談ダイヤル （愛媛助産師会）	○	×	×	土曜日　13:00 ～ 17:00　☎ 080-4359-8187
高知県	高知県・高知市病院企業団立高知医療センター内 「ここから相談室」	○	○	×	水曜日、毎月第３土曜日 9:00 ～ 12:00　電話相談　☎ 088-837-3704 毎月第１水曜日 13:00 ～ 16:20　面接相談　※要予約 / 水曜日、毎月第３土曜日 9:00 ～ 12:00 ７月・10 月・１月に男性不妊専門相談予定　※要予約 予約専用アドレス :kokokara@khsc.or.jp

九州・沖縄地方

実 施	開設場所	電話	面接	メール	電話番号、相談日及び時間など
福岡県	不妊・不育と性の相談センター 県内９保健福祉環境事務所	○	○	×	月～金曜日　8:30 ～ 17:00　電話相談　※面接相談は要予約 筑紫保健福祉環境事務所 ☎ 070-1321-4090　粕谷保健福祉事務所 ☎ 080-9415-9858　糸島保健福祉事務所 ☎ 080-4712-8411　宗像・遠賀保健福祉環境事務所 ☎ 0940-37-4070　嘉穂・鞍手保健福祉環境事務所 ☎ 0948-29-0277　田川保健福祉事務所 ☎ 070-3113-4895　北筑後保健福祉環境事務所 ☎ 0946-22-4211　南筑後保健福祉環境事務所 ☎ 070-1387-2900　京築保健福祉環境事務所 ☎ 070-1524-3403
北九州市	小倉北区役所健康相談コーナー内	○	○	×	月～金曜日　9:00 ～ 12:00　13:00 ～ 17:00　電話相談・助産師による面接相談　☎ 093-571-2305 月１回　医師による面接相談　※要予約
福岡市	福岡市不妊・不育専門相談センター	○	○	×	月、火、木曜日　10:00 ～ 17:00　水、金曜日　12:00 ～ 19:00 第２・４土曜日　12:00 ～ 17:00　不妊カウンセラーによる面接相談　※要予約　☎ 080-3986-8872
佐賀県	不妊・不育専門相談センター 佐賀中部保健福祉事務所（専門相談）	○	○	×	月～金曜日　9:00 ～ 17:00　☎ 0952-33-2298 第３水曜日　15:00 ～ 17:00　専門医・カウンセラー面接相談　※要予約 毎月２日間（１日２組ずつ）オンライン相談　https://www.pref.saga.lg.jp/kiji00333406/index.html
長崎県	長崎県ヘルスケアオンライン相談事業	×	×	○	オンラインによるテキスト相談 https://www.pref.nagasaki.jp/shared/uploads/2023/07/1688545470.pdf 問い合わせ　長崎県こども家庭課 ☎ 095-895-2442
熊本県	熊本県女性相談センター	○	○	×	月～土曜日　9:00 ～ 20:00　電話相談　☎ 096-381-4340 第４金曜　14:00 ～ 16:00　産婦人科医師による面接相談　※要予約　☎ 096-381-4340
大分県・大分市	おおいた不妊・不育相談センター "hopeful" （大分大学医学部附属病院）	○	○	○	☎ 080-1542-3268（携帯） 火曜日～金曜日　12:00 ～ 20:00、土曜日　12:00 ～ 18:00　電話相談 随時　不妊カウンセラー（専任助産師）による面接相談 週１回　医師による面接相談 月２回　臨床心理士による面接相談 月２回　胚培養士による面接相談　※面接相談は要予約 メール相談 :hopeful@oita-u.ac.jp
宮崎県	不妊専門相談センター「ウイング」 （宮崎県中央保健所内）	○	○	×	月～金曜日　9:30 ～ 15:30　☎ 0985-22-1018（専用）　※面接は要予約
鹿児島県	鹿児島大学病院（専門相談）	○	×	○	月・金曜日　15:00 ～ 17:00　電話相談　☎ 099-275-6839 メール相談 :funin@pref.kagoshima.lg.jp
	各保健所（一般相談）	○	○	×	月～金曜日　8:30 ～ 17:15　電話相談／面接相談 指宿保健所 ☎ 0993-23-3854　志布志保健所 ☎ 099-472-1021　加世田保健所 ☎ 0993-53-2315 鹿屋保健所 ☎ 0994-52-2105　伊集院保健所 ☎ 099-273-2332　西之表保健所 ☎ 0997-22-0012 川薩保健所 ☎ 0996-23-3165　屋久島保健所 ☎ 0997-46-2024　出水保健所 ☎ 0996-62-1636 名瀬保健所 ☎ 0997-52-5411　大口保健所 ☎ 0995-23-5103　徳之島保健所 ☎ 0997-82-0149 姶良保健所 ☎ 0995-44-7953
鹿児島市	不妊専門相談センター	○	○	○	水曜日　10:00 ～ 17:00　☎ 099-216-1485(鹿児島市母子保健課)　※面接相談は要予約 メール相談 :boshihoken@city.kagoshima.lg.jp
沖縄県	不妊・不育専門相談センター （沖縄県看護研修センター内）	○	○	○	水・木・金曜日　13:30 ～ 16:30　電話相談　☎ 098-888-1176（直通） 月１～３回　13:30 ～ 16:30　面接相談　☎ 098-888-1176（直通）　※要予約 メール相談 :woman.h@oki-kango.or.jp

＊は国庫補助を受けず、自治体単独で実施している事業

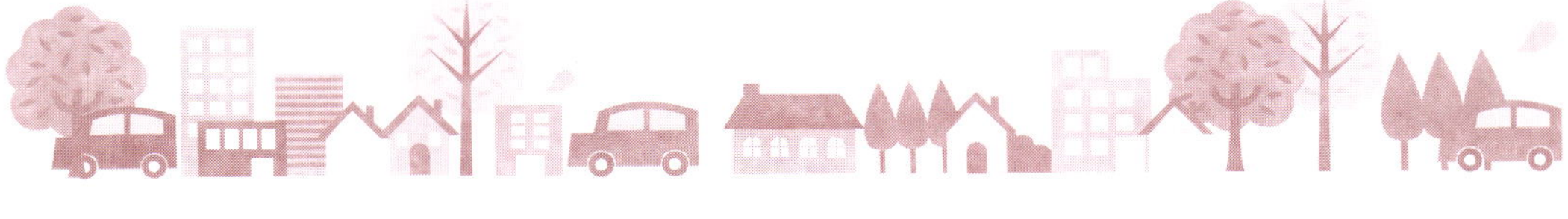

〔 編集後記 〕

今号は、実際にあった様々な治療スケジュール（妊娠までの流れ）を紹介する形で特集を組みました。不妊治療を始める時の参考になれば幸いです。

その前に、まずは不妊の原因を知り、夫婦の適応治療を選択し、妊娠を目指す…。この選択肢も１つではないことに気づくのも不妊治療です。それを知るきっかけにも繋がるであろう特集です。私自身も不妊治療経験者で、治療当時を思い出します。今回、少しだけ掲載させていただきました。

次号は、専門医が語る不妊治療を取り上げる予定です。ご期待ください。

それでは寒い時期、どうぞお体ご自愛ください。

スタッフ

i-wish... ママになりたい

私たちの治療スケジュール

発行日	2024 年 12 月 30 日
発行人	谷高　哲也
構成 & 編集	不妊治療情報センター・funin.info
発行所	株式会社シオン　電話 03-3397-5877 〒 167- 0042 東京都杉並区西荻北 2-3-9 グランピア西荻窪 6 F
発売所	丸善出版株式会社　電話 03-3512-3256 〒 101- 0051 東京都千代田区神田神保町 2-17 神田神保町ビル 6F
印刷・製本	シナノ印刷株式会社

ISBN978-4-903598-94-9

i-wish ママになりたい　次号のご案内

vol.78

専門医が語る不妊治療

〔 特集 〕

- ●生殖医療の将来的な発展と治療の新技術
- ●不妊治療の保険診療の現状と今後
- ●不妊治療の特殊な治療と先進医療
- ●自由診療でできる特殊性のある診療
- ●不妊治療を取り巻く環境の変化

〔 不妊治療 最前線 〕

★ ドクター・インタビュー

〔 連載 〕

培養室からこんにちは！

ママなり応援レシピ

相談コーナー　ママなり談話室

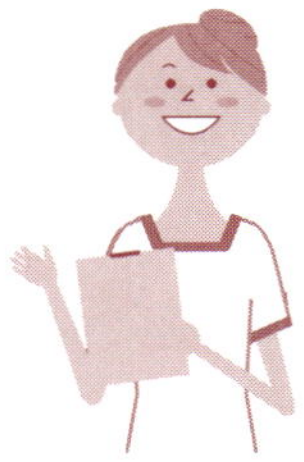

〔 そのほか 〕

★ 全国不妊治療施設一覧

★ 不妊相談センター一覧　ほか

不妊治療の保険診療化や先進医療の項目、そして自由診療でできる特殊性のある診療。生殖医療の将来的な発展とこれからの治療の進展。また、異業種参入による業界の変化など、不妊治療を取り巻く環境には目まぐるしいものがあります。このような時、専門医は何を語ってくれるのでしょう？ 編集部でも、業界の発展と患者さまの利益のために、お聞きしたいことが沢山あります。

発売予定　　2025 年 3 月

内容は変更になる場合があります。ご了承ください。

i-wish ママになりたい は、どこで購入できるの？

i-wish ママになりたい は、年に 4 回発行しております。

全国の書店やインターネット書店などでお買い求めいただけます。

★ i-wish ショップ 楽天市場店

https://www.rakuten.co.jp/i-wishshop/